わかば病院版

改善事項を視覚化！
チーム連携強化！

医療安全・サービス向上のための基準・手順マニュアル集

看護・医事・医療技術部門必携！

医療法人相生会 わかば病院
医療安全総合対策委員会 編

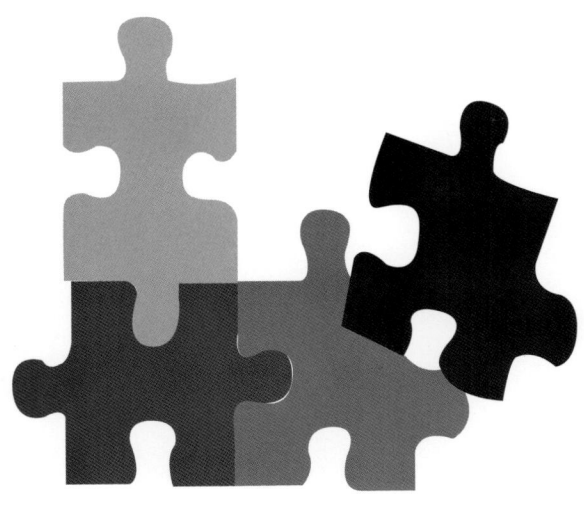

序　文

　相生会わかば病院は、総ベッド数が108床の小規模の病院で、群馬県前橋市において、血液透析とリハビリテーションを中心とした慢性期の医療に携わっています。その日々の業務の中で、部署内や他部署の職員間の約束事をまとめたものが、本書となりました。

　医療に限らずあらゆる領域で、安全が叫ばれる今日この頃ですが、その中でもやはり、医療の現場は、職員一人ひとりに至るまで、患者さまの安全のために、日夜取り組んでいるという点で、非常に特異な職場ではないでしょうか。実際、そんな緊張感を持ち続けて働いているにも関わらず、ちょっとした手違いでインシデントレポートが山積みとなったり、職員間に小さな不協和音が生じることがあるかと思います。患者さまの安全と、そういった不協和音を解消し、いきいきした職場をつくるために、病院内の委員会や部署のリーダーたちが中心となってまとめたものが本書です。

　当初は、表紙の下にポケット版とあるように、簡単な約束事をまとめて、持ち歩けるような形で各人に配布するつもりでとりかかったものですが、出来上がってみるとこのような大部のものとなってしまいました。これは、職員が非常に熱心に取り組んでくれた結果であり、その労を思うと当初の予定どおり出版しようかと考えてみたり、とても持ち運びができるような分量ではないので、どうしようかと悩んでいた矢先、産労総合研究所の御好意で出版の運びとなりました。担当者の職員には、感謝の念に堪えません。

　日々の業務にへとへとになりながらも、医療安全のためにあと一歩努力をしたいという皆様にご参考にしていただければ幸いです。また、皆様より、もっとよい方法や手順があるとお知らせいただければ望外の幸せです。

2010年5月

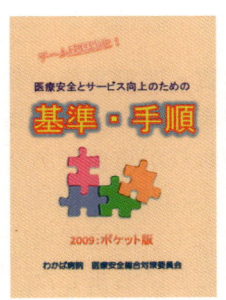

医療法人相生会　わかば病院
　院長　南雲　俊之

はしがき

　当院は開院して12年を迎えました。ようやく診療業務や看護業務の基準・手順の重要性を多くの職員が認識できるようになったところです。
　2010年診療報酬改定の基本方針も病院勤務医の負担軽減が重点課題の一つにも挙げられているように、医師・看護師・薬剤師などの職種を助ける専門職種以外の役割の評価も注目を浴びています。このことは多職種連携と協働が強調されてきたことを意味し「業務の指針・基準・手順」の遵守が求められてきます。
　当院は2005年に、「看護の基準・手順」第1版が完成し、同時に他部署においても業務の標準化を目指した手順書を整備することができ、専門職としてあるいは病院職員としての業務基準が明確化したものと言えます。医療や看護の標準化が叫ばれる時代にやっとスタートラインに着いたという年でした。
　さて、完成から4年を経て「棚に飾られたまま埃を被っている」とまでは言わないまでも、せっかく作成した基準・手順書が活用しきれていないことが院内のインシデント報告制度により明確化しました。日々の業務に追われ、この決まりごとを忘れてしまう者、ルール違反する者が遭遇する「安全注意義務違反に相当する危険な行為」は、患者満足と同時に職員満足をも脅かすことだということを自覚する必要があります。
　このような危機感を教訓に、忙しく駆け巡る医療現場の落とし穴をリアルに受け入れる姿勢が重要だと考え、患者の安全を脅かす医療行為のインシデント報告、また、患者さまの権利や尊厳を脅かす苦情・クレーム対処の事例を手掛かりに患者さまに直結する医療の質向上を再検討してきました。
　ここでは「基準・手順は生き物であり、新鮮でなければならない」という共通認識を図りました。多様化する患者ニーズの期待のレベルは非常に高くなっており、医療提供に対する現状評価に言えることは、「保健医療福祉」の分野に至るまで医療機関が提供するサービスの一環として位置づけられるようになっていることに対応しきれていないことも挙げられます。慢性期医療を担う当院では加速度的に高齢化が進み、単に病気を治すという発想ではなく、人間らしく生きるための支援が求められています。
　このような医療環境において医療技術の質・看護の質・医療事務の質、どの質が欠けても選ばれる病院には成りえません。一人の患者さまの治療行為や医療情報に関して医療従事者をはじめ病院職員の横断的な関わりが重要であり、このスキルミックスが医療の質向上の鍵と考えます。
　私たちは今回、「医療安全総合対策委員会」が主体となり、医療現場の環境に反映する患者さまに直結する基準・手順の見直しを行うことにしました。具体的な方法は、前述したとおりスタッフが経験したインシデント・アクシデントそして患者クレーム・苦情を優先して見直しに取り組み、改善事項を分かりやすく「視

覚化」したこと、また、一人ひとりが責任を持って最後まで仕上げることを目標に委員会は支援してきました。作成には苦手意識のある職員も少なくありませんでしたから、原則として1人1項目を1枚で仕上げると取り決めました。作成を支援するうえでのポイントは共通フォーマットを設定し、プロセス・担当者・仕事の決まり・リスクの予見と回避という項目を用意し、他部署連携やリスク回避の気づきをまとめることを提案しました。

　これにより患者ケアに関わる一連の全行程を理解し、医療事故やクレームの原因となる部分の再確認とスキルミックスによるリスクのセーブを可能にする視点を養うことにつながるのではないかと考えました。

　本書は、全体の構成として「医療安全対策」と「患者満足」という2つのくくりから成り立っており、医療安全対策の項では「医薬品管理」「医療機器管理」「検査の介助」「輸血の管理」「透析ケアに関わる事故防止」「看護ケアに関わる事故防止」「行動評価と身体抑制」「救急処置」「院内感染対策」「危機管理意識」の10項目で区分し、患者満足の項では「入院・退院サポート」「クリニカルパス」「患者情報の管理」「チームアプローチ」「福祉医療の理解」「装具提供の手順」「委託サービス」「健（検）診・診断書」「会計の案内」の9項目の区分と「患者サービスに関わる付録」として1項目を加えました。

　この作業の特徴は、スタッフ個々の自らの意思でタイトルが決められ最初に項目を割り振って作成していないところにあります。なぜこのような構成にしたのかと問われれば、当院の医療現場が抱える問題の焦点がここにあったという以外にはありません。ここから見えてきたものは「うちの部署の仕事ではない」とか「管轄外」などという考えは捨てること、同時に自己完結型の仕事は「防げる事故も防げなくなる」可能性を秘めていることを痛感させられました。この取り組みでえた成果はたくさんありましたが、1つは既存の「基準・手順書」を全員が読むという機会となり現状評価ができたこと、2つめには他職種の業務が一部分ではあるが理解するきっかけとなりパートナーシップの重要性を再確認できたこと、3つめには個々人が自己の責任を全うすべく主体的なコミュニケーションの場をつくり協働できたこと、4つめは多数の職員のパソコン技術が向上したことなど、いわば総合的な人材育成がこの作業を通して実践できたと思います。

　本書はあくまでも「わかば病院」の実態に照らし合わせて作成され、活用されているもので当院用としての域を出るものではありません。今後もリアルタイムに日々更新され「基準・手順書」の価値を失うことのない管理をしていきたいと思います。

　2010年5月

医療安全管理者：看護部長
小宮　美恵子

わかば病院概要

名　　称	医療法人相生会　わかば病院 院長　南雲　俊之
開 設 者	若松　良二
許可病床数	108床（一般病床　65床　・　療養病床　43床）
職員総数	158人（うち看護師　60人　・　看護補助者　31人）
診療科目	内科・リウマチ科・呼吸器科・外科・整形外科・リハビリテーション科・皮膚科
施設基準	一般病棟入院基本料　15:1　　　平均在院日数　　41日 看護補助加算Ⅰ 療養病棟入院基本料Ⅰ 療養病棟療養環境加算Ⅰ 入院時食事療養　・　生活療養Ⅰ 検体管理加算Ⅰ 褥瘡患者管理加算 栄養管理実施加算 輸血管理料Ⅱ 運動器リハビリテーション料Ⅰ 呼吸器リハビリテーション料Ⅰ 脳血管疾患等リハビリテーション料Ⅰ 地域連携診療計画退院時指導料Ⅰ 急性期病棟等退院調整加算2 慢性期病棟等退院調整加算2 医療機器安全管理料Ⅰ 薬剤管理指導料 医療安全対策加算2 透析液水質確保加算
認定施設	病院機能評価認定（Ver．5） 禁煙認定施設 NST稼働施設認定 日本腎臓研修学会認定
関連施設	西片貝クリニック（有床診療所） 大胡クリニック 訪問看護ステーション西片貝 わかば病院居宅介護支援事業所 居宅介護支援センター西片貝

2010年4月31日現在

わかば病院組織図

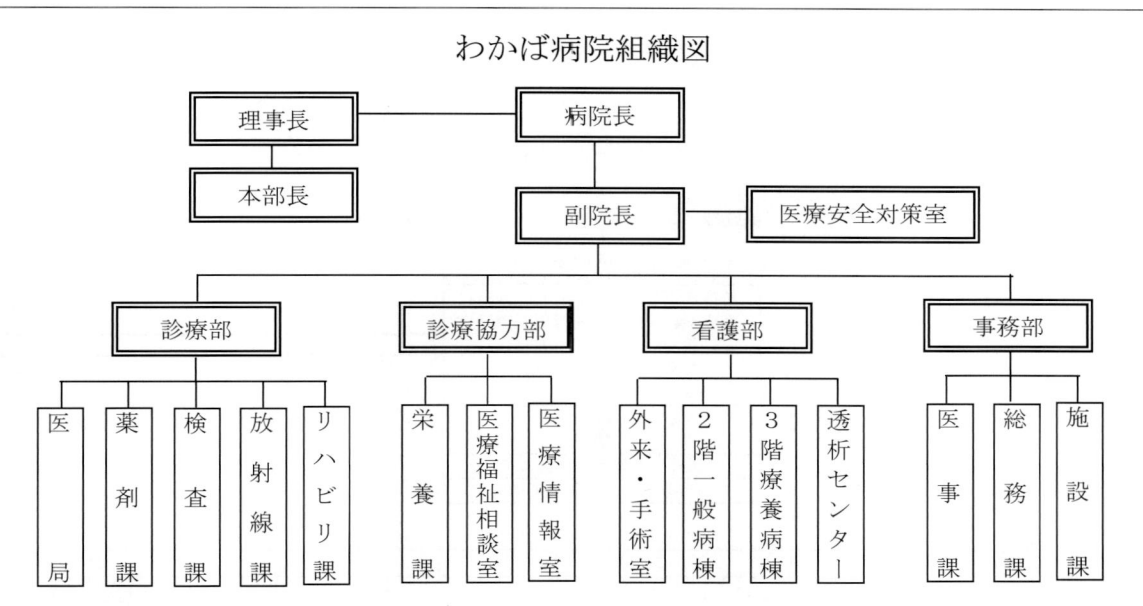

看護部組織図

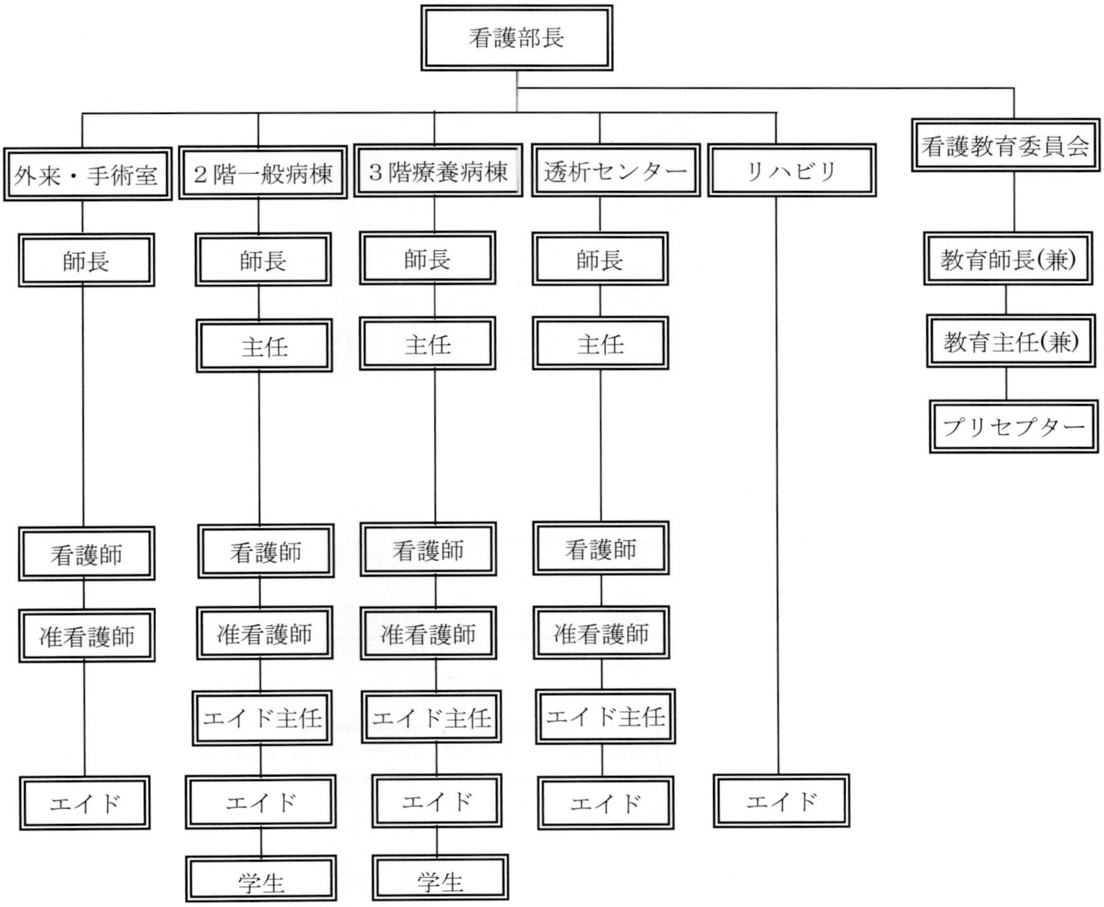

医療法人　相生会　わかば病院

平成22年4月（改訂）

医療安全管理の機能図

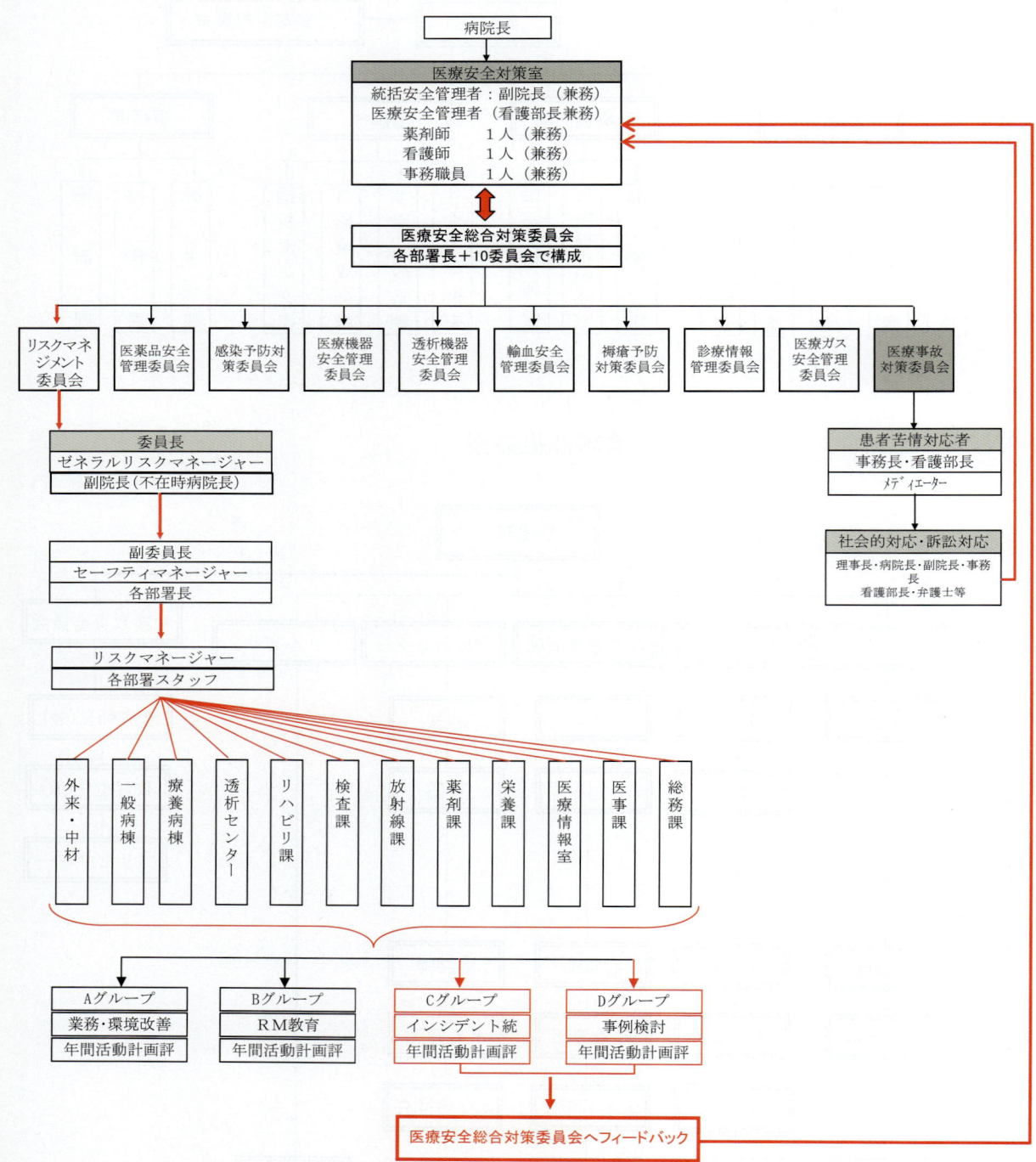

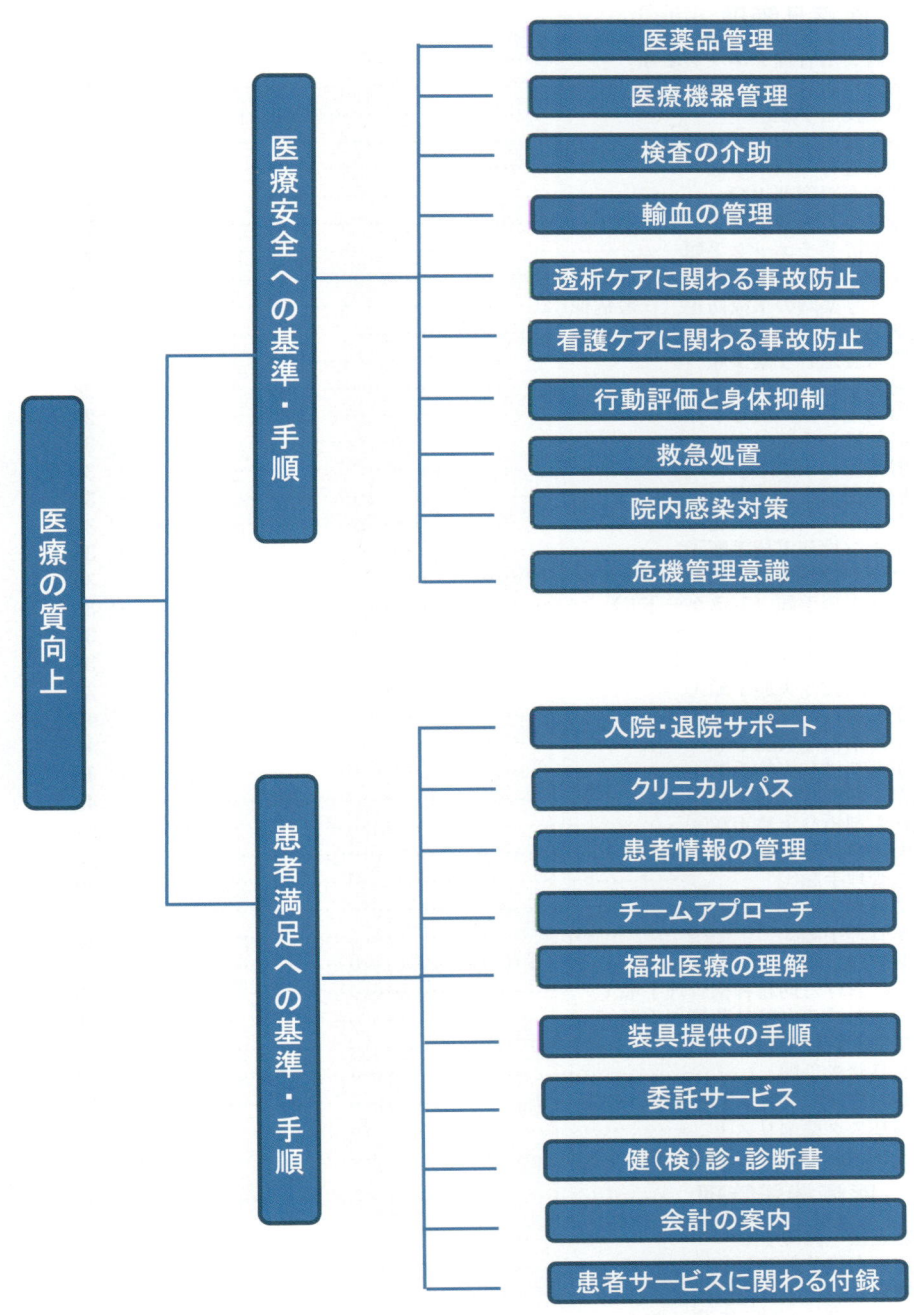

≪ 目 次 ≫

序文 …………………………… 1	わかば病院組織図 …………… 5
はしがき ………………………… 2	医療安全管理の機能図 ……… 6
わかば病院概要 ………………… 4	構成図 ………………………… 7

医療安全

1．医薬品管理 …………………………………………………… 15

入院時薬剤管理チェック手順 ……………………………………	16
薬剤管理指導手順 …………………………………………………	17
持参薬使用手順① …………………………………………………	18
持参薬使用手順② …………………………………………………	19
定期薬処方・調剤手順 ……………………………………………	20
定期薬変更調剤手順 ………………………………………………	21
臨時薬処方・調剤手順 ……………………………………………	22
定数配置薬チェック手順 …………………………………………	23
配薬・与薬時の事故防止（一般病棟）① ………………………	24
配薬・与薬時の事故防止（一般病棟）② ………………………	25
配薬・与薬時の事故防止（療養病棟） …………………………	26
経管栄養患者与薬手順 ……………………………………………	27
注射薬定時払い出し手順① ………………………………………	28
注射薬定時払い出し手順② ………………………………………	29
注射薬投与手順① …………………………………………………	30
注射薬投与手順② …………………………………………………	31
注射薬指示変更手順 ………………………………………………	32
インシュリン注射実施時の事故防止 ……………………………	33
ワクチン投与実施手順① …………………………………………	34
ワクチン投与実施手順② …………………………………………	35
特殊薬実施手順（レミケード）① ………………………………	36
特殊薬実施手順（レミケード）② ………………………………	37
特殊薬実施手順（エンブレル） …………………………………	38
抗がん剤投与実施手順① …………………………………………	39
抗がん剤投与実施手順② …………………………………………	40
抗がん剤投与実施手順③ …………………………………………	41
抗がん剤投与実施手順④ …………………………………………	42
抗がん剤投与実施手順⑤ …………………………………………	43
抗がん剤投与実施手順⑥ …………………………………………	44
抗がん剤投与実施手順⑦レジメン ………………………………	45
麻薬管理手順① ……………………………………………………	46
麻薬管理手順② ……………………………………………………	47
麻薬管理手順③ ……………………………………………………	48
麻薬管理手順④ ……………………………………………………	49
病棟における向精神薬管理手順① ………………………………	50
病棟における向精神薬管理手順② ………………………………	51
向精神薬管理手順 …………………………………………………	52
医薬品請求手順 ……………………………………………………	53
医薬品発注・受け入れ手順 ………………………………………	54
転倒リスク薬剤リスト ……………………………………………	55
ハイリスク薬剤リスト ……………………………………………	56

2．医療機器管理 ………………………………………………… 57

機器点検・修理手順 ………………………………………………	58
修理・点検依頼手順　フローチャート …………………………	59
輸液ポンプによる事故防止 ………………………………………	60
シリンジポンプによる事故防止 …………………………………	61
カンガルーポンプ使用による事故防止① ………………………	62
カンガルーポンプ使用による事故防止② ………………………	63

人工呼吸器ラウンド手順 ………………………………… 64
人工呼吸器点検手順 ……………………………………… 65
除細動器点検手順 ………………………………………… 66
医療ガス安全点検手順 …………………………………… 67
酸素ボンベ取り扱い手順 ………………………………… 68

3．検査の介助 …………………………………………… 69

透析患者の造影検査（CT・シャント）① ……………… 70
透析患者の造影検査（CT・シャント）② ……………… 71
CT検査手順（造影）① …………………………………… 72
CT検査手順（造影）② …………………………………… 73
CTR測定手順 ……………………………………………… 74
PTA実施手順（透析） …………………………………… 75
PTA実施手順（放射線） ………………………………… 76
胃透視検査手順 …………………………………………… 77
嚥下造影（ＶＦ）検査手順 ……………………………… 78
ポータブル撮影検査手順 ………………………………… 79
胃カメラ前の説明手順 …………………………………… 80
血液ガス測定 ……………………………………………… 81
尿検査① …………………………………………………… 82
尿検査② …………………………………………………… 83
便潜血反応① ……………………………………………… 84
便潜血反応② ……………………………………………… 85
生理検査 …………………………………………………… 86
血液検査（血算） ………………………………………… 87
採血① ……………………………………………………… 88
採血② ……………………………………………………… 89
採血③ ……………………………………………………… 90
採血④ ……………………………………………………… 91
採血⑤ ……………………………………………………… 92
褥瘡回診手順 ……………………………………………… 93
NST実施手順 ……………………………………………… 94
栄養管理計画書 …………………………………………… 95
栄養指標算出手順 ………………………………………… 97
PSG（終夜睡眠ポリグラフ）の検査手順① …………… 98
PSG（終夜睡眠ポリグラフ）の検査手順② …………… 99

4．輸血の管理 …………………………………………… 101

輸血指示受け:（指示受け～実施の手順） ……………… 102
輸血指示受け:（血液請求箋） …………………………… 103
輸血投与時の事故防止① ………………………………… 104
輸血投与時の事故防止② ………………………………… 105
輸血（休日）:発注手順 …………………………………… 106

5．透析ケアに関する事故防止 ………………………… 107

プライミング法 …………………………………………… 108
透析前後の体重測定 ……………………………………… 109
透析穿刺・介助手順 ……………………………………… 110
返血操作と止血方法手順 ………………………………… 111
透析患者申し送り（透析⇔病棟） ……………………… 112
透析患者の回診 …………………………………………… 113
透析患者の急変時の対応 ………………………………… 114
透析中の血圧低下の対応① ……………………………… 116
透析中の血圧低下の対応② ……………………………… 117
透析中の胸痛の対応 ……………………………………… 118
透析中の下肢つれの対応 ………………………………… 119
透析患者の自己抜針時の対応① ………………………… 120
透析患者の自己抜針時の対応② ………………………… 121
透析患者の注射取り扱い ………………………………… 122
透析患者の輸血 …………………………………………… 123
透析患者の処方箋取り扱い ……………………………… 124
血液透析でできること …………………………………… 125

外来透析定期処方手順① ……………………………………………… 126
外来透析定期処方手順② ……………………………………………… 127
透析室におけるシャント管理手順 …………………………………… 128
透析室におけるフットケア …………………………………………… 129
透析患者の他科受診手順 ……………………………………………… 130
臨時透析の手順 ………………………………………………………… 131
透析患者における呼吸困難時の対応 ………………………………… 132
透析室における検査伝票・レントゲンの取り扱い ………………… 133
透析患者の定期検査① ………………………………………………… 134
透析患者の定期検査② ………………………………………………… 135
透析採血結果処理手順① ……………………………………………… 136
透析採血結果処理手順② ……………………………………………… 137
透析効率算出手順① …………………………………………………… 138
透析効率算出手順② …………………………………………………… 139
透析効率算出手順③ …………………………………………………… 140
透析サマリー作成手順 ………………………………………………… 141
透析患者の転院時の対応（受け入れ） ……………………………… 142
透析患者の転院時の対応（送り出し） ……………………………… 143
透析患者の退院処理手順 ……………………………………………… 144
ＩＣＵ透析時の事故防止 ……………………………………………… 145
腹膜透析受診手順 ……………………………………………………… 146
透析導入基準（厚生労働省科学研究班） …………………………… 147

６．看護ケアに関する事故防止 …………………………………… 149
気管内挿管中の事故防止① …………………………………………… 150
気管内挿管中の事故防止② …………………………………………… 151
人工呼吸器使用患者の事故防止① …………………………………… 152
人工呼吸器使用患者の事故防止② …………………………………… 153
人工呼吸器使用患者の事故防止③ …………………………………… 154
人工呼吸器使用患者の事故防止④ …………………………………… 155
気管カニューレ装着中の事故防止① ………………………………… 156
気管カニューレ装着中の事故防止② ………………………………… 157
酸素治療中の事故防止 ………………………………………………… 158
吸痰施行手順 …………………………………………………………… 159
ＣＶ挿入患者の事故防止① …………………………………………… 160
ＣＶ挿入患者の事故防止② …………………………………………… 161
末梢静脈穿刺時の事故防止① ………………………………………… 162
末梢静脈穿刺時の事故防止② ………………………………………… 163
静脈留置針の固定・管理 ……………………………………………… 164
静脈注射実施基準と事故防止 ………………………………………… 165
血糖チェック手順 ……………………………………………………… 166
胃管挿入中の事故防止 ………………………………………………… 167
皮膚の安全ケアポイント① …………………………………………… 168
皮膚の安全ケアポイント② …………………………………………… 169
排泄チェック手順 ……………………………………………………… 170
義歯装着中の患者の看護 ……………………………………………… 171
体重測定：確認ポイント ……………………………………………… 172
ストレッチャー搬送手順 ……………………………………………… 173
離床・起床センサー使用基準① ……………………………………… 174
離床・起床センサー使用基準② ……………………………………… 175
認知症高齢者の看護① ………………………………………………… 176
認知症高齢者の看護② ………………………………………………… 177
痛みのアセスメント① ………………………………………………… 178
痛みのアセスメント② ………………………………………………… 179
車いす安全管理手順 …………………………………………………… 180
歯科往診手順 …………………………………………………………… 181

７．行動評価と身体抑制 …………………………………………… 183
身体抑制の同意と実施① ……………………………………………… 184
身体抑制の同意と実施② ……………………………………………… 185
行動抑制患者の評価と解除の基準 …………………………………… 186
認知症評価手順 ………………………………………………………… 187

日常生活評価（FIM）① ………………………………………… 188
　　日常生活評価（FIM）② ………………………………………… 189
　　リスク（転倒・転落危険度）評価手順 ………………………… 190

8．救急処置 ……………………………………………………… 191

　　救急カート管理手順① …………………………………………… 192
　　救急カート管理手順② …………………………………………… 193
　　救急カート一覧① ………………………………………………… 194
　　救急カート一覧② ………………………………………………… 195
　　救急カート一覧③ ………………………………………………… 196
　　救急カート一覧④ ………………………………………………… 197
　　救急カート一覧⑤ ………………………………………………… 198
　　意識レベル判定基準 ……………………………………………… 199
　　CPR（心肺蘇生）法手順① ……………………………………… 200
　　CPR（心肺蘇生）法手順② ……………………………………… 201
　　コードブルー要請手順 …………………………………………… 202
　　コードブルー訓練評価項目 ……………………………………… 203
　　救急搬送受け入れ対応手順（外来）① ………………………… 204
　　救急搬送受け入れ対応手順（外来）② ………………………… 205
　　休日・夜間救急搬送受け入れ対応手順① ……………………… 206
　　休日・夜間救急搬送受け入れ対応手順② ……………………… 207

9．院内感染対策 ………………………………………………… 209

　　洗浄・消毒・滅菌の手順 ………………………………………… 210
　　感染経路別予防策 ………………………………………………… 212
　　微生物サーベイランス …………………………………………… 213
　　ICTサーベイランス① …………………………………………… 214
　　ICTサーベイランス② …………………………………………… 215
　　個人防護用具の正しい使用方法（マスク）① ………………… 216
　　個人防護用具の正しい使用方法（マスク）② ………………… 217
　　個人防護用具の正しい使用方法（グローブ）① ……………… 218
　　個人防護用具の正しい使用方法（グローブ）② ……………… 219
　　個人防護用具の正しい使用方法（ガウン）① ………………… 220
　　個人防具用具の正しい使用方法（ガウン）② ………………… 221
　　MRSA感染防止（新規発生・持ち込み） ……………………… 222
　　主な感染症一覧 …………………………………………………… 223
　　誤刺事故防止① …………………………………………………… 224
　　誤刺事故防止② …………………………………………………… 225
　　肺炎予防の口腔ケア ……………………………………………… 226
　　感染症患者の食器取り扱い基準 ………………………………… 227
　　医療廃棄物処理手順 ……………………………………………… 228
　　マットレス洗濯基準・手順 ……………………………………… 229
　　病室内清掃手順① ………………………………………………… 230
　　病室内清掃手順② ………………………………………………… 231
　　浴室・浴槽の清掃・消毒手順 …………………………………… 232
　　職員のHBs予防接種手順（定期健康診断時） ………………… 233
　　感染対策の基本　手洗い・手指消毒 …………………………… 234
　　結核職業感染防止手順（患者・職員） ………………………… 235
　　結核職業感染防止手順（行政報告）① ………………………… 236
　　結核職業感染防止手順（行政報告）② ………………………… 237
　　ユニホームの安全な取り扱い …………………………………… 238

10．危機管理意識 ………………………………………………… 239

　　患者誤認防止 ……………………………………………………… 240
　　電話口頭指示受け手順 …………………………………………… 241
　　記録監査手順① …………………………………………………… 242
　　記録監査手順② …………………………………………………… 243
　　インシデント・アクシデントレポート記載手順① …………… 244
　　インシデント・アクシデントレポート記載手順② …………… 245
　　インシデント・アクシデント報告書の取り扱い手順① ……… 246
　　インシデント・アクシデント報告書の取り扱い手順② ……… 247
　　医療事故の記録 …………………………………………………… 248

患者満足

1．入院・退院サポート …………………………… 249
紹介患者受け入れ手順 ……………………… 250
PSG入院予約手順 …………………………… 251
入院までの手順① …………………………… 252
入院までの手順② …………………………… 253
入院時説明手順① …………………………… 254
入院時説明手順② …………………………… 255
入院時検査案内手順（内科） ……………… 256
入院時検査案内手順（整形外科） ………… 257
入院オリエンテーション手順① …………… 258
入院オリエンテーション手順② …………… 259
入院オリエンテーション手順③ …………… 260
入院オリエンテーション手順④ …………… 261
病棟患者他科受診手順 ……………………… 262
療養病棟への転棟検討手順 ………………… 263
外出・外泊手順① …………………………… 264
外出・外泊手順② …………………………… 265
入院判定基準（療養病棟） ………………… 266
一般病棟への転棟手順 ……………………… 267
退院カルテ編綴手順 ………………………… 268

2．クリニカルパス ………………………………… 269
地域連携パス書類取り扱い手順① ………… 270
地域連携パス書類取り扱い手順② ………… 271
大腿骨頚部骨折地域連携パス記録 ………… 272
大腿骨頚部骨折連携パス手順（リハビリ） … 273
脳卒中地域連携パス受け入れと記録 ……… 274
脳卒中地域連携クリニカルパス手順（リハビリ） … 275
胃ろうネットワーク 胃ろうパス実施手順① … 276
胃ろうネットワーク 胃ろうパス実施手順② … 277

3．患者情報の管理 ………………………………… 279
カルテ開示 …………………………………… 280
入院患者の氏名表示 ………………………… 281
警察・地方検察庁からの照会対応① ……… 282
警察・地方検察庁からの照会対応② ……… 283
USBメモリ取り扱い基準① ………………… 284
USBメモリ取り扱い基準② ………………… 285
USBメモリ取り扱い基準③ ………………… 286
ドナーカード提示時の対応手順 …………… 287
セカンド・オピニオン案内手順① ………… 288
セカンド・オピニオン案内手順② ………… 289
治療拒否患者の対処 ………………………… 290

4．チームアプローチ ……………………………… 291
リハビリカンファレンス …………………… 292
リハビリテーション延長基準 ……………… 293
リハビリ実施計画書手順① ………………… 294
リハビリ実施計画書手順② ………………… 295
ＡＤＬ変化連携手順 ………………………… 296
ターミナルケア基準 ………………………… 297
一般病棟ミーティング運営手順 …………… 298

5．福祉医療の理解 ………………………………… 299
更生医療申請手順① ………………………… 300
更生医療申請手順② ………………………… 301
生活保護患者対応手順 ……………………… 302

交通事故患者対応手順	303
廃用症候群書類手順	304
職員労災請求手順①	305
職員労災請求手順②	306

６．装具提供の手順　307

病棟義肢装具作成手順①	308
病棟義肢装具作成手順②	309
リハビリ（杖・靴・自助具）購入手順	310

７．委託サービス　311

私物クリーニング管理手順	312
訪問理（美）容手順	313

８．健（検）診・診断書　315

個人健（検）診予約手順	316
健（検）診手順	317
企業・メタボ検診手順①	318
企業・メタボ検診手順②	319
診断書作成手順	320

９．会計の案内　321

外来会計手順	322
訪問リハビリ請求手順	323
退院会計手順①	324
退院会計手順②	325
休日の（事務日直）手順	326

１０．患者サービスに関わる付録　327

苦情受付の手順	328
コードホワイト対応手順	329
倫理問題検討に関する基準	330
看護倫理問題発生時の対応	331
透析患者送迎手順①	332
透析患者送迎手順②	333
食事箋使用手順	334
食事箋	335
食事変更・食止め伝票使用手順	336
食事変更・食止め伝票	337
医療材料請求手順①	338
医療材料請求手順②	339
修理・点検依頼手順	340
物品請求手順	341

≪巻末≫　わかば病院の「業務基準・手順」管理体制解説表および各種詳細マニュアル一覧　343

わかば病院の「業務基準・手順」管理体制　解説表	344
わかば病院の「業務基準・手順」各種詳細マニュアル一覧	345
あとがき	369
執筆者一覧	370

各欄外の注釈は、現在当院で使用している既存の基準・手順書本体を示しています。

医療安全

① 医薬品管理

　病院では患者さまに医療を提供するために、数多くの医薬品が使用され、それに伴って報告されるインシデント・アクシデント事例も医薬品に関するものが最も多くなっています。当院でも配薬ミス・投与忘れなど、薬剤に関する事例が25％を占めており、対策が必要な状況になっています。

　そのような中で、平成19年4月の医療法改正では患者さまの安全を確保するため、医薬品安全使用のための手順書を作成することにし、安全な薬物治療が行える環境を整備して、確実に実行していくことを必要不可欠としています。

　この項では、重要な場面における医薬品の管理・手順をフローチャート化し、すべてのスタッフが医薬品の流れを理解し、業務連携の強化を図ることで、医療事故の防止につなげることを目的としています。

医薬品管理

入院時薬剤管理チェック手順

2010/1/25　作成：島田

プロセス	担当者	手　順	リスクの予見・回避
入院	Dr・Ns	・Drが診察後、患者さまを外来から病棟へ移動。 ・Nsが患者さまより持参薬を預かり薬剤課へ渡す。 　⇒入院受け入れの項参照	・持ってきた薬は本当それだけ？　まだ残っているかも！ ・勝手に薬を調節してしまうと困ります。
検薬	薬剤師 Dr・Ns 医事課	・持参薬、紹介状、アナムネ等を確認し、検薬リストを作成し、Drに服用継続するか確認する。 ※重複投与、併用禁忌、過量投与を見落とすな！！ ※当院で採用していない薬は、持参薬終了後、他剤への変更や、中止等も確認！ ・Dr確認済みの検薬リストは医事課と病棟に渡す。	・紹介状の内容と実際に持ってきた薬が違う！ ・用法・用量がどうしても分からなかったら、本人や処方している病院への確認。 ・医事課へ渡し忘れると、いつまで持参薬を使うか不明。 架空請求？
初回薬剤管理チェック	薬剤師 Dr・Ns 医事課	・Drからの服薬指導依頼伝票を確認する。 　注）当院では通常、全員薬剤管理指導可であるため、何らかの理由で薬剤管理指導不可の場合には、Dr・Nsより連絡してもらう。 ・検薬リスト・紹介状・アナムネ等を確認し、可能な場合には本人または家族に以下のことを確認し、薬剤管理チェックシートに記入。 　〔薬剤アレルギー、副作用歴、投与形態、服用方法、本人管理の意思・必要性など〕 ・検薬結果、患者情報等を基にDr・Ns、薬剤師で分包・粉砕・薬の管理方法などを検討し決定する。 ・服薬指導依頼伝票、初回薬剤管理チェックシートをカルテにはさむ。	・アレルギー、禁忌薬の確認を絶対忘れないで！！ 発見したらDr・Ns・薬剤師などにも連絡して！！ ・知らないで投与しちゃうと・・・ アナフィラキシーショーーーック！

この項の詳細は医薬品安全使用マニュアル第5章を参照

医薬品管理

薬剤管理指導手順

2010/1/25 作成：島田

プロセス	担当者	手　順	リスクの予見・回避
入院中の薬剤管理指導	薬剤師 Dr・Ns 医事課	・薬剤管理指導は患者本人・家族に対して行う。 ・指導時には以下のことを確認・説明する。 　　薬の作用、用法用量 　　内服忘れの有無、変更点 　　副作用の有無、併用禁忌薬 　　内服時の問題点　など ・指導の内容を薬剤管理指導記録に記載し、カルテにはさむ。 【内服自己管理を行っている患者】 ・定期処方開始前日までに、本人のところへ薬を直接持っていき指導を行う。 ・臨時処方・処方変更の場合は随時、指導を行う。 【内服薬をNsが管理している患者】 ・本人・Ns・Drより要望があった場合、薬剤変更時・副作用モニタリングが必要な場合などに行う。	・その症状は副作用かも？ Drに連絡しないと。 ・患者さまの情報はみんなで共有！！ ・患者さまが薬を飲まないのは、飲みたくないだけ？他にも理由があるかも。 ・Nsはいっぱい患者さまのこと知ってるよ。聞かないとね。 ・いきなり薬が増えたら、ビックリ！これ何の薬？？ 「この薬は知らん！」
退院時薬剤管理指導	薬剤師 Dr・Ns 医事課 栄養課	・退院が決定したら、Nsは薬剤課医事課に連絡。 ・薬剤課はDrに退院処方の内容・処方日数などを確認し、医事課、病棟に連絡する。 ・指導は患者本人・家族に対して行い、以下のことを確認・説明。 　　薬の作用、用法用量 　　変更点、処方日数 　　副作用、併用禁忌薬 　　内服時の注意点　など ・指導の内容を退院時薬剤管理指導記録に記載し、カルテにはさむ。	・退院後の薬の管理生活のサポートは患者さまによってさまざま。 ・患者さまが帰る時には必ず薬局にも連絡してね。 ・頓服の忘れものはない？冷蔵庫も大丈夫？

（薬剤管理指導記録）
（退院時薬剤管理指導チェックシート）

「えっ！患者さまが帰っちゃった！！薬を渡してないよ！！！」

この項の詳細は医薬品安全使用マニュアル第5章を参照

医薬品管理

持参薬使用手順 ①

2010/1/25 作成：岩田

プロセス	担当者	手　順	リスクの予見・回避
入院	受付	・紹介状(看護サマリー含)のコピーを薬剤課へ。	
持参薬の有無確認	Ns	・持参薬を受け取り、薬剤課へ。	・それで全部？ 外用・頓服・インスリンなどすべてを薬剤課まで。
持参薬の鑑別・内容の確認	薬剤師	・持参薬の内容・処方日数を確認しリストを作成。 【確認事項】薬剤名・規格・用法・用量 ・当院に採用がない薬は、同一成分または同種同効薬の代替薬を提示。	・用法の記載のないもの、薬袋のないものは患者や患者家族、もしくは処方病院に情報提供を依頼。 ・重複投与・相互作用もチェック！！
継続・中止の判断と指示	Dr	・リストを基に持参薬の継続・中止を検討し、指示を出す。 持参薬が終了したら当院処方になるのか、他院受診により薬が処方になるのか必ず確認する。	・他院を受診する場合、薬が終わる前にNsへ連絡し、次回の受診日を確認する。また、持参薬の追加を持ってきた際は、その都度内容をDrに報告し継続の確認を行う。
情報の入力	薬剤師	・指示に従い入力を行う。 ・検薬結果報告書を作成する。 持参薬内容一覧　　検薬結果報告書	
定期不足薬の処方	薬剤師 Dr	・定期に不足している薬の処方を依頼する。 ・不足薬の処方箋を発行する。	

新規作成

医薬品管理

持参薬使用手順 ②

2010/1/25 作成：岩田

プロセス	担当者	手　順	リスクの予見・回避
中止薬の返却	Ns 薬剤師	・一時中止の薬は薬剤課にて保管、それ以外は本人または家族へ返却する。	・本人に返却する場合は、原則として自己管理可能な患者のみ。それ以外は、家族へ自宅へ持って帰っていただくよう説明。
継続薬剤の再分包・投薬	薬剤師 Ns	・患者さまの状態により管理方法を決定する。 〔ヒート自己管理〕 薬袋を作成し、薬剤師より患者さまへ定期に合わせて薬を渡す。 持参薬内容一覧と検薬結果報告書を担当Nsへ渡す。 〔ODPによる自己管理〕 再分包を行い、薬袋を作成、薬剤師より患者さまへ定期に合わせて薬を渡す。 持参薬内容一覧と検薬結果報告書を担当Nsへ渡す。 〔Ns管理〕 再分包を行い、担当Nsへ持参薬内容一覧と検薬結果報告書とともに薬を渡す。	・自己管理にする時はDrの承諾を得る。

新規作成

医薬品管理

定期薬処方・調剤手順

2009/12/23　作成：田中

プロセス	担当者	手　順	リスクの予見・回避
定期薬指示	Dr	・カルテ処方欄に記載。	・薬剤名・規格は正確に！
処方箋発行	Dr・病棟医事	・定期処方箋発行。	
処方箋へサイン	Dr	・処方箋の内容を確認後、サインする。	
処方監査	薬剤師	・薬剤課PCで、処方箋と前回処方を照らし合わせ、内容を確認。 ・今回の処方内容をPC入力、処方箋に確認済サインをする。	・相互作用は？ 重複は？ 抜けてない？ ・透析用量注意！
調剤	薬剤師 調剤助手	・処方箋を見ながら、定期薬調剤を行い、調剤済サインをする。	・規格が複数あるものは特に注意！
調剤監査	薬剤師	・処方箋と調剤済薬を照らし合わせ、間違いがないか確認し、監査サインをする。	・調剤と監査は別の薬剤師が行う！ ・氏名・日付もチェック！
ホチキス留め	薬剤師・ 調剤助手	・分包薬はカラーペンで、朝（赤）・昼（なし）・夕（青）・眠前（黄）を塗り分ける。さらに、服用順にホチキス留めする。	朝食後／朝食直後／朝食直前／朝食前
最終監査	薬剤師	・処方箋と調剤済薬を照らし合わせ、間違いがないか確認し、最終監査サインをする。	・「合っているだろう」思い込みは危険！
病棟へ	薬剤師 調剤助手	・一般病棟：分包薬は引き出しにセット、分包薬以外はまとめて病棟へ。	・同姓の方注意！ 「わかばさ〜ん」「はい！」 わかば波平さん／わかば海平さん
	薬剤師 調剤助手	・療養病棟：薬を患者別薬袋に入れ全員分まとめて病棟へ。	
	Ns	・療養病棟：引き出しにセットする。	
与薬	Ns	・患者に与薬する。 （詳細は与薬手順参照）	
	薬剤師	・自己管理の患者さまには、薬袋を作り本人に配薬する。	

この項の詳細は医薬品安全使用マニュアル第4、5章を参照

医薬品管理

定期薬変更調剤手順

2009/12/23　作成：田中

プロセス	担当者	手　順	リスクの予見・回避
定期薬変更指示	Dr	・カルテ処方欄に変更内容を記載。	・薬剤名・規格は正確に！
処方箋記載	Dr	・手書きで変更処方箋を記載。	
処方内容確認	Ns	・変更内容を確認。 ・変更処方箋を、該当患者さまの薬ケースとともに薬剤課へ。	・開始日・開始時間は抜けていませんか？
処方監査	薬剤師	・薬剤課PCで、定期処方と照らし合わせ、変更内容を確認。 ・変更内容をPC入力、処方箋に確認サインをする。	・相互作用は？ 重複は？抜けてない？ 透析用量注意！
調剤	薬剤師・調剤助手	・変更処方箋を見ながら、定期薬の変更調剤を行い、調剤済みサインをする。	
調剤監査	薬剤師	・変更処方箋と調剤済薬剤を照らし合わせ、間違いがないか確認し、調剤監査サインをする。	・調剤と監査へ別の薬剤師が行う！
ホチキス留め	薬剤師・調剤助手	・分包薬は、カラーペンで、朝(赤)昼(なし)・夕(青)・眠前(黄)を塗り分ける。さらに、服用順にホチキス留めする。	
最終監査	薬剤師	・変更処方箋と調剤済薬を照らし合わせ、間違いがないか確認し最終監査サインをする。	・トリプル　チェック！
病棟へ	薬剤師・調剤助手	・一般病棟：病棟用処方箋とケースを病棟へ。 ・療養病棟：ケースを病棟へ。	
与薬	Ns 薬剤師	・患者に与薬する。 　(詳細は、与薬手順を参照) ・自己管理の患者さまは、薬袋を作り本人に配薬する。	

この項の詳細は医薬品安全使用マニュアル第4、5章を参照

医薬品管理

臨時薬処方・調剤手順

2009/12/23 作成：田中

プロセス	担当者	手　順	リスクの予見・回避
臨時薬指示	Dr	・カルテ処方欄に内容を記載。	・薬剤名・規格は正確に！
処方箋記載	Dr	・手書きで臨時処方箋を記載。	
処方内容確認	Ns	・処方内容を確認。 ・一般病棟：臨時処方箋を、薬剤課へ。 ・療養病棟：臨時処方箋を、ケースとともに薬剤課へ。	・開始日・開始時間は抜けていませんか？
処方監査	薬剤師	・薬剤課PCで、投与中の処方薬を確認。 ・臨時処方内容をPC入力、処方箋に確認サインをする。	・相互作用は？重複は？抜けてない？ ・透析用量注意！
調剤	薬剤師・調剤助手	・臨時処方箋を見ながら、臨時薬調剤を行い、調剤済みサインをする。	
調剤監査	薬剤師	・臨時処方箋と調剤済薬剤を照らし合わせ、間違いがないか確認し調剤監査サインをする。	・調剤担当薬剤師とは別の薬剤師が行う。
ホチキス留め	薬剤師 調剤助手	・臨時分包薬はカラーペンで、緑色のラインを引く。さらに、服用順にホチキス留めする。	朝食後
最終監査	薬剤師	・臨時処方箋と調剤済薬を照らしわせ、間違いがないか確認し、最終監査サインをする。	
病棟へ	調剤助手 Ns 調剤助手	・一般病棟：調剤済薬を病棟へ。 ・一般病棟：臨時薬をホチキス留めする。 ・療養病棟：薬ケースを病棟へ。	「ん？」と思ったら、お互い声をかけあおう！！
与薬	Ns 薬剤師	・患者に与薬する。 （詳細は　与薬手順　参照） ・自己管理の患者さまの場合は、薬袋を作り本人に配薬する。	

この項の詳細は医薬品安全使用マニュアル第4、5章を参照

医薬品管理

定数配置薬チェック手順

2010/1/30　作成：高野

プロセス	担当者	手　順	リスクの予見・回避
時間の確認	Ns	・15時以降であることの確認。 ・1回/日行う。	・16時30分には薬局が請求伝票の回収にくるのでそれまでに。
ストック戻し分の返却	Ns	・薬局から戻ってきているストック返し分を注射箋と見合わせて定数棚に返却する。	・きちんと戻したことを示すよう、(副)の注射箋にサインする。
定数配置薬チェック	Ns	・定数チェックシートに沿って数の確認。使用されて数がない時はどの患者さまに使用されたのか確認する。 ・定数薬使用ノートを見て誰に使用したのか確認し、記載されていない時は伝票を見てチームのスタッフに確認。 ・また、リーダーに報告する。	・夜間帯で更新された注射薬、また臨時で使用した注射薬などは打ち出しされてないことがあるのでスタッフに確認すること。 ・その日のうちにすべて数を揃えるのが原則。翌日になると人の記憶は曖昧になってしまいます。
		定数薬配置場所 　処置室・・・・・・・・・・注射薬、外用薬、消毒薬、物品 　ナースステーション・・・内服薬、冷所保存薬(内服・外用・注射) 　　　　　　　　　　　　　ナースステーション	
救急カートチェック	Ns	・救急カート内にある定数チェックシートに沿って数の確認をする。	
請求	Ns	・医薬品で請求するものを請求伝票に記入して薬局のメールBOXに入れる。	・指定された16時30分を守るように。
定数棚への返却	Ns	・薬局から請求したものが届いていれば、請求伝票を確認し、それぞれ定数棚に収納する。	・日勤帯で間に合わなければ、夜勤者が行うこと。

定数はいつも揃えておくことが大事！！

この項の詳細は医薬品安全使用マニュアル第6章を参照

医薬品管理

配薬・与薬時の事故防止（一般病棟） ①

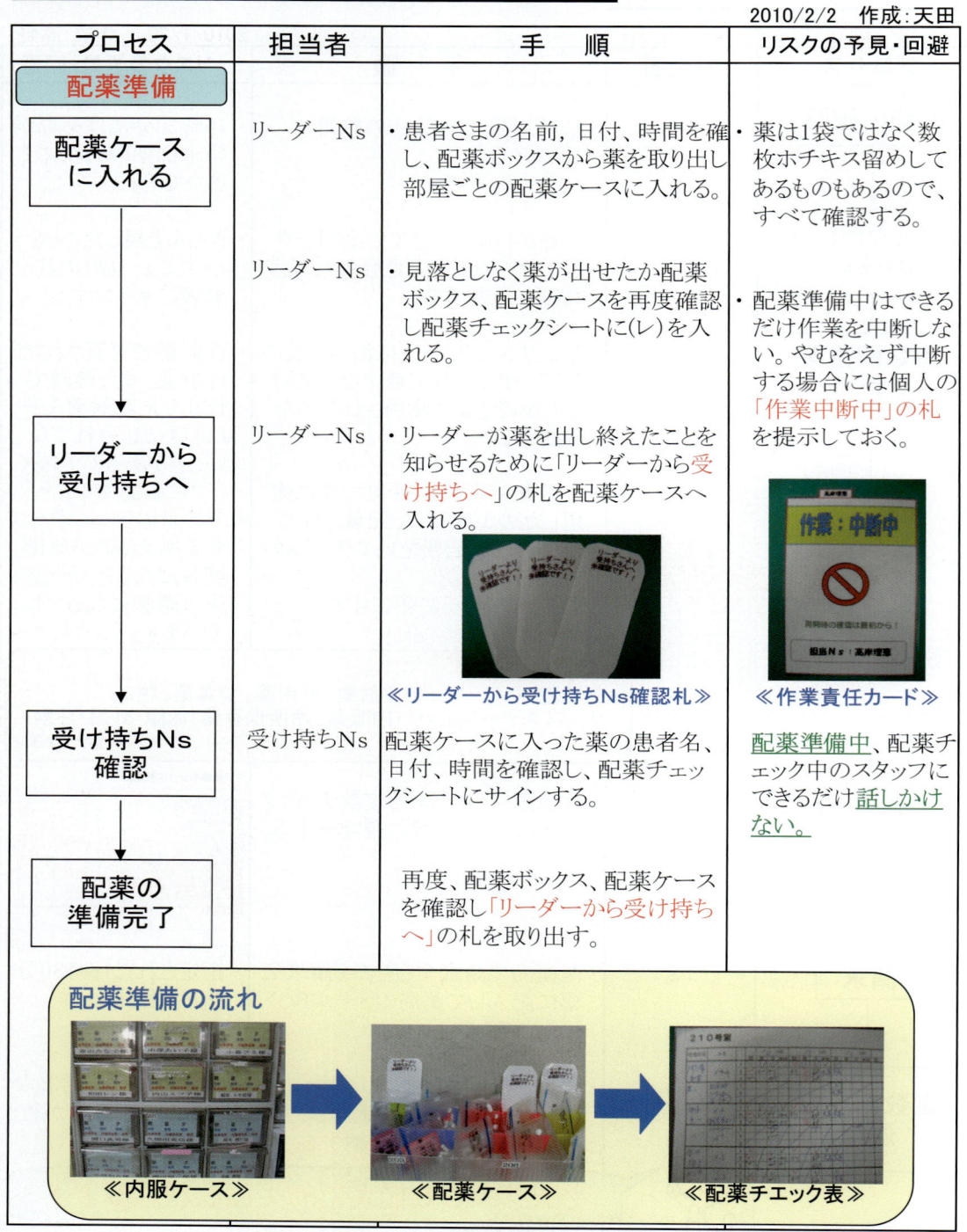

2010/2/2　作成：天田

プロセス	担当者	手　順	リスクの予見・回避
配薬準備　　　　　　　　　　　　　　　↓　　　配薬ケースに入れる　　　　　　　　　　　　　　　↓　　　リーダーから受け持ちへ	リーダーNs	・患者さまの名前，日付、時間を確し、配薬ボックスから薬を取り出し部屋ごとの配薬ケースに入れる。	・薬は1袋ではなく数枚ホチキス留めしてあるものもあるので、すべて確認する。
	リーダーNs	・見落としなく薬が出せたか配薬ボックス、配薬ケースを再度確認し配薬チェックシートに(レ)を入れる。	・配薬準備中はできるだけ作業を中断しない。やむをえず中断する場合には個人の「作業中断中」の札を提示しておく。
	リーダーNs	・リーダーが薬を出し終えたことを知らせるために「リーダーから受け持ちへ」の札を配薬ケースへ入れる。≪リーダーから受け持ちNs確認札≫	≪作業責任カード≫
受け持ちNs確認　　　　　　　　　　　　　　　↓　　　配薬の準備完了	受け持ちNs	配薬ケースに入った薬の患者名、日付、時間を確認し、配薬チェックシートにサインする。	配薬準備中、配薬チェック中のスタッフにできるだけ話しかけない。
		再度、配薬ボックス、配薬ケースを確認し「リーダーから受け持ちへ」の札を取り出す。	

配薬準備の流れ

≪内服ケース≫ → ≪配薬ケース≫ → ≪配薬チェック表≫

この項目の詳細は看護業務手順№2　与薬の項を参照

医薬品管理

配薬・与薬時の事故防止（一般病棟） ②

2010/2/5 作成：美能

プロセス	担当者	手順	リスクの予見・回避
与薬実施 与薬準備	遅番Ns	・配薬ケースを配薬車に乗せ、患者さまに薬を配る。水薬カップも用意する。	・冷所保存の薬も忘れないで！！

アルロイドGは10mL？ それとも20mL？？

> 与薬時間に注意が必要な薬
> 食直前薬：ベイスン、ファスティック、グルファスト、セイブル、レナジェル、ボグリボース
> 食直後薬：ホスレノール
> 起床時：ベネット
> その他：時間ごとに内服する薬など

プロセス	担当者	手順	リスクの予見・回避
与薬	遅番Ns	・配薬ケースから1人ずつ薬を取り出し、患者名、日付、服用時間等を再度確認する ・患者さまの名前確認を行い、与薬を行う。	・患者さまによっては自分で内服できないこともあるので服薬介助も必要。認知症患者など、注意が必要！

受け持ちNsは休憩に入る際、遅番Nsに依頼する。休憩後受け持ちNsは与薬を確実に行ったか必ず確認する。

プロセス	担当者	手順	リスクの予見・回避
内服の確認	遅番Ns	・確実に内服したことを確認する。 ・自分で服用できる患者さまでは、服用後の分包紙を配膳のお盆の上に残しておいてもらう。 ・服薬介助を行った患者さまでは、口腔内を確認する。	・服薬拒否の患者さまにはDrに連絡！拒否した薬を飲まなくてよいか必ず確認して！
与薬実施サイン	遅番Ns	・与薬を行ったNsが実施サインをする。	**勝手に中止しないで！**
与薬の申し送り	遅番Ns ⇅ 受け持ちNs	・遅番Nsが与薬を行った場合は、患者さまの内服状況を受け持ちNsに申し送る。	・昼食が遅くなっている時は、与薬も遅くなります。

透析患者は昼食の時間がズレるので要注意！！

・与薬時間のずれた患者さまに受け持ちNsが与薬を行う。

この項目の詳細は看護業務手順No.2 与薬の項を参照

医薬品管理

配薬・与薬時の事故防止（療養病棟）

2010/1/30　作成：岡本

プロセス	担当者	手　順	リスクの予見・回避
与薬準備	Ns	・午前中本日分の昼・夕・寝る前・翌朝を各患者の薬ボックスから出す。 ・一度出したら違う人が再度薬ボックスの確認！！	・HD日、非HD日で薬が違う人がいますよ！確認して！！
与薬実施時	Ns	・各部屋持ちNsが薬の確認。 ・名前を声に出して確認し投与。 **同姓同名に注** とても大事なこと！！	・実施時はダブルチェックが困難なため薬袋・ネームプレートフルネームでの確認を十分に行う。 ・違う名前を呼んだのに返事をしてしまう患者さまもいますよ・・。しっかり確認！！
正しく与薬しているか確認	Ns	・自分で飲めない患者には介助して確実に服用してもらう。 ・嚥下機能低下している患者さまはトロミ水など使用する。	・ベットサイドに置いてきた患者さまにはちゃんと飲んだかな？ ・布団やベッドの下に薬が転がってないかな？
気分不快など副作用の確認	Ns	・副作用が出たらDr報告！！	・午前HDから帰ってきた患者さまに与薬したかな？ 僕を忘れないでね

この項の詳細は医薬品安全使用マニュアル第5章を参照

医薬品管理

経管栄養患者与薬手順

2010/01/26　作成：美能

プロセス	担当者	手　順	リスクの予見・回避
配薬・準備　↓　経管用シリンジに内服薬を準備　↓　内服薬の注入実施	受け持ちNs　　　　　　　　　　　　受け持ちNs	・配薬、与薬手順の項を参照する 準備する時間帯 日勤帯：11時頃 夜勤帯：5時～5時30分頃 ・配薬ケースから経管栄養の患者さまの内服薬を取り出し、処置室へ向かう。 ・内服薬を処置室へ持って行き患者さまの20mlシリンジに内服薬を準備する。 ・白湯をシリンジに入れ、内服薬を溶かす。 ・患者さまのベッドサイドへ向かうシリンジの患者名とベッドサイドの患者名を確認する。 〇〇さんですね。 ・経管栄養実施前に患者さまに内服薬を注入する。 ・与薬簿に実施サインをする。	・直前に白湯を入れないと固まる薬剤もあるため注意しましょう！ ・ポリフル、タナドーパ等、固まります。 ・内服薬の量が多い場合、50mlシリンジを使用しましょう。 患者さまの確認を十分に行い、患者間違いに注意しましょう。 ・白湯で十分溶かし与薬し、シリンジ内に薬が残っていないことを確認する。

この項の詳細は診療記録記載基準（看護業務手順NO2消化器）を参照

医薬品管理

注射薬定時払い出し手順　①

2010/1/25 作成：島田

プロセス	担当者	手　順	リスクの予見・回避
注射指示	Dr	・木曜日までにDrが注射指示簿へ、次週の月～日曜日の処方を記入し注射箋を発行する。 ※薬剤名、規格、投与速度等の記載漏れに注意！	・薬剤名・規格は正しいですか？ ・指示簿はみんなが見ますよ。
指示簿・処方箋の確認	薬剤師・Ns	・指示簿の内容を確認。 ・今週・次週の指示簿と処方箋を照らし合わせ、内容・変更点を確認し、確認済みのサインをする。 ・処方箋の下段に投与日の日付を赤字で記入。 ・指示簿の(副)を見ながら、Aposに1週間分の処方内容を入力。 ※にている薬剤名や2規格以上採用されている薬剤は特に注意。 　例）500mLと50mL 　　　ソリタT3とソリタT1 　　　5mg1Aと10mg1/2A など	・10mg？100mg？分からなかったらDrに確認！！ 投与量が10倍にも！ **危険** ・透析患者さまにゾビラックスを常用量！？ 過量投与で精神症状が現れて危険！ **透析用量は大丈夫？**

あれっ？？
と思ったらまず確認！！

この項の詳細は医薬品安全使用マニュアル第5章参照

医薬品管理

注射薬定時払い出し手順 ②

2010/1/25 作成：島田

プロセス	担当者	手　順	リスクの予見・回避
調剤	薬剤師	・処方箋を見ながら、日付ごとの注射薬ケースに1日分ずつ個人セットする。 ・セットが完了したら、日付の下に調剤者がサインする。 ※にている薬剤名や2規格以上採用されている薬剤は特に注意。 　例）500mLと50mL 　　　ソリタT3とソリタT1 　　　5mg1Aと10mg1/2A など	・ソリタT1の処方にソリタT3をセットしていませんか？ 似ているけど透析患者さまのKが上がっちゃうよ。
監査	薬剤師	・投与前日の午後、Aposで注射ラベルを発行。ラベル・処方箋・薬剤・規格などのチェックを行い注射ラベルを貼る（最終監査）。	・セット物とは別の薬剤師が監査！ ・ラベルの表示は大丈夫？
払い出し	薬剤師・調剤助手	・投与前日の夕方に、最終監査が終わったケースを病棟に払い出す。 ・翌日が休日の場合は、次の出勤日の分までを病棟に払い出す。 ・冷所保存の薬剤は各病棟の冷蔵庫で保管。	・薬局の冷蔵庫の注射も忘れないで！ ・エポジン6000も忘れないで！

CHECK!

この項の詳細は医薬品安全使用マニュアル第5章参照

医薬品管理

注射薬投与手順 ①

2010/1/25 作成：島田

プロセス	担当者	手　順	リスクの予見・回避
払い出し	薬剤師・調剤助手	・Drのオーダーにより調剤・セットした薬剤を、投与前日の夕方に病棟へ払い出す。 ・翌日が休日の場合は、次の出勤日の分までを病棟に払い出す。	
薬剤確認	Ns	・投与当日の朝、指示簿を見ながらNs2名で薬剤の用量・規格投与量・希釈方法・投与時間などを確認する。 ・点滴・注射を確認後、ラベルに○をつける。 ・夕方・透析後に投与するものは、決められたカゴに保管しておく。 ※にている薬剤名や2規格以上採用されている薬剤は特に注意。 　例）500mLと50mL 　　　ソリタT3とソリタT1 　　　5mg1Aと10mg1/2A など ※薬剤の5R確認の実施	・指示簿の変更はありませんか？薬局が病棟に払い出したの変更薬剤は個人のケースに入っていません。 処方箋を薬局へ。 ⇩ 『注射薬の変更』の項参照 薬局が帰った後の変更は分からない！ ・10mg？100mg？分からなかったらまず確認！！ たぶん100mgかな？は命取り。投与量が10倍にも！
混注	Ns	・患者名、薬剤等を確認し、投与時間に合わせてミキシングを行う。 ※薬剤3回確認！ 1.薬剤を手に取るとき 2.薬剤を吸い上げるとき 3.アンプル・バイアルを捨てるとき ※薬剤の5R確認の実施 薬局を信用しちゃダメ！薬局も間違っているかも！！	・配合変化に注意！この注射は混ぜてもいいんだよね〜？ 迷ったら薬局に確認！ 投与直前の混注 混ぜた後、常温で長時間放置しておくと汚染される可能性が！

この項の詳細は医薬品安全使用マニュアル第5章参照

注射薬投与手順 ②

医薬品管理

2010/1/25 作成：島田

プロセス	担当者	手　順	リスクの予見・回避
投与	Ns	・患者さまのベッドサイドにて、患者名・投与薬剤を確認し施行する。 ※患者さまの間違いに注意 　1. 患者名を本人に言ってもらう。 　2. ベッドネームを確認。 　3. 患者名を呼ぶ。 　4. 点滴ラベルの名前の確認。 　⇒『患者誤認防止』の項参照 ※投与経路・投与速度の確認。	・違う名前を呼んだのに返事をする患者さまがたまに･･･。 ・そのルートから投与して大丈夫？配合変化を起こしてルート内に結晶が！
観察・記録	Ns	・投与による効果、副作用、配合変化などについて観察し、看護記録に記載。 ※有害事象の発生を早期に発見するため、投与中は定期的に確認。 ※ショック時の準備の確認	・ショックはいつ起こるか分かりません。起きてから慌てるのではなく、救急カートの確認など、すぐに対応できるように。 ・副作用などの有害事象が発生したら･･･ ⇩ 主治医に早急に連絡する。 ⇒『副作用発生時の対応』の項参照

投与時の確認は点滴ボトルからルート・刺入部・患者さまの状態まで、隅々観察。

場合によっては厚生労働省・製薬会社への連絡が必要な場合も。

投与中の状態観察をしっかり！！

この項の詳細は医薬品安全使用マニュアル第5章参照

医薬品管理

注射薬指示変更手順

2010/1/25　作成：岩田

プロセス	担当者	手　順	リスクの予見・回避
変更指示	Dr	・指示簿へ変更・追加・中止を赤字で記載する。 ・担当Nsへ変更を指示する。 ＊薬剤名、規格、投与速度等の記載漏れに注意！	・薬剤名・規格は正確に！ ・赤字で記載してありますか？Nsへ伝えましたか？ ・週末の変更⇒次週分の変更は大丈夫？投与忘れの原因!!
処方箋発行	Dr 医事課	・指示簿の指示を基に注射箋をピンクの紙で発行する。 ・夜間・休日は手書きにて処方箋を発行する。	
指示簿・処方箋の確認	Ns 薬剤師	・指示簿の内容と注射箋を確認する。 ・Aposに入力し、処方監査を行う。	・高齢者や透析患者の投与量は確認しましたか？ ・配合変化は大丈夫？
中止	Ns 薬剤師	・すでに病棟に上がっているものは薬局へ下す。 ・中止分が戻ってきていることを確認する。 ・個人セットから中止分を抜く。	・その注射中止じゃないですか？ ・何日分セットしてある確認。
追加	Ns 薬剤師	・当日分はストック薬より使用。 ・ストックにない薬は、指示簿と注射箋を持って薬局へ取りに行く。 ・施行済み、または当日分は処方箋(副)とともに病棟へ戻す。 ・次の日以降の分は、個人のケースへセットする。	・ストックにない薬の処方箋をそのまま放置しておくと、朝の指示が夕方になるかも‥
ストック戻し	Ns	・必ず処方箋(副)を確認しながら、ストックへ戻す。	薬局からの薬だって間違っているかも！
監査・払い出し	薬剤師 調剤助手	・注射薬の払い出し手順参照。	

新規作成

インシュリン注射実施時の事故防止

医薬品管理

2009/01/26作成：美能

プロセス	担当者	手　順	リスクの予見・回避
インシュリンの準備		**注射時使用物品** 手袋、フレックスペン、ペンニードル、針箱、アルコール綿、膿盆	バイアル（ノボリンR）は冷所保存、専用針付きシリンジにインスリンを吸い、単位を合わせる。
	受け持ちNs	・血糖測定後、指示簿でインシュリン注射の指示とスケール表を確認する。 ・インシュリンのフレックスペンを2単位空打ち後、単位数を合わせる。	・混和が必要なインシュリン製剤は反転させて混和し単位を設定します。
ダブルチェックで確認	受け持ちNsと他Ns	・血糖値、患者名、注射時間帯、インシュリンの単位数を声に出しダブルチェックを行う。	ダブルチェックを必ず行う！
インシュリン注射の実施	受け持ちNs	・患者さまに説明を行い、皮下注射を実施する。 10秒以上経過してから針を抜き確実に設定単位を体内へ注射。注入後マッサージをするとインシュリンの吸収速度が変化してしまうので、軽く押さえるだけにします。	注射部位を消毒して皮膚をつまみ、ほぼ垂直に針を刺して注入します。 写真：フレックスペン　ペンニードル

POINT
上腕外側、腹部、臀部、大腿外側などが適しています。部位によりインシュリンの吸収速度が少しずつ異なるため、部位を変えると血糖をコントロールできないことがあります。
部位を決めて毎日少しずつ場所をずらし注射しましょう。
同じ場所に注射すると筋肉が萎縮するので注意が必要です。
皮膚の肥厚や萎縮が起こると皮下脂肪が消失し、吸収不良になって正確な量の与薬ができないです。

この項の詳細は（看護業務手順　NO2：注射）を参照

医薬品管理

ワクチン投与実施手順 ①

2009/9/25　作成：中野、嶺山

プロセス	担当者	手　　順	リスクの予見・回避
ワクチン接種希望予約受付	外来Ns 医事課	・希望する予防接種の種類を確認する。 ・希望者の年齢、生年月日、受診歴、連絡先等を確認する。 【当院にて接種可能なワクチン】 MR（麻疹風疹混合）・麻疹・風疹・ムンプス・破傷風・水痘・A型肝炎・B型肝炎・肺炎球菌 インフルエンザ	ワクチンは返品不可のため、キャンセルできない旨を伝えること。 ・インフルエンザ予防接種については、手順が異なるので注意。
ワクチン発注	薬剤課	・ワクチンの在庫を業者に確認し発注する。	
患者さまへ連絡／各部署へ連絡	予約者（外来Ns・医事課）	・希望者へ連絡し、予約日を決定確認する。 ・希望者の氏名、生年月日、予約を外来・受付・薬剤課へ連絡する。	年齢により、公費で接種できるものがあるため、要確認！ 未成年の場合 予診票に保護者のサインが必要！
患者受付	医事課	・予約日に患者さまが来院したら、予診票の記入と体温測定をしていただく。	
カルテ確認	外来Ns	・カルテの保険外欄を確認し、予診票がすべて記入されているか確認する。 ・ワクチンに合わせた注射箋と予診票を保険外欄にはさみ、Drに提出する。	ワクチンの名前と予診票は合ってる？
診　察	Dr	・予診票に沿って体調確認し、問題がなければ、カルテ・注射箋にワクチン名・接種量を記載し、予診票に接種量・許可サインをする。	許可サインがなければできないよ
カルテ確認	外来Ns	・指示を受けたNsはカルテに指示受けサインをし、カルテ・予診票・注射箋がすべて同一で正しく記載されているか確認。	全部の書類が正しい同一ワクチン名？

新規作成

医薬品管理

ワクチン投与実施手順 ②

2009/9/25　作成：中野、嶺山

プロセス	担当者	手　順	リスクの予見・回避
薬剤準備	外来Ns	・確認後、注射箋を持って薬局へワクチンを取りに行く。 ・患者さまを内科処置室へ案内する。	
薬剤受け渡し	薬剤課 外来Ns	・薬剤師とNsで注射箋とワクチンを確認し、ワクチンをもらう。	ワクチン間違えないでね！
ワクチン接種	外来Ns	・処置係のNsはカルテ・予診票・注射箋・ワクチンを受け取り、同一であることをもう1人のNsと確認。	ダブルチェックよ！
	外来Ns	・患者さまを番号で呼んだ後、本人に名乗っていただき、本人確認をする。 ・患者さまにワクチンのバイアルを見せ「これからこの○○ワクチンを○○○さんにさせていただきます」と確認し、異論がなければ準備し、接種する。 ・カルテに実施者サインをし、ロットシールがある場合は貼り、ない場合はロット番号を記載する。 ・予診票にロット番号を記載する。 ・患者さまにワクチン接種後の注意事項を説明し、接種済み証・説明用紙がある場合は渡す。	ほんとにこの人ワクチンする人？ 名前合ってる？ この人？ このワクチン？ この量？ この方法？ カルテを見て！ ロット番号合ってる？
観察	外来Ns	・接種後15分から30分はロビーにいていただき、異常がないことを確認する。	安静に 注射部位はこすらないで 高熱・けいれんはすぐ受診
会計	医事課	・会計後、お帰りいただく。	ショックだって起きるのよ！
公費負担分請求	医事課	・公費にてワクチン接種を行った場合は、担当へ連絡し、請求を行う。	

新規作成

医薬品管理

特殊薬実施手順（レミケード）①

2009/11/10　作成：阿久沢

プロセス	担当者		リスクの予見・回避
受診	医事課	・カルテ出し。	
診察	Dr	・膠原病専門Drの診察 ・レミケード導入の決定後、導入前検査の施行。 　　・胸部レントゲン 　　・ツ反 ・施行日の決定。 　（投与量はDrが決定） 　┌─────────────────┐ 　│・1回目　　　　　　　　　　│ 　│　↓　（2週間後）　　　　　│ 　│・2回目　　　　　　　　　　│ 　│　↓　（4週間後）　　　　　│ 　│・3回目　　　　　　　　　　│ 　│　↓　（8週間後）　　　　　│ 　│・4回目　　　　　　　　　　│ 　│以降、8週ごとの投与となる。│ 　└─────────────────┘	
点滴施行	Ns	・内科医診察後、処方箋に指示量を記入してもらう。 　排尿を済ませてもらい、 　　・体重 　　・バイタル 　を測定し、専用用紙に記入する。 ・自動血圧計を患者に装着する。 　┌─────────────────┐ 　│薬剤準備　　　　　　　　　│ 　│　・処方箋を薬局に持ち、　│ 　│　　薬剤を受け取る　　　　│ 　│　・指示量の薬剤を基剤に注入│ 　└─────────────────┘ ・生食で血管確保。 ・漏れがないことを確認し、薬剤入りの点滴に交換する。 ・点滴開始。 ・15・30・45・60・90・120分ごとに指示された滴下数に従って、滴下を調整する。	(指示量は守られているか？) (希釈は正しく行われているか？) (滴下はプロトコールにあっているか？)

新規作成

医薬品管理

特殊薬実施手順（レミケード） ②

2009/11/10　作成：阿久沢

プロセス	担当者	手　順	リスクの予見・回避
↓	Ns	・時間ごとに血圧測定し、患者の状態を観察して記入する。 ・開始から終了まで2時間かけて行う。	
終了 ↓	Ns	・最終バイタルを測定し、点滴を抜去する。	見逃した副作用はないか？
会計	Ns	・会計を待っている間も、体調に変化がないか注意してもらう。	

新規作成

医薬品管理

特殊薬実施手順（エンブレル）

2009/11/10　作成：阿久沢

プロセス	担当者	手　順	リスクの予見・回避
受診	医事課	・内科受診。	
診察	Dr	・膠原病専門Drの診察。 ・エンブレル導入の決定。 ・導入前検査。 　・胸部レントゲン 　・ツベルクリン検査 （検査結果に異常なければ決定）	
		用法 エンブレル25mgシリンジ 1回1本　2回／週 注射する曜日を均等に設定 基本的に自己注射	冷所保存 凍らせない！
	Ns	・導入時は、自己注射の手技が正確に行えるようになるまで、1回／週ごとに来院してもらい指導する。	年齢・病気の進行程度で、理解や手技が変わる！
注射	Dr	・処方は処方箋に記入する。	処方回数は次回の受診と合っているか？ 家にあまりはない？
	Ns	・薬局で、処方箋の中から1本受け取り、30分以上置いて室温にもどす（薬液が冷たいと注入の痛みを強く感じるので、手のひらで温めてもよい）。	
指導・観察	Ns	・患者さまに自己注射をしてもらう。 ・エンブレル手帳に記入。	記入はできてる？
		・家庭で使用したシリンジは、医療廃棄物として病院で廃棄するためまとめて持参してもらう（専用容器がある）。	家庭で勝手にすてない！
	Ns	・カルテに自己注射管理料の記載をする。	
会計			

新規作成

医薬品管理

抗がん剤投与実施手順　①

2010/1/25　作成：島田

プロセス	担当者	手　　順	リスクの予見・回避
前日までの手順 患者さまへの説明内容確認	Ns・薬剤師	・事前にDrから患者さま、または患者家族に説明した内容を確認する。 ・告知済みかどうか？ ・副作用や治療リスクは？ ・注意点等。	
↓ 指示出し	Dr・Ns 薬剤師	・Drが治療前日までに指示簿に記入するとともに看護師・薬剤課に実施内容を伝える。 ・処方箋を発行し薬剤課へ渡す。 ※当院では行われる化学療法 　①R-CHOP療法 　②CHOP療法 ・投与量は原則「mg」で記載。	・指示簿・処方箋は正確に記入。 ・連絡も忘れずに！ ・体表面積は大丈夫？
↓ 治療内容の確認	Ns・薬剤師	・指示簿・患者情報に基づき治療内容の確認を行う。 ・検査値・投与スケジュール過去の治療中の副作用などを確認する。	・内容確認はNs、薬剤師の2人で！
↓ 注射薬取り揃え	薬剤師	・投与前日夕方に、翌日施行する薬剤を個人の注射ケースにセットし、患者用ラベルを貼付し、病棟へ運ぶ。 ・薬剤の希釈方法を記載し、薬剤とともに個人ケースに入れる。	・患者名・薬剤名規格・配合変化必ず確認！！
当日の手順 実施確認	Dr・Ns 薬剤師	・必要な検査等を実施し、Drが抗がん剤投与可能と判断したら薬剤の調整指示を出す。 ・投与量の変更がある場合は、指示簿の変更・処方箋の発行し、薬剤課に連絡する。	・禁忌・適応基準・除外基準は大丈夫？ ・投与量変更は？ ・見落としは許されません
↓ 薬剤投与内容確認	Ns・薬剤師	・実施確認ができたら、薬剤・投与順・投与速度を確認する。 ・検査値・投与スケジュール・治療歴、副作用、既往歴確認する。	・投与速度・順序は副作用に直結します。
↓			

新規作成

医薬品管理

抗がん剤投与実施手順 ②

2009/1/25　作成：島田

プロセス	担当者	手　順	リスクの予見・回避
薬剤調整	Ns・薬剤師	・マスク・ゴーグル・手袋・キャップ・ガウンを着用し薬剤調整する。 ・調整する際は抗がん剤が飛散する危険があることに十分に注意し、安全キャビネット内で行う。 ・ファシール等の安全器具の使用も検討する。 ・抗がん剤調整時に使用した廃棄物は、速やかに抗がん剤廃棄用のケースに入れ、ケースごと半透明の緑色の抗がん剤廃棄用のビニール袋に入れ、医廃に捨てる。	抗悪性腫瘍薬は、変異原性や染色体異常などの遺伝毒性を有するため、取り扱う医療従事者にも危険が生じる可能性があります。医療従事者の尿中から抗悪性腫瘍薬が検出された例などが報告されています。
投与	Dr・Ns	・患者氏名・注射指示内容・注射薬の内容等を確認する。確認は必ずダブルチェックを行う。 **血管確保** ・血管外漏出の危険因子を考慮し、血管確保部位を選択する。 ・血管確保は22Gを原則とする。	・救急カートの準備は大丈夫？
		避けたほうがよい部位 ・30分以内に穿刺した血管 ・利き手側、肘関節窩 ・腋下リンパ節廓清や放射線照射を行っている患肢側 ・蛇行している血管、神経や動脈に隣接している部位 ・骨突出部位や関節付近、下肢静脈 ・出血斑や硬化組織のある部位　　　　　　　　など	
		血管外漏出リスク因子 ・高齢者（血管の弾力性や血流量の低下）、栄養不良患者 ・血管が細くてもろい患者 ・化学療法を繰り返している患者 ・多剤併用化学療法をしている患者 ・輸液等ですでに使用中の血管ルートの再利用 ・抗がん剤の反復投与に使われている血管 ・同一血管に対する穿刺やり直し ・24時間以内に注射した部位より遠位側 ・関節運動の影響を受けやすい部位や血流量の少ない血管への穿刺　　　　　　　　　　　　　　　　　　など	

新規作成

医薬品管理

抗がん剤投与実施手順 ③

2009/1/25　作成：島田

プロセス	担当者	手　　順	リスクの予見・回避
		静脈投与ラインの開通性の確認	・自然滴下時の痛み圧迫感は？
	Dr・Ns	・投与開始前に必ず血液の逆流の有無・自然滴下の状態を確認する。	
		抗がん剤投与	・調整から投与終了の時間にも注意する。
	Dr・Ns	・必要な前投与薬が投与されて入ることを確認し、指示された投与速度を尊守して投与開始する。	
		前投与薬 　制吐剤：カイトリル 　抗ヒスタミン薬：ポララミン注・セレスタミン配合錠 　解熱鎮痛薬：カロナール 　高尿酸血症治療薬：アロチーム　　など	
		ポンプの使用	
	Dr・Ns	・抗がん剤の投与には抗がん剤漏出の危険があるため、原則としてポンプは使用しない。 ・投与速度・漏出の有無の確認を頻回に行う。	
患者観察	Dr・Ns	・副作用などの有害事象を早期に発見するため、投与開始直後から投与終了後まではもちろん、終了後も異常がないか確認。	・投与部位だけではなく、全身観察を！
投与終了	Dr・Ns	・抜針時に残った抗がん剤が皮下漏出することを防いだり、薬剤を最後まで確実に投与するために投与後ラインは十分にフラッシュする。 ※輸液ポンプ対応の輸液セットでは、15〜20mLの薬液が残るため、20〜50mLの生食などでライン内を洗浄する。 ・抜針後は用手圧迫し、しっかりと止血を確認する。	

新規作成

医薬品管理

抗がん剤投与実施手順 ④

2009/1/25　作成：島田

プロセス	担当者	手　順	リスクの予見・回避
廃棄物の廃棄	Ns	・抗がん剤投与に使用した廃棄物は、速やかに抗がん剤廃棄用のケースに入れ、ケースごと半透明の緑色の抗がん剤廃棄用のビニール袋に入れ、医療廃棄物として捨てる。	・外部へ汚染が広がらないように口を密閉する。 ・半透明の緑色ビニールは抗がん剤が入っています。
投与後の観察	Dr・Ns	・遅発性の副作用、穿刺部位の観察をし異常がないことを確認する。	・投与が終了しても薬剤は体内に入っています。
抗がん剤の被曝や汚染時の処理	Dr・Ns 薬剤師	・多くの抗がん剤は刺激性があり、組織障害を生ずる恐れがあり迅速な応急措置が必要である。	

⚠

直接体に付着した場合
速やかにティッシュなどで拭き取り、十分な流水および石鹸で洗い落す。アドリアシンのように皮膚に付着すると皮膚蛋白とすぐに結合してしまい、水洗しても容易に除去できないものもある。大量に付着した場合は、応急処置後に皮膚科を受診する。

目に入った場合
目の粘膜への付着は特に危険を伴うので、直ちに流水か生理食塩液で十分に洗い流す。大量に付着した場合は、応急処置後に眼科を受診する。

薬液を室内にこぼした場合
ゴム手袋をし、薬液が広がった周囲側から紙か布で汚染の中心に向かって拭き取る（塗り広げない！）。無毒化できる薬剤がある場合は、拭き取り後、紙か布に染ませ拭き洗いをし、最後に乾拭きを行う。拭き取りに使用した紙、布、ゴム手袋などはビニール袋に入れ感染性廃棄物専用容器に廃棄する。

プロセス	担当者	手順	リスクの予見・回避
抗がん剤投与後の排泄物および患者さまが使用したリネン ⚠	Ns・エイド	・抗がん剤投与後48時間（薬剤により7日）以内に、患者の排泄物を取り扱う時には、個人防護具を着用する。 ・排泄物は水洗時、蓋を閉めて2度水を流す。 ・抗がん剤投与後48時間（薬剤により7日）以内に、汚染したリネンを取り扱う時には、個人防護具を着用し、他のものと分けて洗濯する。	・投与していなければ大丈夫？ ・投与時だけではなく投与後の患者の排泄物には抗がん剤の成分が含まれているので、排泄物の取り扱いには十分に注意してください。

新規作成

医薬品管理

抗がん剤投与実施手順 ⑤

2009/1/25 作成：島田

プロセス	担当者	手　順	リスクの予見・回避
抗がん剤漏出 ⚠️	Dr・Ns	・抗がん剤漏れの怖さを十分に理解しておく必要がある。 ・患者さまが違和感・疼痛を訴え、また、注射部位に腫れを生じた場合には、注入を止め漏れの有無を確認する。 ・漏れが疑われる場合には、直ちに、担当Drに連絡し指示を仰ぐ。	・まれではあるが、皮膚潰瘍を生じ植皮が必要となったり神経が侵され、麻痺や拘縮を生じることもある。

抗がん剤が皮膚に与える影響

起壊死性抗がん剤
漏出で、紅斑、発赤、腫脹、水疱、壊死を経て、難治性潰瘍へと進行し、また、強い疼痛も伴う薬剤
　　　アドリアシン、オンコビン（温）、ピノルビン　　など
炎症性抗がん剤
漏出局所に、紅斑、発赤、腫脹を起こすが、潰瘍形成までには至らない薬剤
　　　エンドキサン、ベプシド（温）　　など
起炎症性抗がん剤
多少漏出しても炎症や壊死になることのない薬剤
　　　リツキサン、インターフェロン　　など

　　　　　　（※薬品名の後の（温）は血管外漏出時、クーリングではなく温湿布をする）

プロセス	担当者	手　順	リスクの予見・回避
ショック・アナフィラキシー様症状 ⚠️	Dr・Ns	・即時型アレルギーを疑わせる。局所反応・全身反応がある。 　局所反応 　　皮膚発赤、膨疹、疼痛、掻痒感など 　全身反応 　　しびれ感、熱感、頭痛、眩暈、耳鳴り、不安、頻脈、血圧低下不快感、口内違和感、口渇、発汗、悪寒、発疹など ・確実な予知は不可能であるため既往歴、アレルギー歴、2回目以降の治療の場合には、過去の治療記録を確認するとともに、十分な問診とショック等に対する救急処置のとれる準備をしておく。	・いざというときに慌てないために事前に救急処置の準備・確認！ ・患者さまは言わなくても、身体が訴えているかもよ！ ・Drに嫌な顔をされても、患者さまの命がいちばん！徴候があったら、必ずDrに報告。

新規作成

— 43 —

医薬品管理

抗がん剤投与実施手順 ⑥

2009/1/25　作成：島田

プロセス	担当者	手　順	リスクの予見・回避
インフュージョン・リアクション ⚠	Dr・Ns		

主な症状

頭痛 咳 → 悪心 発赤 → 悪寒 掻痒感 血管浮腫（舌や咽頭の腫れ） → 発熱 疼痛 虚脱感 血圧低下 呼吸困難

対策

1、注入速度を下げるか、投与を中止する。
　・症状が消失しないか悪化するときは、抗ヒスタミン薬やステロイド薬、解熱鎮痛薬を投与する。
　・重度の場合は症状に応じた対症療法を行う。
　・ルートを新しいものに交換するか、最も患者さまに近いハブから薬液を
　　吸引した後に使用していたラインを用いる。
2、症状が消失したら、25mL/hr以下の注入速度で慎重に投与を開始する。

プロセス	担当者	手　順	リスクの予見・回避
腫瘍崩壊症候群 ⚠	Dr・Ns		

腫瘍崩壊症候群とは

・抗がん剤の投与により腫瘍が大量に崩壊し、腫瘍細胞から放出されたカリウム、リン酸、尿素などが血中に流入し、その結果、電解質異常を生じ、重症の場合、急性腎不全に至る。

血液中の腫瘍細胞の多い患者では、抗がん剤初回投与後12〜24時間以内に高頻度に発現する。

電解質・腎機能検査をチェックする。

高尿酸血症治療薬の投与、尿のアルカリ化、補液(尿量確保のため)を行うが、透析が必要になる場合もある。

新規作成

抗がん剤投与実施手順 ⑦ レジメン

2009/1/25 作成：島田
医薬品管理

悪性リンパ腫

① R-CHOP

薬剤名（略語）	体表面積当たり1日投与量	投与時間	投与方法	Day 1	2	3	4	5	6	7	8
リツキサン（rituximab）	375mg/m²	下記参照	Div	→							
アドリアシン（ADM）	50mg/m²	30分	Div	→							
オンコビン（CPA）	1.4mg/m²	30分	Div	→							
エンドキサン（VCR）	750mg/m²	2時間	IV	→							
プレドニン（PSL）	100mg/body		PO	→	→	→	→	→			

1コース　3週間隔を原則
総コース数　6〜8コース

注意事項
リツキサン投与時、前投与薬としてセレスタミン配合錠、カロナール錠200mg2錠、アローム錠100mg1錠を内服。

リツキサン初回投与時は25mL/hから開始し、1時間後副作用がなければ開始1時間後に50mL/hへ。
以後、1時間ごとに75mL/h→100mL/h→125mL/h→150mL/h・・・へと上げていく。
2回目以降は25mL/h→50mL/h→100mL/h→150mL/h→200mL/h・・・へと上げていく。

アドリアシン投与30分前から投与中は氷片での口腔内冷却

② CHOP

薬剤名（略語）	体表面積当たり1日投与量	投与時間	投与方法	Day 1	2	3	4	5
アドリアシン（ADM）	50mg/m²	30分	Div	→				
オンコビン（CPA）	1.4mg/m²	30分	Div	→				
エンドキサン（VCR）	750mg/m²	2時間	IV	→				
プレドニン（PSL）	100mg/body		PO	→	→	→	→	→

1コース　3週間隔を原則
総コース数　3〜8コース

注意事項
アドリアシン投与30分前から投与中は氷片での口腔内冷却

資料出所：NHOまつもと医療センター　松本病院　化学療法レジメンより

新規作成

医薬品管理

麻薬管理手順 ①

2010/1/25　作成：岩田

プロセス	担当者	手　順	リスクの予見・回避
発注・譲受	薬剤師 調剤助手	・発注は電話にて行う。 ・納品時、麻薬譲受書に記載の製造番号と商品が一致することを確認。 ・麻薬譲受書に記入を行い、麻薬譲渡書と引き換えに麻薬譲渡人へ渡す（2年間保存）。 ・帳簿へ必要事項を記入。	・封を開け、数・破損がないか確認する。 ・記入漏れ注意！！ ・帳簿の訂正は必ず二重線で抹消する。
保管	薬剤師	・麻薬は鍵をかけた堅固な保管設備を設け、その中に保管する。 ・朝8時30分に在庫数チェック。	・出し入れのとき以外は必ず施錠し、鍵を保管庫に付けたままにしない。
処方	Dr	・麻薬処方箋にて処方を行う。 〔記載事項〕 ・患者の氏名・年齢(生年月日) ・麻薬の品名、分量、用法、用量（投薬日数含む） ・処方箋の発行年月日 ・麻薬施用者の氏名、押印(署名でも可)、免許番号	・DrはNsへ直接手渡しにて指示を出す。 ・記載事項に不備がないか確認する。
調剤および交付	薬剤師 Ns	〈内服・注射〉 ・処方箋を受け付けたら、処方監査を行う。 　疑問な点は疑義照会を！！ ・麻薬帳簿へ記載を行う。 ・監査を調剤・調剤者以外の薬剤師にて行う。 ・Nsへ直接手渡しにて交付。 ・Nsは病棟の麻薬管理簿へ記載し、投薬まで金庫へ保管する。	・Nsは処方箋を手渡しにて薬剤師へ。 ・調剤は必ず薬剤師が行う。夜間・休日祝日はオンコールへ連絡。 ・取り扱いはくれぐれも慎重に！ 1錠なくなっただけでも事故ですよ。

麻薬と麻薬帳簿は別の場所に保管する！

この項の詳細は麻薬および向精神薬取扱者実務手引きを参照

医薬品管理

麻薬管理手順 ②

2010/1/25 作成：岩田

プロセス	担当者	手　順	リスクの予見・回避
↓ 却返 ↓ 廃棄	Ns 薬剤師 薬剤師	〈注射〉 ・使用後の空アンプルを薬局へ返却。 ・使用残がある場合は管理者廃棄を行い、帳簿へ記載する。 ・患者さまの死亡や処方変更等により施用する必要がなくなった場合は薬局へ返却してもらう。 ・帳簿へ受け入れの記載をする。 「麻薬廃棄届」（事前の届出）による破棄の場合 ・陳旧、変質、破損、汚染、調剤過誤などで使用できない麻薬 ・譲渡・使用の見込みのない不要な麻薬 ↓ ・麻薬管理者が所定の麻薬廃棄届に記入。県知事へ届け出て、市の薬務課職員立ち会いのもと廃棄する。 ・麻薬帳簿に記入する。 「調剤済麻薬廃棄届」（事後の届出）により廃棄する場合 ・麻薬処方箋により調剤した麻薬で、患者の症状変化に伴う服用困難・処方変更、患者死亡による場合 ↓ ・麻薬管理者が他の職員の立会いの下破棄し、麻薬帳簿へ記載。 ・調剤済麻薬廃棄届へ記載し、30日以内に県知事に提出。	・管理者廃棄には立会人が必要です。 ・再利用する場合と破棄する場合とで記載方法が異なる。

この項の詳細は麻薬および向精神薬取扱者実務手引きを参照

医薬品管理

麻薬管理手順 ③

2010/1/25　作成：岩田

プロセス	担当者	手　順	リスクの予見・回避
事故 ＊事故には紛失・盗難・破損があります。		〔紛失〕 当院で所有している麻薬が、滅失・破損・所在不明その他の事故が生じ、物理的にその存在を失ったときの状態。	・例）NsがMSコンチン1錠投薬中に落としてしまい紛失した。
報告	発見者または当事者 麻薬管理者	・所属長および麻薬管理者へ報告。(回収できる麻薬が残っている場合は回収) ・麻薬事故届を記入。 (回収麻薬がある場合は、麻薬廃棄届も記入)	
届出	麻薬管理者	・速やかに厚生労働大臣または県知事に届け出る。 ・麻薬帳簿へ記載する。	
報告	発見者 麻薬管理者 院長・事務長 麻薬管理者 麻薬管理者	〔盗難〕 ・所属長および麻薬管理者へ報告。 ・状況と盗難数量を確認し、病院長へ報告。 ・速やかに警察へ届出をし、盗難届証明書を受け取る。 ・麻薬事故届けを記入。	
届出	麻薬管理者	・速やかに麻薬事故届けに盗難届出証明書を添付して、厚生労働大臣または県知事に届け出る ・麻薬帳簿へ記載する。	
		〔破損〕 調剤中や病棟にて破損した場合。 (薬品が残っている場合)	・例）塩酸モルヒネ注を落として破損した。
報告	発見者または当事者 麻薬管理者	・所属長および麻薬管理者へ報告。 ・破損した麻薬を回収する。 ・詳細な状況を聴取し、麻薬事故届・麻薬廃棄届を記入。	

この項の詳細は麻薬および向精神薬取扱者実務手引きを参照

医薬品管理

麻薬管理手順 ④

2010/1/25 作成:岩田

プロセス	担当者	手　順	リスクの予見・回避
↓ 届出	麻薬管理者	＊調剤済みの麻薬であれば麻薬廃棄届ではなく、調剤済麻薬廃棄届で提出 ・速やかに厚生労働大臣または県知事に届け出る。 ・麻薬帳簿に記入。	

≪持参麻薬の取り扱い≫

入院患者が他院処方の持参薬として麻薬を持ってきた場合。
①持参薬を受け取り、薬名・用法用量・残数等を確認し、麻薬帳簿とは別に、持参麻薬預かり帳簿に記載。数量を管理する。
②Drに持参麻薬リストを渡し、継続か否かを確認する。
③使用しない持参麻薬、残った持参麻薬は薬局で管理・保管し、退院時に返却または患者さまの同意を得て廃棄する。

≪院内で採用されている麻薬≫

注射

品名	組成	規格
塩酸モルヒネ注射液	塩酸モルヒネ	10mg/ml
フェンタネスト注	クエン酸フェンタニール	0.1mg/2ml

内服

品名	組成	規格
MSコンチン錠 10mg	モルヒネ塩酸塩	10mg
MSコンチン錠 30mg	モルヒネ塩酸塩	30mg
オキシコンチン錠 5mg	オキシコドン塩酸塩	5mg
オキシコンチン錠 40mg	オキシコドン塩酸塩	40mg
オプソ内服液 5mg	モルヒネ塩酸塩	5mg/2.5mL
オプソ内服液 5mg	モルヒネ塩酸塩	10mg/5mL
オキノーム散 0.5%	オキシコドン塩酸塩	5mg/g
アヘンチンキ	アヘン	1W/V%
リン酸コデイン錠 20mg	コデインリン酸塩	20mg
リン酸コデイン散 10%	コデインリン酸塩	100mg/g

外用

品名	組成	規格
アンペック坐薬 10mg	塩酸モルヒネ	10mg
デュロテップMTパッチ 4.2mg	フェンタニル	4.2mg

この項の詳細は麻薬および向精神薬取扱者実務手引きを参照

医薬品管理

病棟における向精神薬管理手順 ①

2010/2/2 作成：久保田

プロセス	担当者	手　順	
向精神薬の使用			
病棟ストックからの使用	Dr・Ns	・患者さまの状態によりDrの指示が出たら、金庫より薬剤を出し、薬品名、用量を確認し、患者さまへ与薬する。 ・使用時は、Ns2人でDrの指示、使用者の名前、使用日、残数を確認し、受け持ちNsがチェックシートにサインをする。 ・薬品を使用する場合は処方箋を発行する。	・患者さまの訴え、状態により、受け持ちNsはアセスメントし、根拠と使用方法、用量時間を確認し、看護記録温度板に記入し、記録に残す。 ・処方箋を忘れないで〜。
記録・観察	Ns	・患者さまに与薬したことを確認し、温度板、看護記録に記入し薬効の患者さまの状態を観察する。	
補充	Ns 薬剤師	・使用したNsは薬局に処方箋を提出し、不足分の薬剤を金庫に戻す。	・定数はその勤務帯で揃えて帰る。 後にすると分からなくなるよ

ペンタジンは薬局でもらうときに空アンプルを確認するから、捨てないで〜〜〜

患者用頓服薬からの使用	Ns	・患者さまの頓服薬から薬剤を出し、薬品名、用量を確認し、患者へ与薬する。 ・使用時は、Ns2人でDrの指示、使用者の名前、使用日、残数を確認し、受け持ちNsがチェックシートにサインをする。薬品を使用する場合は処方箋を発行する。	・受け持ちNsはアセスメントし、使用方法、用量、時間を確認し、看護記録、温度板に記入し記録に残す。
記録・観察	Ns	・残薬が少なくなってきていたら、Drに連絡し処方を検討してもらう。 ・患者さまに与薬したことを確認し、温度板、看護記録に記入し薬効の患者さまの状態を観察する。	明日の分がないよ〜

この項の詳細は医薬品安全使用マニュアル第6章を参照

医薬品管理

病棟における向精神薬管理手順 ②

2010/2/2　作成：久保田

プロセス	担当者	手　順	リスクの予見・回避
定数チェック	リーダーNs	・各勤務帯のリーダーNsは次のリーダーNsとともに鍵を開け、定数が揃っているか確認し、定数チェック表へサインをする。	☆毎日確認することで紛失防止になりますよ
鍵の保管	リーダーNs	・金庫の鍵は各時間帯のリーダーNsが責任を持って携帯する。 ・向精神薬使用時にはリーダーより鍵を借り、使用後は速やかに返却する。	・置き忘れに注意！

一般病棟取り扱い向精神薬

	定数
・ハルシオン錠　0.125mg	2錠
・ブロチゾラムOD錠　0.25mg	2錠
・マイスリー錠　5mg	2錠
・エチカーム錠　0.5mg	2錠
・セルシン注　5mg	3A
・セルシン注　10mg	3A
・ペンタジン注　15mg	2A

この項の詳細は医薬品安全使用マニュアル第6章を参照

医薬品管理

向精神薬管理手順

2010/1/22　作成：田中

プロセス	担当者	手　順	リスクの予見・回避
保管	薬剤師	・薬局：1日2回（8時30分、18時） 　・在庫数チェック！！ 　・薬剤師不在の時間帯は棚 　・薬局出入り口を施錠 　・ペンタジン注は帳簿管理！	・夜間持ち出し時は「記録簿」書いてね。
	Ns	・病棟：定数配置の保管場所は施錠。 （「病棟における向精神薬管理基準」参照）	
交付	Dr・Ns 薬剤師	・処方や交付は一般薬と同じ。	
	Ns	・ペンタジン注だけ特別管理。 　使用後の「空アンプル」と「済み処方箋」を薬局へ	・使用後のペンタジン注の"空アンプル"返してね
	薬剤師	・使用したアンプル数を交付。	
紛失		末・散剤・顆粒剤　　　100g または 100包 調剤・カプセル剤・坐剤　120個 注射剤　　　　　　　　10A または 10V 内用液剤　　　　　　　10容器	
		上記数量以上が滅失・盗難・所在不明となった場合は・・・	
報告	発見者	・薬剤課所属長へ報告。	・報告・届出は速やかに！！
	薬剤課長	・向精神薬事故届けを記入。	
届出	薬剤課長	・厚生労働大臣または県知事に届け出る（前橋市保健所へ）。	

この項の詳細は医薬品安全使用マニュアル第3章を参照

医薬品管理

医薬品請求手順

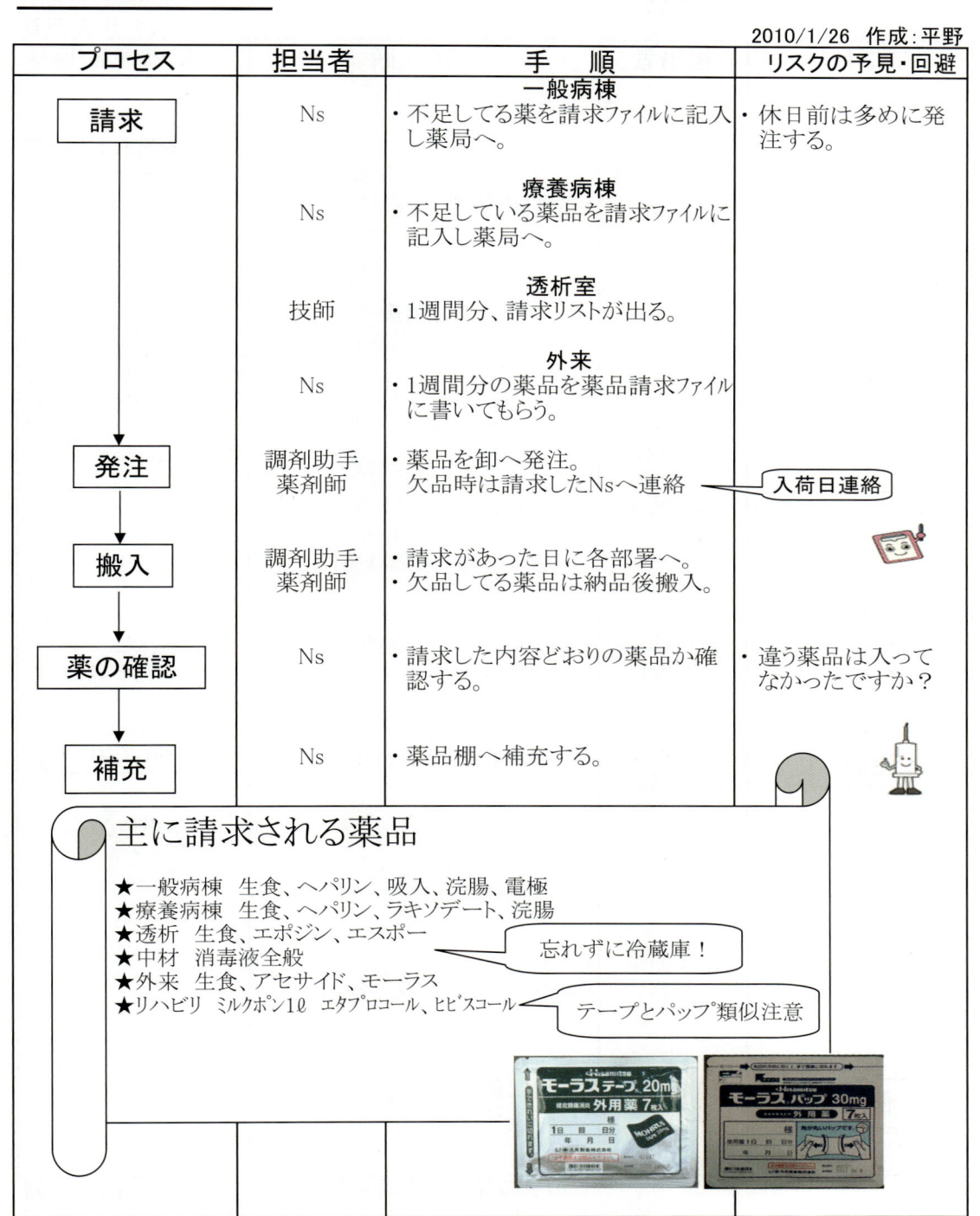

2010/1/26　作成：平野

プロセス	担当者	手　順	リスクの予見・回避
請求	Ns	**一般病棟** ・不足してる薬を請求ファイルに記入し薬局へ。	・休日前は多めに発注する。
	Ns	**療養病棟** ・不足している薬品を請求ファイルに記入し薬局へ。	
	技師	**透析室** ・1週間分、請求リストが出る。	
	Ns	**外来** ・1週間分の薬品を薬品請求ファイルに書いてもらう。	
発注	調剤助手 薬剤師	・薬品を卸へ発注。 　欠品時は請求したNsへ連絡	入荷日連絡
搬入	調剤助手 薬剤師	・請求があった日に各部署へ。 ・欠品してる薬品は納品後搬入。	
薬の確認	Ns	・請求した内容どおりの薬品か確認する。	・違う薬品は入ってなかったですか？
補充	Ns	・薬品棚へ補充する。	

主に請求される薬品

★一般病棟　生食、ヘパリン、吸入、浣腸、電極
★療養病棟　生食、ヘパリン、ラキソデート、浣腸
★透析　生食、エポジン、エスポー　　　　　　忘れずに冷蔵庫！
★中材　消毒液全般
★外来　生食、アセサイド、モーラス
★リハビリ　ミルクポン1ℓ　エタプロコール、ヒビスコール　　テープとパップ類似注意

この項の詳細は医薬品安全管理マニュアル第4章を参照

医薬品管理

医薬品発注・受け入れ手順

2010/1/26　作成：平野

プロセス	担当者	手　順	リスクの予見・回避
発注	調剤助手 薬剤師	・fine pc jr オンラインシステム起動。 　　　　**内服、外用薬** ・2週間の履歴を参考に発注。 ・発注もれに注意。 　　　　**注射薬** ・少なくなったら随時発注。	・発注を忘れると定期薬作成時ピンチ （ダイアセンサー／エキストラ電極／グルテストセンサー／ブラッドランセット／マルチレット）
入力	調剤助手 薬剤師	・fine pc jr に薬品を入力。	
卸へデータ送信	調剤助手 薬剤師	・fine pc jr に入力した薬品を卸へデータ送信（17時30分/毎日）。 ・緊急時は電話で随時発注。	・送信忘れ注意 　翌日届かない！！
納品	調剤助手 薬剤師	・翌日卸より薬品が納品。	・納品されない時 　卸に入荷日確認
確認	調剤助手 薬剤師	・伝票の単価をfine pc jrで確認。	高く入荷してない？
入力	調剤助手 薬剤師	・伝票日付、金額を入力し、月ごとの卸別合計を出す。	
請求書照合	調剤助手 総務 薬剤師	・月初、請求書と照合。 ・卸別の合計を総務へ提出。	
保管	調剤助手 薬剤師	・伝票は倉庫へ保管する。	・年度別に保管

この項の詳細は医薬品安全管理マニュアル第2章を参照

医薬品管理

転倒リスク薬剤リスト

2010/1/21　作成：田中

☆転倒リスクをもたらす薬剤☆

＜特に＞注意が必要な薬剤

薬剤名	主な適応	理由
セルシン錠・注	不安・緊張	長時間にわたる鎮静作用。翌日への持ち越しも。
メイラックス錠	不安・緊張・睡眠障害	長時間にわたる鎮静作用。翌日への持ち越しも。
クアゼパム錠	不眠	長時間にわたる鎮静作用。翌日への持ち越しも。
エチカーム錠	不安・緊張・睡眠障害	筋弛緩作用強い
レキソタン錠	不安・緊張・睡眠障害	筋弛緩作用強い
カルデナリン錠	高血圧症	低血圧
アダラートカプセル	高血圧症	低血圧
ニトロペン舌下錠	狭心症	低血圧
ペルサンチン錠	狭心症	起立性低血圧

参考）高齢者への使用を避けることが望ましい薬剤

＊上記の薬剤以外にも、注意しておくと安心＊
　　降圧薬・・・・・低血圧
　　血糖降下薬・・・・・低血糖
　　抗不安薬・・・・・鎮静・眠気・筋弛緩作用が有るものも
　　睡眠薬・・・・・翌日への持ち越し・筋弛緩作用があるものも
　　抗ヒスタミン薬・・・・・眠気（PL顆粒にも含まれています）
　　筋弛緩薬・・・・・脱力感など

「作用の延長と考えると覚えやすいよね」

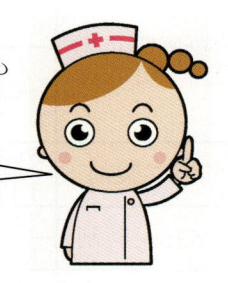

＊他にもこんな薬剤に注意＊
　　利尿剤や下剤・・・・・トイレに行ったり来たり、
　　　　　　　　　　　　立ったり座ったり

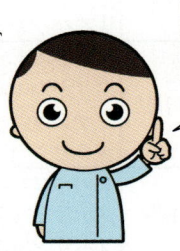

「薬が効いている証拠だけど・・・」

医薬品管理

ハイリスク薬剤リスト

2010/1/22　作成：田中

当院採用ハイリスク薬 ⚠

分類		採用品目
抗悪性腫瘍薬	注射	アドリアシン注、エンドキサン注、オンコビン注、ピノルビン注　リツキサン注（以上臨時採用）、リュープリンSR注
	内服	カソデックスTab、ハイドレアCap、ユーエフティCap
免疫抑制剤	内服	イムランTab、セルセプトCap、ネオーラルCap、ブレディニンTab、プログラフCap
不整脈用剤	注射	アミサリン注、オリベス注、キシロカイン注、リスモダンP注　ワソラン注
	内服	アスペノンCap、アンカロンTab、サンリズムCap、メキシチールCap、リスモダンCap
抗てんかん剤	注射	アレビアチン注
	内服	アレビアチンTab、エクセグラン散、セレブSyr　テグレトールTab、デパケンR　Tab、フェニトイン散、リボトリールTab
血液凝固阻止剤	注射	ウロキナーゼ注、オルガラン注、スロバスタン注、ダルテパリンNa注、ヘパリン注、ペミロック注、リコモジュリン注
	内服	アンプラーグTab、チクピロンTab、バイアスピリンTab、プラビックスTab、プレタールODTab・散、ホルダゾールTab、ワーファリンTab
ジギタリス製剤	注射	ジゴシン注
	内服	ジゴシンTab・散、
テオフィリン製剤	注射	ネオフィリン注
	内服	テオドールTab・ドライシロップ
カリウム製剤（注射）	注射	KCL注
精神神経用剤	注射	コントミン注、セレネース注
	内服	コントミンTab、ノバミンTab、セレネースTab、リントンTab、ドグマチールTab・細粒、グリノラートTab、リスペリドンTab、リスパダール内用液、セロクエルTab
糖尿病用剤	内服	アクトスTab、アマリールTab、オイグルコンTab、グリミクロンTab、グルファストTab、セイブルTab、ファスティックTab、ベイスンODTab、ボグリボースODTab、メルビンTab
膵臓ホルモン剤	注射	グルカゴン注、ヒューマリン3/7注、ヒューマログ・ミックス50注　ノボラピット注、ノボラピット・30ミックス注、ノボリンN注、ノボリン30R注、ノボリンR注、ランタス注、レベミル注

医療安全

❷ 医療機器管理

　医療の発達に伴い、医療機器も年々開発・改良が行われています。それに伴い医療現場では現在、何らかの医療機器の使用が必要不可欠となっています。そこで、医療機器使用の安全確保のための教育・体制づくりが、全国的に進んできました。しかしそれでも、「首を傾けて」しまう操作・管理がなされている場面を、現場で時々見かけます。また、機器操作を敬遠するスタッフが、まだ存在することも事実です。

　そこで、まずはスタッフの医療機器に対する抵抗感を、少しでも和らげてもらうこと、そして使用方法、管理方法のポイントを押さえてもらい、安全に医療機器を使用してもらうことを目的に、既存の基準・手順にさらなる工夫を加え「見える化」をテーマに改善を図りました。苦手意識を払いのけ「スタッフ虎の巻」として活用されることを期待して作成しました。

医療機器管理

機器点検・修理手順

2010/1/27　作成：八木原

プロセス	担当者	手　順	リスクの予見・回避
医療機器の不具合	発見者	・所属長に報告。	・「おかしい…」と感じたら、とりあえずMEに相談を。 ・落としたり倒した場合、外観に異常がなくてもMEに相談を。
修理・点検依頼票の記入	発見者	・簡単でよいので、現象をわかりやすく記入。 ・総務課、ME課どちらに依頼してよいか、分からなくてもOK。両課で融通します。	・エラーコードなどが出ていたら、記録しておいてください。
修理・点検依頼	発見者	・依頼票と現物をMEに持ち込む(動かせない物の場合はMEが出向きます)。 ・直接MEに事象を説明。	
	ME	・返却に要する大体の期間を知らせる。必要なら代替品を手配。	・代替品が異なった機種の場合は、安全使用の説明を。
過去の履歴の確認	ME	・保守台帳掲載機器の場合は、過去の履歴の確認。 ・医療機器安全管理責任者に報告。	
点検	ME	・点検マニュアルがある機器については、それに基づいて点検。 ・事象の再現性を確認。	
修理	ME	・点検に異常がある場合は、院内、または院外修理。 ・院外修理の場合は、メーカーに見積もりを依頼。 ・総務課に修理申請書を提出。 ・事務方で決済が出たら、メーカーに修理依頼。	
保守台帳に記録	ME	・保守台帳に結果を記録。	
各部署に返却	ME	・当該部署へ修理済機器を返却。	・使用上の注意事項があれば、当該部署に伝える。

この項の詳細は医療安全総合対策のME機器保守点検依頼の連絡手段を参照

医療機器管理

修理・点検依頼手順　フローチャート

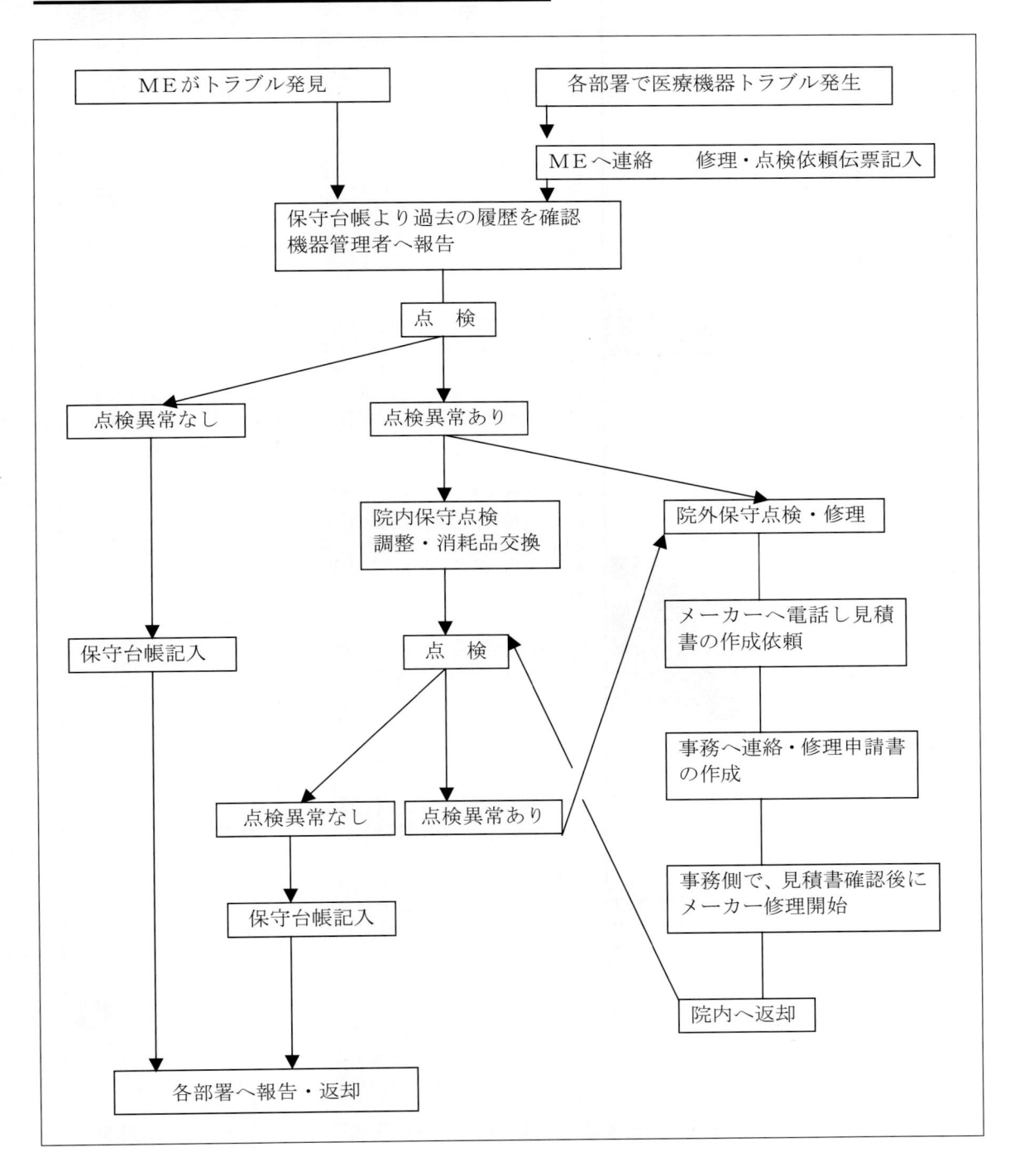

```
[MEがトラブル発見]                    [各部署で医療機器トラブル発生]
        │                                      │
        │                                      ▼
        │                         [MEへ連絡　修理・点検依頼伝票記入]
        │                                      │
        ▼                                      ▼
      [保守台帳より過去の履歴を確認
       機器管理者へ報告]
              │
              ▼
           [点　検]
         ／         ＼
        ▼           ▼
  [点検異常なし]   [点検異常あり]─────────────┐
        │              │                    │
        │              ▼                    ▼
        │      [院内保守点検           [院外保守点検・修理]
        │       調整・消耗品交換]              │
        │              │                    ▼
        ▼              ▼           [メーカーへ電話し見積
   [保守台帳記入]   [点　検]◀──┐     書の作成依頼]
        │          ／    ＼    │           │
        │         ▼      ▼    │           ▼
        │  [点検異常なし][点検異常あり]─┘  [事務へ連絡・修理申請書
        │         │                        の作成]
        │         ▼                            │
        │   [保守台帳記入]                     ▼
        │         │                    [事務側で、見積書確認後に
        │         │                     メーカー修理開始]
        │         │                            │
        │         │                            ▼
        │         │                      [院内へ返却]
        ▼         ▼
       [各部署へ報告・返却]
```

医療機器管理
輸液ポンプによる事故防止

2010/1/27　作成：大谷

プロセス	担当者	手　順	リスクの予見・回避
外装点検　NG！ ↓OK♪ 本体設置	Ns・ME	・本体および滴下センサー、電源コードに破損、汚れ等がないことを確認する。 ・ポンプ本体が、点滴スタンドの脚の真上に、低めの位置(90cmぐらい)で固定されていることを確認する。	・破損品は使わないのがき・ほ・ん事故の原因だよ！ ・高い位置につけると、転倒の危険性大
自己診断　NG！ ↓OK♪	Ns・ME	・電源を入れ、セルフチェックが入り、パスすることを確認する。	・×の時は故障の可能性も。使わないで！
輸液セット装着	Ns・ME	・専用輸液セットに薬液を満たし、クレンメが本体下部に位置するように、フィンガー部にチューブを真っ直ぐにセットする。滴下センサーを点滴筒へセットする。	・クレンメが上にあると、閉じていても閉塞アラームが鳴らないよ？チューブを正しくセットしないと、一気に大量に輸液されることも…。
設定 使用開始	Ns・ME	・積算量がリセットされてることを確認し、流量、予定量を設定する。 ・患者へ接続後、クレンメ、三活等を開放し、スタートボタンを押して開始する。	・設定はOK？予定量と流量はあってる？クレンメの他、三活の開け忘れにも注意！
使用中点検　NG！ ↓OK♪	Ns・ME	・使用中は、以下の点に注意する。 　・設定と薬液の減り具合の差 　・輸液ラインの状況(折れ等) 　　フィンガー部のチューブは24時間ごとに15cmずらす。 　・装置への液漏れ 　・ドア開閉時のクレンメ【閉】 　・自然滴下との併用【禁】 　・点滴針サイズ選択 　・移動時は「×」(滴下検出OFF) 　このボタン！	・残量が合わない…。専用セット使ってる？ずらさないと、チューブへたって誤差出現！あっ、扉開けたら薬液が～っ、クレンメ～！併用は自然落滴側への逆流や、気泡混入の原因だよ？ ・移動後は必ずサイズを「20滴」に戻してね
使用後清掃	Ns・ME	・使用後汚れを、水かぬるま湯を浸したガーゼ等で拭き取り、所定の保管場所で保管する。	・汚れは故障の原因。でもアルコールは禁！変色・劣化の原因！
異常対処	Ns・ME	・使用方法の正誤を再確認し、本体故障疑いの場合は他の装置へ交換のうえ、MEへ点検依頼する。	・意外に間違った使用が原因のこともあるので、正しく使ってね？

この項の詳細は医療安全総合対策のME課医療事故防止マニュアルを参照

医療機器管理

シリンジポンプによる事故防止

2010/1/27　作成：大谷

プロセス	担当者	手順	リスクの予見・回避
外装点検　NG！	Ns・ME	・本体、電源コードに破損、汚れ等がないことを確認する。	・破損品使用＝事故原因だよ？
↓OK♪　本体設置	Ns・ME	・ポンプ本体が、点滴スタンドの脚の真上に、患者と同じ高さを目安に固定されていることを確認する。	・高い位置だと、転倒の危険や、落差で大量注入されることも…。
自己診断　NG！	Ns・ME	・電源を入れ、セルフチェックが入り、パスすることを確認する。	・「×」の時は故障の可能性も。使わないで！
↓OK♪　シリンジセット　NG！	Ns・ME	・ライン先端までを薬液で満たし、シリンジのフランジをスリットに、押し子をスライダーにしっかりセットし、シリンジクランプをセットする。シリンジサイズが認識されていることを確認する。早送りをし、フランジとスリット、押し子とスライダーとの隙間をなくす。（フランジ／シリンジクランプ／押し子／スライダー）	・注意！シリンジポンプには気泡検知機能はありません！ ・隙間があると、スタートから、実際シリンジを押し始めるまでにタイムラグがでちゃうよ？ ・ラインのプライミングは、隙間防止のためにも「早送り」してもよい
↓OK♪　設定使用開始	Ns・ME	・積算量がリセットされていることを確認し、流量をセットする。 ・患者へ接続後、三活等を開放し、スタートボタンを押して開始する。	・流量設定はOK？三活開け忘れも注意！
使用中点検　NG！	Ns・ME	・使用中は、以下の点に注意する。 　・設定と薬液の減り具合の差 　・輸液ラインの状況（折れ等） 　・装置への液漏れ 　・自然滴下との併用【禁】	・微量注入によく使われるから、閉塞検知に時間がかかるよ？ ・併用は自然落滴側への逆流や、ラインへの気泡混入の原因！ ・輸液ポンプもシリンジポンプも血管外注入は検知できないよ？
↓OK♪　使用後清掃	Ns・ME	・使用後汚れを、水かぬるま湯を浸したガーゼ等で拭き取り、所定の保管場所で保管する。	・汚れも故障原因に。でもアルコール使用は変色・劣化の原因！
異常対処	Ns・ME	・使用方法の正誤を再確認し、本体故障疑いの場合は他の装置へ交換のうえ、MEへ点検依頼する。	・意外に間違った使用が原因のこともあるので、正しく使ってね？

この項の詳細は医療安全総合対策のME課医療事故防止マニュアルを参照

医療機器管理
カンガルーポンプ使用による事故防止 ①

2010/1/28 作成：松田

プロセス	担当者	手　順	リスクの予見・回避
カンガルーポンプとは？？		経腸栄養剤を連続的、または、間欠的に注入するためのローラーぜん動式の経腸栄養剤投与専用ポンプです。経腸栄養チューブ（鼻腔栄養、空腸瘻、胃瘻等）を使用している患者さまに使います。速度により下痢や嘔吐を起こすことがあるからです。	
準備をする	Ns	・カンガルーポンプとカンガルー専用ポンプセットを準備する。 ・ルートをプライミングする。 ①指示された栄養剤を確認し、セットに接続する。 ②差し込みをコンセントに差し込む。 ③注入速度を選択し、開始・中断キーを押す。	専用セット以外のセットをポンプに装着した場合、ポンプは動作しない。 ・バッテリー操作も可能だが充電切れに注意！ ・プライミングは自動で行われ、終了すると自動で止まる。
実施する	Ns	・患者さまの経腸栄養チューブの種類を確認する。 ・胃音や腹部の状態をチェックする。 ・プライミングが行われていることを確認し、患者さまのチューブに接続する。 ・予定量、流量を設定する。 ・開始・中断キーを押して開始する。	鼻腔栄養チューブ 胃瘻チューブ 空腸瘻チューブなど ・正しく使用しないと、嘔気や誤嚥誤飲の原因になることも。 ・動作中セットはずれに注意が必要！ ・腹部膨満感を防ぐため、空気を抜く。 ・接続が不十分でもポンプは作動するので注意！

新規作成

医療機器管理

カンガルーポンプ使用による事故防止 ②

2010/1/28 作成：松田

プロセス	担当者	手　順	リスクの予見・回避
使用時・使用中 注意すること	Ns 関わった職員	・体動や移動時のチューブトラブルに注意する。 ・栄養剤をつるす位置、点滴台とのバランスに注意する。 ・速度が速いと下痢の原因となることがある。 ・バッテリィーの使用時は充電する。バッテリィーが完全に切れるまで約10分間始動する。 ・アラームが鳴ったらすぐに患者のところへ行き、対応する。	チューブはずれやチューブが抜けることも アンバランスは点滴台の転倒の危険あり ・指示量を指示された時間で正確に入れよう！ ・充電時はコンセントにプラグを差し込む。ポンプは稼働し、充電もされる。 ・充電まで約16時間必要！ ・取扱説明書はMEが保管している。 近くにいるNsに気軽に声をかけて！
アラームが鳴った	Ns 関わった職員	・セットの装着(LOAD　SET) 　注入セットが装着されていないかまたは正しくセットされていない。 ・注入エラー(FLOWERR) 　患者の注入チューブが閉塞している。または栄養剤でセンサーが汚れている。 ・バッテリー不足(LOBAT) 　バッテリーの残量が少ない。 ・システムエラー。	・セットが正しく装着されているか確認する 閉塞状態を解決！ ・センサー部分をきれいにする！ ・充電、充電！ ・修理点検が必要！使用をやめすぐにMEへ！
清掃	Ns	・ポンプ本体 ・湿った(濡れていない)布でポンプの本体を拭く。 ・ドロップセンサー 　しめらせた綿棒で拭く。	センサー周囲がきれいになるように！
使用しなくなったら	Ns	・MEにすみやかに返却する。	・管理はME

新規作成

医療機器管理

人工呼吸器ラウンド手順

2010/1/27 作成：大谷

プロセス	担当者	手　順	リスクの予見・回避
点検当番確認	ME	・日曜日以外の毎日、人工呼吸器ラウンド当番が、院内の各人工呼吸器の使用状況を確認する。	・今日の当番は誰？勤務表を確認して。
使用状況確認（使用中呼吸器アリ！／使用中の呼吸器がなければ終了）	ME	・人工呼吸器ラウンド表に、倉庫保管は「倉庫」と記入する。スタンバイ中は、「スタンバイ中」と記入し、点検期限を過ぎている時は点検を行い、その旨を明記する。	・あれ、呼吸器の在庫がない？業者に連絡して借りないと…。 ・スタンバイ機が点検期限切れ！いつでも使えるように点検しよう！
設定値確認 アラーム確認（OK♪／NG！）	ME・Ns	・使用中の呼吸器の設定値を確認する。この際、呼吸器に用意されている病棟用の点検表を確認し設定値に違いがないかを確認する。 ・吸気圧下限アラーム設定値を故意に上げアラームが鳴ることを確認する。確認後は設定を元に戻す。	・表と設定が違うなぁ。どっちが正しいかNsさんに聞かなきゃ。 ・アラームが頻回…と思ったらアラーム設定直してないよ！
測定値確認（OK♪／NG！）	ME	・呼吸器表示を確認し、設定値と測定値に差がないかを確認する。	・表示と設定の差が大きい場合は異常のサイン！よーく確認して？
付属品状態確認（OK♪／NG！）	ME	・呼吸回路、加温加湿器等に異常がないかを確認する。電気が供給されているか、電源接続・呼吸器表示を確認する。	・回路の緩みとかはない？水滴が溜まり過ぎてない？
患者さまの状態確認（OK♪／NG！）	ME	・患者さまの状態に関し、主に以下の点について確認する。 　・カフ圧　・胸郭の動き 　・呼吸音、肺雑、エア入り ・モニタ装着時はECG・SPO$_2$を確認する。状況によっては、胸部レントゲン写真、血ガスを確認する。	・呼吸音が…、どうもエアがうまく入ってない感じな気が…。ちゃんと酸素化はされてる？データも確認しよう！
点検結果記録	ME	・結果を表へ記入する。	・前の状態確認のためにも、記録はしっかり！
異常対処	ME・Ns・Dr	・患者さまの状態の異常、不明点はNs,Drへ確認する。機器異常は、回路交換、スタンバイ機への交換、点検を検討する。 ・結果を表へ記入する。	・周りのスタッフへの確認も重要だよ。 ・機器異常は、早め対処で！患者が苦しいよ〜。

この項の詳細はME課マニュアルの人工呼吸器を参照

人工呼吸器点検手順

医療機器管理

2010/1/27 作成：大谷

プロセス	担当者	手順	リスクの予見・回避
点検日確認	ME・Ns	・呼吸回路セッティング時、スタンバイ中2Wごと、その他必要な場合に、人工呼吸器点検表に従い点検を行う。	・保管中に壊れてた！…なんてことのないように、日頃から点検を♪
外装点検 → NG！ OK♪	ME	・呼吸器外装、電源コード等に、破損、汚れがないか確認する。	・外装点検は異常発見の第一歩。
付属品確認 → NG！ OK♪	ME	・付属品が揃っているのを確認する。 　・加温加湿器　・回路ホルダー ・呼吸回路・加温加湿器をセット。	・センサー部を必ず上にセットしないと、計測値が狂うよ〜。
動作点検 → NG！ OK♪	ME	・電源投入時、セルフチェックが入ることを確認する。 「選択」+「電源」で点検モードに入り、以下の項目をチェックする。 　・「ALARM」：アラーム音量 　・「DISPLAY」：全LEDの点灯 　・「CONTROL」：ボタン入力と表示の一致 　・「LEAK」：回路リークテスト ・呼吸回路にテストラングを装着し、電源を入れ、以下の条件で分時換気量が安定するか確認する。 RR：15、TV：500でMV7.0〜8.0ℓ	・どうもアラームがよく鳴ると思ったら、回路にゆるみがあった…！リークテストしてればある程度防げたのに…。 ・測定方法の性質上、分時換気量はすこし少なめに表示されるよ？7.0ℓを少しだけ欠ける程度ならほぼOK。
アラーム確認 → NG！ OK♪	ME	・以下のアラームが鳴るか、確認する。 　・吸気圧下限　・吸気圧上限 　・低分時換気	・回路が外れてたのにアラームが鳴らなかった!!その結果…何てことないように、アラームもちゃんと鳴ることをチェック！
条件設定	ME	・呼吸器設定を「スタンダードポジション」にする。 設定値は、点検表に載ってるよ！	・装着してすぐ使える設定で！
点検結果記録	ME・Ns	・点検結果を点検表へ記入する。スタンバイ機の場合、回路先端を覆い、点検日を明記し、ICUに置く。	・これでいつ使用しても大丈夫！使用開始時連絡をちょーだい？次を準備するから。
修理対応	ME	・責任者へ報告し、修理依頼、代替器用意などの対策をとる。 ・点検結果を点検表へ記録する。	・人工呼吸器の在庫がなくなる前に準備しておくことも忘れずに！

この項の詳細はME課マニュアルの人工呼吸器を参照

医療機器管理

除細動器点検手順

2010/1/27　作成：大谷

プロセス	担当者	手　順	リスクの予見・回避
点検日確	ME	・週1回、人工呼吸器ラウンド当番が担当。 ・当番は人工呼吸器ラウンド表を確認し、点検日に当たる場合行う。	・今日は何の日？ちゃんと表を確認して病棟へGO♪
外装点検 OK♪　NG！	ME	・以下の点に関し、損傷、汚れ等がないかどうか確認する。 　・本体外観　・パドル面 　・パドル受け　・電源コード 　・心電図誘導コード	・キズや汚れがないかよーく確認…。うまく治療できないだけじゃなく、感電しちゃうよ〜。ヤケド程度じゃすまないよ!!
動作点検 OK♪　NG！	ME	・電源スイッチをONにし、出力ダイヤルがスムーズに回るか確認する。 ・出力「100J」設定でチャージ→パドル受けへ放電し、適切な波形が印刷されることを確認する。	・キャ〜！心臓止まりそうなのに放電が…！…なんてイヤ。ちゃんと放電できるか、作動させてみないとね。
物品チェック OK♪　NG！	ME	・以下の物品が、準備されているかどうか確認する。 　・シールパッド　・心電図電極 　・記録紙	・急ぐのにパッドが〜！なんてことがないように、日ごろの準備が大切。
補充依頼	ME・Ns	・病棟Nsに、不足品の補充依頼をする。	・「使ったら補充！」Nsにも徹底していただいてと…。
点検結果記録	ME	・点検結果を除細動器点検記録簿に記録する。	・以前の状態がすぐ把握できるのは、異常の早期発見の第一歩♪
修理対応	ME	・責任者へ報告し、修理依頼、代替器用意などの対策をとる。 ・点検結果を記録簿へ記録する。	・いつ使うか分からないものだから、いつでも使えるようにしておかなきゃ。業者に連絡連絡〜。

この項の詳細は医療機器管理マニュアルのME機器点検手順書(除細動器)を参照

医療機器管理

医療ガス安全点検手順

2010/1/30　作成：鈴木

プロセス	担当者	手　順	リスクの予見・回避
日常点検	該当部署	・一般病棟、手術室、療養病棟、透析室、放射線、内視鏡室、外来、リハビリは「医療ガス設備日常点検記録簿」に沿って毎日アウトレットを点検する。異常ない場合は、レ点を記入。（アウトレットの個数は、記載簿に酸素、吸引ごとに記載されている） ≪日常点検記載簿≫	異常があった場合、直ちに総務課、またはME課へ連絡 ↓ 連絡を受けた総務課・ME課は直ちに（株）○○○へ修理依頼の連絡。
その月が終了したら	該当部署	・「医療ガス設備日常点検記載簿」を総務課へ提出。	
	総務課	・点検記載簿をチェックし、確認印を押し、各部署へ返却。	
1年点検	総務課	・関係部署・（株）○○○と点検日時を決める。 ・点検中、不具合な箇所が発見され、至急修理が必要な場合は関係所属長と話し合い対処する。 ・点検結果については、後日（株）○○○より点検結果簿の提出があり、「医療ガス供給設備保守点検報告書」のファイルに綴る。	・点検日時等について全部署、患者さまに周知徹底を図る。

新規作成

医療機器管理

酸素ボンベ取り扱い手順

2010/1/22　作成：森

プロセス	担当者	手　順	リスクの予見・回避
業者納品	業者	・一般病棟北側倉庫の所定場所に納品される。 ・業者が毎日来院し、納品（定数・・・大6本　小6本）	・開封していない<u>新品ボンベは、緑のキャップが白いテープで留めてある。</u> ・一度開封したボンベは、キャップとテープは再装着しない。
酸素ボンベの交換	Ns エイド ME	・各部署にあるボンベが空になったら一般病棟へ取りに行く。 ・空のボンベを専用ケースに立てる。 ・使用済みのボンベには「空」の目印をかける。 ・新品のボンベを持っていく。 ・ボンベを持っていく際には、一般病棟師長、主任、リーダー等に言う。	爆発の危険！ ☆<u>直射日光にさらさない</u> ☆<u>転倒防止措置（ケース）に立てる</u> ☆<u>火気厳禁</u>
酸素ボンベの使用	Ns エイド ME	・使用時、交換時はボンベに書いてあるガス名を指差し確認する。 ・未使用時にバルブが閉まっていることを確認する。 ・バルブの開閉はゆっくり行う。 ・バルブは全開にせず、一周戻す。 ・バルブの開閉時、圧力計は人のいない方向に向ける。	全開にするとバルブが硬くなる 圧力計が破損した場合、大変危険
流量計の付け方	Ns エイド ME	1　ボンベの防塵用シールを剥がし、流量計をまっすぐに接続する。 2　ボンベのバルブを全開にし、接続部から漏れのないことを確認し、バルブを戻す。	・接続部に油脂・埃・シールが付いたままになっていると発火の原因に！！ ・<u>流量計のボトルのパッキンは付いているか、劣化してないか確認</u>する。

新規作成

医療安全

③ 検査の介助

　病院で行う検査の種類は多く、正確性が求められています。多くの検査が行われているにも関わらず、実際、検査に携わっている職員の中にも検査内容を理解していない人が見受けられます。

　検査によっては重大な副作用が出現するものや、検査手順を間違ってしまうと正確な検査ができない場合があり、それがまた引き金で重大な事故になりうる可能性も十分あります。介助する職員は十分な知識とリスク回避の視点を理解し、介助者としての役割を十分認識して検査に携わらなければなりません。

　さらに検査の実施や介助で、最も重要なことは「分からないことをそのままにしない！」ということです。検査介助の際に少しでも不安があるとき、自信がないとき、誰もが手軽に確認できる検査の「基準・手順」を過去のインシデント事例から選び作成しています。標準化された安全な検査がチームとして完璧に実施できることを目指します。

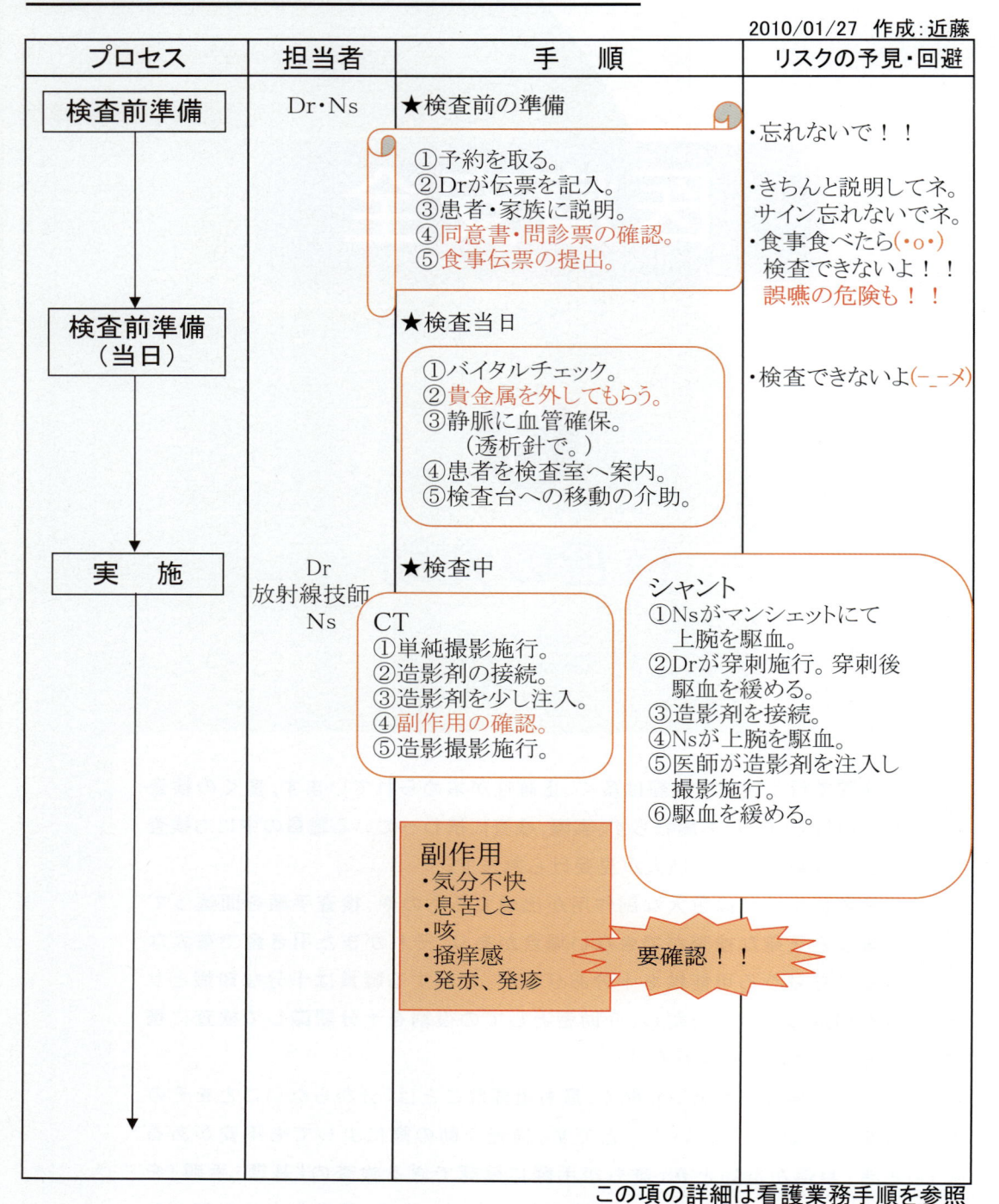

検査の介助
透析患者の造影検査(CT・シャント) ①

2010/01/27 作成:近藤

プロセス	担当者	手　順	リスクの予見・回避
検査前準備	Dr・Ns	★検査前の準備 ①予約を取る。 ②Drが伝票を記入。 ③患者・家族に説明。 ④同意書・問診票の確認。 ⑤食事伝票の提出。	・忘れないで！！ ・きちんと説明してネ。サイン忘れないでネ。 ・食事食べたら(･o･)検査できないよ！！ 　誤嚥の危険も！！
検査前準備 （当日）		★検査当日 ①バイタルチェック。 ②貴金属を外してもらう。 ③静脈に血管確保。 　（透析針で。） ④患者を検査室へ案内。 ⑤検査台への移動の介助。	・検査できないよ(-_-メ)
実　施	Dr 放射線技師 Ns	★検査中 CT ①単純撮影施行。 ②造影剤の接続。 ③造影剤を少し注入。 ④副作用の確認。 ⑤造影撮影施行。 シャント ①Nsがマンシェットにて上腕を駆血。 ②Drが穿刺施行。穿刺後駆血を緩める。 ③造影剤を接続。 ④Nsが上腕を駆血。 ⑤医師が造影剤を注入し撮影施行。 ⑥駆血を緩める。 副作用 ・気分不快 ・息苦しさ ・咳 ・掻痒感 ・発赤、発疹	要確認！！

この項の詳細は看護業務手順を参照

検査の介助

透析患者の造影検査（CT・シャント） ②

2010/01/27　作成：近藤

プロセス	担当者	手　順	リスクの予見・回避
検査終了　↓　透析施行　↓	Ns・ME Ns・ME	★検査後 血管を確保したまま透析室へ移動。 　　　針は抜けないよう 　　　しっかり固定！ ★透析室にて ①透析を施行。 ②副作用の有無の観察。 副作用の出現が疑われる時は 直ちにDrに報告！！	

この項の詳細は看護業務手順を参照

検査の介助

CT検査手順（造影）①

2009/11/16　作成：能登

プロセス	担当者	手　順	リスクの予見・回避
Drから検査指示	Dr	・患者さまに検査内容を説明し同意書をとる。	
予約受付	Ns	・依頼票が提出されたら、ID、名前、生年月日、性別、Drサイン、依頼内容など伝票項目を最低限チェックしながら放射線課に予約する。	
	放射線技師	・予約ノートを確認しながら検査予約を受け付け検査時刻を必ず伝える。	注意‥静注造影剤と経口造影剤の区別ついてますか？
	放射線技師	・時間、依頼部署、患者氏名、撮影部位、静注造影剤、経口造影剤を記入する。	
	Ns	・造影剤使用時には、アレルギーの有無を問診票として確認をする。	
検査前処置	Ns	・造影検査を行う際には「食待ち」にする。	造影剤の副作用発生時に異物による呼吸困難が発生することを回避するためです。
同意書確認	放射線技師	・検査施行前に同意書の確認を行う。	
検査施行	Ns 放射線技師	・患者本人であることを確認する。 ・検査内容を説明し、寝台に寝てもらう。	
	Ns 放射線技師	・経口造影剤を使用する場合、検査を始める直前に検査室にて造影剤を服用してもらう。患者さまの表情に注意をする。	
	放射線技師	・放射線課マニュアルを参照し撮影を行う。	
	Ns	・撮影前に静注造影剤を投与するためのルートをとる。	

この項の詳細は放射線課マニュアル「CT検査安全マニュアル」を参照

検査の介助

CT検査手順（造影） ②

2009/11/16　作成：能登

プロセス	担当者	手　順	リスクの予見・回避
造影剤投与	Ns 放射線技師 Ns 放射線技師 Ns 放射線技師 Ns 放射線技師	・造影剤使用時には、アレルギーの有無を同意書・問診票にて確認する。 ・造影剤使用時、2～3cc造影剤を入れて薬剤アレルギーの有無を確認する。 ・注入時には、漏れがないか注意し、漏れがないことを確認した後注入する。 ・撮影中、患者さまの表情などの変化がないかをチェックする。	副作用が起こった場合のために･･･ 造影剤による副作用のために、救急カートを常時備えておく 重篤なショック状態と判断した場合、コードブルー体制を整える。
検査後処置	放射線技師 Ns 放射線技師 Ns	・造影剤排出のために検査後は十分に水分摂取するように説明する。 ・遅発性の副作用発生の説明をし、その対処法を説明を行う。	造影剤は尿で排出なのでなるべく早めに排出するためですよ。 副作用･･･ 吐気、蕁麻疹、呼吸不全など
検査後観察・記録	Ns	・撮影後、患者さまの表情などの変化がないかをバイタルチェックし記録に残し、看護記録に記載する。	CT検査マニュアル、外来患者さまに渡す造影CT検査説明書を参照してください！
所見記録	Dr	・CT所見を診療記録に記載する。	
患者説明	Dr	・検査結果の患者さまへの説明	

この項の詳細は放射線課マニュアル「CT検査安全マニュアル」を参照

検査の介助

CTR測定手順

2010/1/27　作成：大谷

プロセス	担当者	手順	リスクの予見・回避
胸部レントゲン写真撮影	Dr・Ns 放射線技師 ME・エイド	・月1回、原則、月末の水、木の透析後や、Drの指示あるときに、胸部レントゲンをオーダー、撮影、現像し、写真を透析室へ上げる。 ・撮影の際、以下の点に注意する。 　・姿勢　　・吸気不足 　・貴金属等撮影の妨げになる物	・その食事ちょっと待った！レントゲンが先！心電図電極が写ると写真が見づらくなっちゃう！余分なものはできるだけ外そう！胸郭もちゃんと写ってると、測りやすいよ！
写真確認	ME	・写真を確認し、胸水、吸気不足、異常な陰影等の有無を確認し、異常が見られる場合はその旨を鉛筆で写真へ書き込む。	・あっ、吸気不足だ！心臓大きめに写るから、考慮してDW評価してもらわないと、水引きすぎちゃう！うーん、気になる影があるなぁ。回診で上申してもらおう。
CTR測定	ME	・胸郭は、同番肋骨の一番幅が広いところで、心臓も一番幅の広いところで大きさを測定する。測定の際、各両端に補助線を垂直に引く。 $$CTR = \frac{心臓の大き}{胸郭の大き} \times 100 \,(\%)$$ にてCTRを算出する。 ・胸郭、心臓の大きさの測定値、CTR、測定者サインを、鉛筆で写真へ書き込む。同時に、CTR表のファイルにも記入する。	・背筋が曲がって胸郭が湾曲してても、同じ肋骨で一番広いところだよ！姿勢や位置に関係なく、とにかく一番広いところでとると、CTRが変わっちゃう！この人、大動脈が湾曲してて心臓と勘違いして見える！測り間違えるところだった…。
Dr上申	Dr・Ns・ME	・写真とともにCTRをDrへ提示し、DW等を評価してもらう。 ・CTR表で以前のCTRと比較し、著しく値が変化している患者さま、写真に異常所見のあった患者さまに関しては、その旨Nsへ報告し、Dr上申の際の参考にしてもらう。	・「最近よく血圧下がるけど…」って、ついこの間のCTR小さいよ〜!! CTRが大きく変化した人を、Nsに伝えておくと、見落とし防止につながるよ♪

（CTRはこんな感じに測定）

測定・確認で迷ったら、必ず前の写真と比較を!!

新規作成

検査の介助

PTA実施手順（透析）

2010/01/27 作成：近藤

プロセス	担当者	手順	リスクの予見・回避
検査前準備	Ns・Dr・Ns	★検査前の準備 ・主治医より検査の説明。 ・看護師オリエンテーション。 ・中止薬の確認と説明。 ・同意書 ・ 問診票の確認。 ・他部署への連絡。	・どんな検査か教えてよ 心配だよ(;一_一) ・処方箋の確認。 どの薬なの（?_?）
	Ns	・必要伝票の確認。 　（透析室・医事課・中材） 　（放射線照射録・手術連絡表） ・薬品の準備 　（生食50ml 　　ヘパリン5000単位1V）	・放射線録はブルーの用紙だよ！ ・生食は物品請求で！ ・使用した生食コストは注射箋でおとしてね！
PTA当日	Ns	★PTA前 ・バイタルチェック。 ・検査着に着替える。 ・シャント肢の反対側に血管確保。 　（10ml／hで滴下）	・輸液ポンプを使うといいよ。(*^_^*)
	Ns 放射線技師	・検査前15分前に放射線科に入室。 ・透視台に臥床させる。	
	Ns	★外周り ・清潔操作での機械準備。 ・ヘパリン3ccを生食500mlに入れる。 ・血圧計を巻く。 ・シャント肢にブルーシーツを巻く。 ・バイタルチェック。	感染予防！！
	Ns	★直接介助 ・検査前の準備。 ・執刀医の指示に従う。 ・検査終了後穿刺針を固定し透析室へ。	・シャント肢を綺麗にしてね♥ シースは抜けやすいよ 要注意！！！

この項の詳細は透析室マニュアル（看護）を参照

検査の介助

PTA実施手順（放射線）

2009/12/10　作成：今井

プロセス	担当者	手　順	リスクの予見・回避
シャント造影からPTA適応患者さまかの確認	Dr	・各種検査よりPTAが必要か検討する。	
患者さまに説明	Dr Ns	・Drより検査説明・同意書に<u>署名、捺印</u>をしていただく。	忘れると裁判になった時、大変になります･･･
依頼伝票作成	Dr	・依頼伝票作成後担当Nsに渡す。	
検査関係部署に連絡する	Ns	・依頼部署は放射線・中材・総務に連絡する。	・連絡漏れの可能性 →連絡マニュアルの再確認
患者さまにオリエンテーションを行う	Ns	・パスに従い検査の流れ・食事・中止薬等の説明をする。	専門用語は使わず患者さまの分かる言葉で説明しましょう。
検査当日必要物品を用意する	Ns	・PTA実施マニュアルに従い<u>検査開始15分前</u>までに準備し、物品を所定位置にセットする。	・必要物品の欠品の可能性 →マニュアルに従いダブルチェック体制の強化。
患者さまの準備	Ns 放射線課	・PTA実施マニュアルに従い患者さまを<u>検査開始15分前</u>までに放射線課に入室させる。	・患者さま違いの可能性→患者さま・カルテなどで本人確認の徹底。
医師・看護師の検査の準備	Dr・Ns	・PTA実施マニュアルに従いDr・Nsは検査準備を行う。	検査中の患者さまは緊張気味･･Nsは観察をしっかりと･･･
同意書の確認	放射線課	・検査前に同意書の確認を行う。	
検査開始	Dr・Ns 放射線技師	・PTA実施マニュアルに従い一連の検査を行う。	・造影剤使用のため副作用出現の可能性 →救急カートの準備
PTA記録の記載	Dr	・PTA検査結果を記録用紙に記載・患者さままたは家族に結果説明。	
術後処置・記録	Ns	・PTA実施マニュアルに従い術後処置を行い患者さまの状態チェックをし看護記録に記載。	・遅発性の副作用出現の可能性 →患者さまの観察強化
術後の片付け	Ns 医事課	・PTA実施マニュアルに従い術後の片づけを行い、使用物品の請求を医事課に申し送る。	・医療廃棄物の分別に注意 ・使用薬剤・物品の請求漏れの可能性 →請求方法の再確認
術後の透析	Ns	・Drの指示によりPTA実施マニュアルに従い術後透析を行う。	

この項の詳細は放射線課マニュアル「業務」を参照

検査の介助

胃透視検査手順

2009/12/12　作成：平石

プロセス	担当者	手　順	リスクの予見・回避
検査適応	Dr	・胃透視検査適応患者さままたは胃ガン検診患者が対象。	
検査依頼	Dr	・検査依頼表を作成し担当Nsに依頼する。	忘れると裁判になった時大変になります…
検査説明	Dr Ns	・Drより検査説明・同意書に署名捺印をしていただく。 ・検査前後の説明を行い、注意事項の用紙を渡す。	
検査予約	Ns	・放射線課に連絡し検査日時を予約する。	
検査準備	放射線技師	・透視台の準備をしバリウムを作る発泡剤・水を用意する。	・フィルムはちゃんとセットされてる？
同意書の確認	放射線技師	・検査前に同意書の確認を行う。	処方箋、依頼票の指示をちゃんとチェックしてね!!!
検査前処置	Ns	・検査前に胃の動きを静止させるため、ブスコパンorグルカゴンを注射する。 ※指示がない場合は打たない。	注射後副作用やショックが起きる場合があるから、Nsはちゃんと状態を見ててね!!!
検査開始 検査終了	放射線技師	・発泡剤・バリウムを飲んでもらい検査を開始する。	
検査後処置	放射線技師	・バリウムをお腹から出すように、その場で水の下剤(ラキソデート)を飲んでもらい、さらに出なかった場合のために、錠剤の下剤(センノサイド)を説明の用紙と一緒に渡す ・また水分を多くとりバリウムが残らないよう説明する。	下痢気味の方、便秘の方もいるので下剤の量に注意して、その都度患者さまに確認を!!!

この項の詳細は放射線課マニュアル「透視検査マニュアル」を参照

検査の介助

嚥下造影(VF)検査手順

2010/12/10　作成：柴山

プロセス	担当者	手　順	リスクの予見・回避
検査依頼 → 検査説明	Dr	・患者さまに検査内容を説明し、同意書に署名・捺印をしてもらう。	忘れると裁判になった時大変になります。
検査予約	ST	・Dr、看護部、放射線課、栄養課に連絡し、都合のよい日時を決め、検査日を決定する。	
	Dr	・依頼表を作成し、担当Nsに渡す。	ビデオがきちんと録画できるか、試し撮りで確認する。
	Ns	・依頼表の記入事項を確認する。	
検査準備	ST	・機器のセッティングを行う。	STの依頼により、ペースト、キザミ食等の検査食の準備
	栄養課	・検査食の準備。	
	Ns	・吸引器の準備。	
	放射線技師	・透視装置の準備、依頼表の確認。	誤嚥した場合に備えて、吸引器、吸引チューブ、吸引つぼを準備する。また、救急カートも常備しておく。
同意書の確認	放射線技師	・検査前に同意書の確認を行う。	
検査開始	Dr・ST・Ns 放射線技師	・嚥下造影(VF)マニュアルを参照に検査を行う。	
検査後	Ns	・検査後、患者さまの様態・表情などに変化がないかチェックし、病棟もしくは外来に送る。	

この項の詳細は放射線課マニュアル「業務」を参照

検査の介助

ポータブル撮影検査手順

2009/12/08 作成：今井

プロセス	担当者	手　順	リスクの予見・回避
患者状態その他からポータブル撮影適応	Dr	・患者さまの状態その他からポータブル撮影が必要か検討する。	
依頼伝票作成	Dr	・依頼伝票にポータブルの指示を記入しNsに渡す。	部屋番号がないと迷っちゃいます。もし同姓同名がいたら大変！。
依頼伝票の確認	Ns	・Drから依頼伝票を受け取り指示内容の確認をする(部屋番号の記入を忘れずに)。 ・緊急の場合は電話にて放射線課に依頼する(名前・部屋番号を忘れなく)。	決まった時間には入れておいてください。
依頼伝票の受渡し	Ns	・一般病棟に設置してある依頼伝票入れに入れておく。 ・緊急の場合も伝票作成後依頼伝票入れに入れておく。	
撮影時	Ns 放射線技師	・心電図電極は必ず外す。 ・伝票指示内容どおり撮影をするNsに撮影終了を告げる。	電極は写真に入ると障害陰影となってしまいます。
撮影後フィルム	放射線技師	・通常のポータブル写真は各依頼Drの箱の中に‥緊急依頼の写真はシャーカステンにかけてくる。 (ポータブル写真にはフィルム上にポータブル・撮影体位を入れることを忘れずに)。	2m以上離れれば支障はありません。むやみに怖がらないでください。

この項の詳細は放射線課マニュアル「ポータブル使用マニュアル」を参照

検査の介助

胃カメラ前の説明手順

2009/11/10 作成：真下

プロセス	担当者	手　順	リスクの予見・回避
来院	医事課	・カルテ準備。	
診察	Dr	・診察時胃カメラの指示を出す。胃カメラ伝票に胃カメラチェック事項を書く。鼻か口かを患者に選択してもらい、検査説明行い、同意書をとる。	
	Ns	・検査ノートで、日時を決める。さわやか検診の場合、検診の当日胃カメラ予約をする。 ・医事課に連絡し、当院で処方歴がある患者は処方シールを打ち出してもらう。処方シールを休薬チェック用紙に貼り、抗凝固剤と抗血栓剤の有無を薬剤師に確認してもらう。（薬剤師の確認印が必要)	薬剤によって3日〜10日2週間中止することもある
	Ns	・内服している場合はDrに休薬の確認をする。 ・休薬チェック用紙に記入しサインする。 ・同意書にNsもサインし1枚は患者さまに渡す。	
説明	Ns	・問診表を記入していただく。	問診表は 経鼻　緑 経口　ピンク
	Ns	・胃カメラ説明プリントに沿って説明する当日は予約時間の10〜20分前に来院してもらい受付するように説明2番目、3番目の患者さまには、場合により開始時間が遅れることも説明しておく。	経鼻カメラ希望の場合、鼻腔が狭い方は経口へ変更になることもある
会計	Ns	・検査予定カードに記入しカルテホルダーの見やすい所へ貼り、会計へ回す。	

この項の詳細は看護業務手順No.3内視鏡を参照

検査の介助

血液ガス測定

2010/1/4 作成：塩原

プロセス	担当者	手　順	リスクの予見・回避
指示	Dr	・Drは伝票を作成し、Nsに指示を出す。	
採血準備	Ns	・専用の血液ガスキットを用意する。	
採血	Dr	①患者さまに十分な説明を行う。 ②専用の血液ガスキットを用いてソケイ等で動脈採血を行う。	※患者さまの不安を取り除くように！！！ ※動脈採血は、Drしかできない。
血液混和	Ns（止血と別のNs）	・Drから採血シリンジを渡されたら、空気の混入がないか確認する。混入がある場合はシリンジを上に向け空気を押し出す。 蓋をし、シリンジを両手のひらで挟み、横にして30回以上回すように撹拌する。 （ヘパリンとよく混和させる。）	・一連の操作はすばやく行うこと！！！ 血液は空気に触れると、データが変わっちゃうよ！ 固まると測定できないよ！
止血	Ns	・Nsは採血の後を圧迫止血する。 5分間。	
測定〜報告	Ns 検査技師	・伝票とセットで検査室に運ぶ。 ・すぐに測定を開始する。 　＜測定方法＞ 　①シリンジの蓋を外し、2〜3滴血液を捨てる。 　②測定機のプローブを上げ、血液を吸わせる。 　③伝票をセットする。 　④結果が印字されたら、医事伝票と検査控は所定の場所に保管し、報告書を提出する。	・測定は落ち着いて！測定機の画面が「測定可能」でないと測定できないよ！ ・測定機にシリンジをセットしたら、自分で血液を押し入れない！自動的に、吸引されます。 ※測定機の画面にエラーメッセージが出ていたら使用せずに技師に連絡ください。
検体廃棄	Ns 検査技師	・測定が終了した検体は、針は針入れに、シリンジは感染性廃棄物として捨てる。	・針を付けたままで捨てないこと。 ・検体は結果が出てから捨てること。

※止血と血液の混和から測定・報告までは、別のNsが同時進行で行う。

この項の詳細は検査課マニュアル（血液ガス）参照

検査の介助
尿検査 ①

2010/1/4 作成：塩原

プロセス	担当者	手　順	リスクの予見・回避
検査指示	Dr	・Drは伝票を作成し、Nsに指示を出す。	
採尿室に案内	Ns エイド	・患者さまにハルンカップを渡し、採尿の仕方を説明する。 ・採尿室に案内し、カップの置き場所を教える。	・ハルンカップにIDは書いてありますか？
検査依頼	Ns	・技師は各部署担当Nsより、尿検査依頼伝票を受け取る。 　（外来以外の部署は、伝票と検体を一緒に提出すること）	
内容を確認	検査技師	・至急検体はあるか。 ・尿沈査の有無をチェック。 　"入院時"検査は、定性検査で異常があった場合のみ、尿沈査を行う。 　（尿沈査が追加になった場合、処置伝のチェックも忘れずに。）	・至急がある場合は、「至急があるよ。」と技師に声をかけて♪
検体提出	Ns エイド	**外来患者**： 　採尿室の小窓に提出する。 **一般病棟**： ・朝は技師が取りに行くので、専用の容器に入れて置いておく。伝票は、所定のファイルに挟んでおく。 ・朝以外は、専用の容器に入れて検査室に持ってくる。 **療養病棟・透析室**： 専用の容器に入れて、検査室に持ってくる。 （一般病棟・療養病棟・透析室患者さまも、採尿室で採れる患者さまは、採尿室の小窓に提出する。）	・持ち運びは必ず専用容器に入れて！誰かと接触したら、こぼれちゃう！！！ ・検体提出時は、必ず伝票とセットで！
検査施行	検査技師	・検査を施行する。残った尿はとっておき、1日の最後に捨てる。 　（尿試験紙読取装置と尿検査受信ソフトを起動しておく）	・至急検体を優先的に行う。残った尿は、すぐに捨てないこと。追加検査があるかも？

この項の詳細は検査課マニュアル（検体検査）を参照

検査の介助

尿検査 ②

2010/1/4 作成:塩原

プロセス	担当者	手　順	リスクの予見・回避
結果報告	検査技師	・伝票に結果を書き入れ、実施日と実施者のサインを記入する。 ・尿検査受診ソフトに患者情報、沈査結果を入力する。 ・検査控は、検査室に保管する。 ・報告書を各依頼部署に提出する。	・実施日と実施者のサインを忘れずに。

この項の詳細は検査課マニュアル(検体検査)を参照

検査の介助
便潜血反応 ①

2010/1/4 作成：塩原

プロセス	担当者	手　順	リスクの予見・回避
便潜血検査指示	Dr	・Drは伝票を作成し、Nsに指示を出す。	
便採取方法説明	Ns	・採便容器を渡し、採便方法を説明する。 （量は容器のスプーンにこんもり）	・採取したらできるだけ当日のうちに持ってきてもらう。 （外来患者）
検査依頼	Ns	・技師は検体と依頼伝票を受け取る。 ・検体と依頼伝票の名前が一致しているか確認する。 ・採便容器が間違っていないか、検体量は十分であるか確認する。	・採便容器は保存液等が入っていない専用のものを用いる。
検査の施行	検査技師	①測定キットを準備する。 　（スライド、発色試薬） ②スライドの蓋を開いて、2種のろ紙（A、B）に糞便を薄く塗る。 ③蓋を閉め、裏返してミシン目のところを開ける。 ④A、Bそれぞれのろ紙の裏面に発色試薬を2滴、滴下する。 ⑤30秒後に判定。 　30秒以降の呈色の変化は、原則として無視する。 <判定基準> **陰性（－）**： 　塗抹面が全く変化しないもの **弱陽性（±）**： 　塗抹面がわずかに青緑色を呈していると思われるもの **陽性（＋）**： 　塗抹面が青緑色を呈するもの **中等度陽性（2＋）**： 　塗抹面がはっきりと青緑色を呈するもの **強陽性（3＋）**： 　発色試薬滴下と同時に、塗抹面が濃青色を呈するもの	・キットの使用期限は、大丈夫？！ <ろ紙について> A：テトラメチルベンジジン B：グアヤック脂 ※本法は、食事の影響を受けやすいので注意が必要。 <影響因子について> ・偽陽性を示す原因となりうる物質： ダイコン・ニンジン・キュウリ・ジャガイモ・ホウレンソウ・ハクサイ・サツマイモ・塩化第二鉄・メサフィリン末 ・偽陰性を示す原因となりうる物質： アスコルビン酸・酸化水酸化硝酸ビスマス・スルファニル酸・サリチル酸・チラージン末

この項の詳細は検査課マニュアル（検体検査）を参照

検査の介助

便潜血反応　②

2010/1/4　作成：塩原

プロセス	担当者	手　順	リスクの予見・回避
結果報告	検査技師	・A、Bそれぞれの結果を記載する。実施日と実施者のサインを記入する。 ・検査控は、検査室に保管する。報告書を各依頼部署に提出する。	・実施日と実施者のサインを忘れずに。
検体廃棄	検査技師	・ハルンカップを捨てる、感染性廃棄物の中に捨てる。	

この項の詳細は検査課マニュアル（検体検査）を参照

検査の介助
生理検査

2010/1/4　作成：塩原

プロセス	担当者	手順	リスクの予見・回避
検査指示	Dr	・Drは伝票を作成し、Nsに指示を出す。	
検査依頼	Ns	・技師は各部署担当Nsより、生理検査依頼伝票で、各検査の依頼を受ける。	・運動負荷心電図、ABI、肺機能検査は、身長・体重が記入してあるか確認！！！
生理検査室に案内	Ns エイド	・Ns・エイドは患者さまを生理検査室に案内し、技師に患者名を告げ、検査を依頼する。	・『ベッドに寝ている。』、『生理検査室前で待っている。』等の患者状況の情報があると、スムーズに検査を進められるよ。
患者名確認	検査技師 Ns	（生理検査室前で待っている場合） ・番号札または小声で名前を呼ぶ。	・個人情報の保護。
	検査技師	・検査施行前に必ず・・・再度、名前の確認を行う。患者自身にフルネームを言ってもらう。	・一方的に聞くと、意識せずに『はい。』と答える患者さまがいる。
検査の説明	検査技師	・十分な説明を行う。	・患者さまの不安を取り除くように。
検査施行	検査技師	・各検査を行う。 ・検査中は、患者さまを観察！ ・変化に注意！ ☆急変時や緊急異常の場合は、すぐに主治医かNsに連絡する。	・伝票をしっかり確認！間違えないように！依頼が2項目ある場合もあるよ！！！
検査終了	検査技師 Ns	・患者さまに変化がないか確認する。 ・外来・各病棟へ迎えを依頼する。	・顔色を見て！フラフラしてない？！
結果報告	検査技師	・結果を記入、あるいは台紙に貼る。伝票には、実施日と実施者のサインを記入する。 ・検査控は、検査室に保管する。報告書を各依頼部署に提出する。	・実施日と実施者のサインを忘れずに。

この項の詳細は検査課マニュアル（生理検査）を詳細

検査の介助

血液検査（血算）

2010/1/4　作成：塩原

プロセス	担当者	手　順	リスクの予見・回避
指示	Dr	・Drは伝票を作成し、Nsに指示をNsに指示を出す。	
準備	Ns	・Drの指示どおりに、必要なスピッツの準備をする。	☆特殊容器に注意☆
採血の施行	Ns	①患者さまに十分な説明を行う。 ②採血する。 ③圧迫止血する。 　止血を確認してシールを貼る。	※患者さまの不安を取り除くように！！！ ※止まりにくい患者は特に注意！
検査依頼	Ns	・検査技師はNs・エイドより、伝票と検体をセットで受け取る。 ・各部署おのおの検査室に持ち込む。 ・一般病棟のみ、朝採血の検体は技師が取りに行くので、伝票と検体はそれぞれ所定場所に置いておく。 ・技師は、取りに行ったとき伝票と検体を合わせ、一致しない場合はその場でNsに確認する。	・伝票と検体は必ずセット！ ・至急検体があるか確認！！！ ・至急がある場合は、「至急があるよ。」と技師に声をかけて♪
検査施行	検査技師	①検体の状態を確認する。 （量、凝固の有無等） ②依頼内容を確認する。 （血液像の有無等の確認） ③測定機にかける。 ④結果をイントラに保存する。	・量は十分であるか？凝固していないか？検体不適の場合は、取り直しを依頼する。 ・再度測定前に、伝票と検体の氏名を確認する！
結果の報告	検査技師	・報告書を打ち出し、各依頼部署へ提出する。	
検体の廃棄	検査技師	・測定済み検体は、冷蔵庫で約2週間保存した後、感染性廃棄物として捨てる。	※数日経過した検体は、検査結果に信頼性がなく、測定不可とする。

この項の詳細は検査課マニュアル（血液検査）を参照

検査の介助

採血 ①

2010/1/25 作成：仁司

プロセス	担当者	手　順	リスクの予見・回避
各種採血 採血前準備	Ns	・必要物品を用意する。 　　注射器、注射針(21G～23G) 　　検査容器 　　駆血帯 　　アルコール綿 ・患者本人確認を行う。 ・採血の必要性を説明し、不安の軽減を図る。 ・手洗いを行いディスポ手袋を装着する。	・検査容器にラベルを貼っておく ・伝票と試験管を確認 (特殊な検査は総合案内で確認すること) ・姓名を名乗ってもらう 患者さまにアレルギー、血管迷走神経反応がないか確認する
採血実施	Ns	・駆血帯装着前に目視および指で血管を確認する。 （肘の真ん中半分から橈骨側の静脈、できれば肘の外側に近い静脈） ・駆血帯を装着する。 ・軽く手を握ってもらい、指で採血部位を確認する。 ・血管が分かりづらいときは温める、手を下垂する、軽く叩く、マッサージ、手を握ったり開いたりする。 ・穿刺部位の消毒を行い、乾燥するまで待つ。 （中心から外側に向かって消毒する） ・針を血管に対して15℃～30℃の角度で刺入し、針が動かないように注射器を固定する。 ・血液を採取したら駆血帯をはずす。 ・消毒綿を穿刺部位に軽く当てた状態で針を抜き、圧迫して5分ほど止血する。	・採血に適した姿勢をとってもらう ・輸液時、透析シャントの血管、乳房切除側の血管は避ける ・長時間駆血帯を巻いたままにしない。 ・強く巻きすぎない。 ・手を強く握ると血清K値が高くなる 何度も手を握ったり開いたりすると血清K値に影響がでるので何度もしない ・アルコールアレルギーのある場合は他の消毒液を使う ・濡れたまま穿刺しない 角度が大きいと神経を損傷する 駆血後1分以内に採血をする

新規作成

検査の介助

採血 ②

2010/1/25 作成：仁司

プロセス	担当者	手　順	リスクの予見・回避
検体分注	Ns	・血液を容器の壁にそって静かに泡立たないように注入する。 ・抗凝固剤、凝固促進剤入りの試験管は静かに5回ほど転倒混和する。	抜去後の針はリキャップしない！シリンジ最後の泡は入れない
採血中の副作用		・貧血、血圧低下による転倒防止を図る。 ・血管迷走神経反応 　仰臥位にして下肢挙上、直ちに抜針し衣服をゆるめ、足元を保温。 ・皮下出血、血腫 　抜針し穿刺部位を圧迫。 ・神経損傷 　早急に専門医を受診してもらう。 ・アレルギー ・動脈穿刺 　直ちに抜刺し、約30分間圧迫固定する。	採血開始5分以内に気分不良、顔面蒼白、あくび、冷汗、悪心、めまい等が見られる 穿刺針を深く刺すと正中神経を損傷する危険性あり。電撃様疼痛を訴える 穿刺が深すぎると動脈を損傷する
検体処理・保存		・採血後はできるだけ速やかに検査室に検体を搬送する。 ・凝固系検体、アンモニア、ALP、IPの検体は室温放置しない。	凝固系検査、アンモニアは夜勤帯で採血せず検査室が出勤してから採血する。やむおえない場合は採血後冷蔵庫保存する。

新規作成

検査の介助

採血 ③

2010/1/25 作成:仁司

プロセス	担当者	手　順	リスクの予見・回避
検査容器一覧			
生化学検査用試験管		・赤キャップは8ml用　　　　　　分離剤（ゲル）入り試験管 ・ピンクキャップは6ml用 ・なにも入っていない試験管は 　血中薬物濃度用試験管。	
血液一般・血液型用試験		・抗凝固剤EDTA入り試験管。 ・最小採血量は2ml。 　採血後は速やかに転倒混和する。 ・血液型は血算とは別に採血する。	
クロスマッチ・内分泌用試験		・クロス採血は7ml。	・検査室から採血の連絡があったら採取する ・クロス採血は3日間有効輸血実施してから3日で抗体ができるので、3日たったら採血はし直す。
HbA1c用試験管		・抗凝固剤EDTA入り試験管。	・採血量は2ml。
血糖用試験管		・抗凝固剤フッ化Na入り試験管。	・採血量は2ml。
凝固系用試験		・抗凝固剤3.2%クエン酸Na入り試験管。 ・採血量は正確に線まで入れる！	保存は冷蔵庫で採血後は転倒混和して、直ちに検査室に提出する。

新規作成

検査の介助

採血 ④

2010/1/25 作成:仁司

プロセス	担当者	手　順	リスクの予見・回避
至急・透析用生化学試験管		・生化学検査の至急はこの試験管で採血する	
ヘパリン試験管		・トロポニンTは5ml ・10mlクオンティフェロン用試験管 　クオンティフェロン採血後は 　室温保存	・クオンティフェロンの採血は午前10時まで前日までに連絡をする。
乳酸用試験管		・除蛋白液入り試験管 　血液量は1mlで数回転倒混和する	・保存は冷蔵庫。
hANP用・アプロチニン用試験		・ヘパリンNa入り試験管	
β-Dグルカン・エンドトキシ			

新規作成

検査の介助

採血 ⑤

2010/1/25 作成：仁司

プロセス	担当者	手　順	リスクの予見・回避
真空採血管と採血針ホルダーの使用法			

1 採血台に角度を付ける。被採血者の腕に十分な角度を付ける（アームダウン法）
駆血帯を巻き消毒を行う。母指を軽く握ってもらう。

2 採血針を血管に穿刺する。

3 穿刺後、採血管をホルダーにまっすぐ押し込む。

4 血液を規定量まで採血管に採取する。

5 採血の血流が停止したら、直ちに採血管ホルダーからはずして、そのまま2本目を挿入する。

6 最後の採血管を抜いてから駆血帯を外し、ホルダーと共に採血針を抜いて止血する。

資料出所：ニプロ(株)より
新規作成

検査の介助

褥瘡回診手順

2009/8/30　作成：大渕

プロセス	担当者	手　順	リスクの予見・回避
褥瘡発生	受け持ちNs		・早期発見 ・早期治癒
報告	受け持ちNs	・Dr、病棟責任者へ報告	
Dr診察 褥瘡発生届に記載してもらう	Dr	・診察後、指示により処置開始	
褥瘡回診	褥瘡対策委員 （専任Dr）	・毎週金曜日　14時からデジカメにて褥瘡を撮影 →サイズ測定→評価→処置	・サイズ測定のスケールはその都度破棄する回診時は、その都度手洗いに勤める
記録	褥瘡専任Dr 受け持ちNs	・Drはカルテに褥瘡の状態とサイズ、指示事項を記録する ・Nsは看護記録に褥瘡経過評価表を記録する	
看護計画の修正	受け持ちNs	・褥瘡発生の標準計画に変更し、毎週の褥瘡回診後に評価する	
マットレス適応チェック	病棟褥瘡委員	・マットレス適応基準に沿って適応しているかをチェックし、必要ならばマットレスの変更をする	・マットレスが適切でないと褥瘡の悪化に繋がる
評価	褥瘡委員会	・委員会開催時に評価検討を行う	
褥瘡経過記録	病棟褥瘡委員	・処置内容や軟膏の変更があった場合は、発生届に記録する	

この項の詳細は褥瘡対策マニュアルを参照

検査の介助

NST実施手順

2010/1/28 作成：中西

プロセス	担当者	手　順	リスクの予見・回避
入院 → 入院時スクリーニング 栄養障害 リスクあり → NST回診 NST適応を検討	Dr Ns 管理栄養士	・栄養管理計画書（別紙）の記入 （記入漏れはないですか？）	・栄養障害リスクを正確に判断するため、患者の観察をしっかり行い、計画書を作成する
→ 栄養アセスメント	管理栄養士	・栄養管理モニタリング表（別紙）の記入	
→ 栄養管理プランニング → 実施 → モニタリング	Dr Ns Nsエイド 管理栄養士 薬剤師 リハビリスタッフ	NST回診 1、栄養プランの検討 　（問題点とその対策） 2、NST連絡箋にてプランの提示 　（NST→主治医） 3、NST回診記録の記入	
→ 再プランニング		NST回診2回目以降 1、主治医のコメント確認 2、栄養プランの再検討 3、連絡箋にてプランの提示 　（NST→主治医） 4、NST回診記録の記入	・決定したプランが不適当だった場合は、NST回診を待たずに変更可能 （随時患者さまの栄養状態を観察しましょう）
→ 栄養評価 → 退院		・アウトカムの確認	

この項の詳細はNST活動マニュアルを参照

検査の介助

(別紙)

栄養管理計画書

ID
氏名
生年月日　　　　　　　性別
入院日

計画作成日　：　　　年　　月　　日
主治医　　　：＿＿＿＿＿＿＿＿＿＿
担当看護師　：＿＿＿＿＿＿＿＿＿＿
担当管理栄養士：＿＿＿＿＿＿＿＿＿＿

栄養状態に関するリスク

低栄養	□体重減少	□食思不振	
栄養過多	□体重増加	□肥満	□血糖コントロール不良
嚥下	□嚥下障害あり	□誤嚥性肺炎又はその疑い	
呼吸器、褥瘡	□COPD	□褥瘡あり	
浮腫、その他	□浮腫あり	□その他(	□異常なし

活動量と摂食に関する状況

活動性	□自立	□介助が必要	□寝返りうてない
栄養補給方法	□経口摂取(自立・部分介助・全介助)	□経管栄養(経鼻・PEG)	□静脈栄養
咀嚼	□自分の歯	□一部自分の歯、歯肉のみ	□義歯あり(適応・不適応)
食物アレルギー	□なし	□あり(	
薬物療法	□どちらも服用なし	□ワーファリン　□Ca拮抗薬	

栄養評価	身長(　　　cm)体重(　　　kg)BMI(　　　)標準体重(　　　kg) ALB(　　　g/dl)HB(　　　g/dl) □栄養状態良好　□中等度栄養障害　□高度栄養障害　□NSTへ依頼

栄養管理計画

目　標　：

栄養補給に関する事項		
栄養必要量 ・エネルギー：基礎代謝(　　　kcal) ×AF(　)×SF(　)=　　　kcal ・たんぱく質　　　　　　　g ・ ・	現在の内容 □経口　□経鼻・PEG　□TPN・PPN	プラン □経口　□経鼻・PEG　□TPN・PPN

栄養食事相談に関する事項			
入院時栄養指導の必要性	□なし　□あり	(内容：	実施予定日：　月　日)
食事相談の必要性	□なし　□あり	(内容：	実施予定日：　月　日)
退院時栄養指導の必要性	□なし　□あり	(内容：	実施予定日：　月　日)
備考			

その他栄養管理上解決すべき課題に関する事項(他部署との連携)

栄養状態の再評価の時期　：

退院時及び終了時の総合的評価

検査の介助

（ID）

NST栄養管理モニタリング表　（患者氏名）（性別）男・女　（生年月日）　（疾患）

項目		日付	/ (　)	/ (　)	/ (　)	/ (　)	/ (　)
	問題点						
身長　　cm	BMI	体重（kg）					
入院時体重							
__kg	AC/TSF/AMC/AMA						
BMI	%TSF/%AMC/%AMA						
	皮下脂肪の変化		良好・軽・中・高度不良	良好・軽・中・高度不良	良好・軽・中・高度不良	良好・軽・中・高度不良	良好・軽・中・高度不良
	筋肉量の変化		良好・軽・中・高度不良	良好・軽・中・高度不良	良好・軽・中・高度不良	良好・軽・中・高度不良	良好・軽・中・高度不良
標準体重　kg	Alb 3.2/3.0/2.8/2.6/2.4/2.2	ChE 185	TC 140/120/100/80/60/40				
基礎代謝（BEE）　kcal	活動係数	損傷係数					
	必要量	エネルギー（kcal）					
		蛋白質（g）					
		脂質（%）					
		水分（ml）					
栄養療法	摂取量投与量	エネルギー（kcal）					
		蛋白質（g）					
		脂質（%）					
		水分（ml）					
	中心静脈栄養						
	末梢静脈栄養						
	経腸栄養						
	経口摂取						
栄養評価栄養投与プラン							

検査の介助

栄養指標算出手順

2010/1/28 作成：中西

プロセス	担当者	手　順	リスクの予見・回避
計算編			
標準体重(IBW) (単位:kg)		身長(m)×身長(m)×22 例) 身長150cmの場合 1.5×1.5×22＝<u>49.5(kg)</u>	
BMI (単位:なし)		体重(kg)÷(身長(m)×身長(m)) 例) 身長150cm、体重45.0kgの場合 45.0÷(1.5×1.5)＝<u>20.0</u>	
理想体重比 (単位:%)		現体重(kg)÷理想体重(kg)×100 例) 身長150cm、体重45kgの場合　＊理想体重:49.5kg 　　　45.0÷49.5×100＝<u>90.9(%)</u>	
測定編			
上腕周囲長(AC) (単位:cm)		インサーテープを使用する。 手順　①測定する方の手は肘関節から90度の角度で曲げ、手の平は内側に向けて腹部に当てるか、力を抜いて体側にそわせる 　　　②肩の突起部分から肘の突起部分までを測り、測定部位(中間点)を決める 　　　③中間点の上をテープが通るように巻き、測定する 　　　＊皮膚とテープとの隙間がないか、皮膚、テープがよれていないか、きつくて肉が食い込んでいないか確認する	測定する手は、利き手・麻痺・シャントがない方の腕にし、毎回同じ腕にする テープの裏側は中間点が分かるような目盛りになっていますか
単位に注意!!			
上腕三頭筋皮下脂肪厚(TSF) (単位:mm) アディポメーターに何も挟まないで力を入れると折れやすいので注意を！		アディポメーターを使用する。 手順　①上腕周囲長を測定した部位と同じところを測定する(体位も同様) 　　　②中間点から1cm上をつまみ、脂肪と筋肉を分離させるようなつもりで3秒くらいもみほぐす 　　　③中間点をアディポメーターではさみ、圧力線が平行になるところで目盛りを読む	圧力線が平行になるまで力を

＊測定は最低3回繰り返し、平均値を測定値とする
＊測定セット保管場所：一般病棟シャーカッセン左側の棚、栄養課

この項の詳細はNST活動マニュアルを参照

検査の介助

PSG（終夜睡眠ポリグラフ）の検査手順 ①

2010/01/26 作成：荒井

プロセス	担当者	手　順	リスクの予見・回避
外来診察 検査入院予約　↓	担当Dr 外来Ns	・PSG検査の説明 ・睡眠についてのアンケート ・オリエンテーション ・PSGスケジュールを検査室へ連絡 ・入院予約後パスをチェックし外来カルテへ入れる	
	医事	・入院案内オリエンテーション ・個室使用承諾の説明	
検査入院当日　↓	病棟Ns	**入院後** ・個室使用承諾書・入院保証書を預かる ・バイタルサインチェック ・入院時オリエンテーション 　・検査のタイムスケジュール・食事・起床時間の確認 　・検査時の電気器具使用禁止 　・睡眠時の照明確認 　・ナースコールの説明 　・尿器の準備 　・翌日のシャワー浴の確認・連絡	・カルテに日付と『終夜睡眠ポリグラフィー検査施行』の印を押し当直Drのサインをもらう ・食事希望時伝票確認 ・携帯電話の電源はOFFに ・シャワー時間を確認し、事務当直にボイラー依頼
	検査	・指示の確認 ・PSGの装着	・PSG装着前にトイレを済ませる
	病棟Ns	**検査開始・巡視時** ・検査状況の観察 　・パソコン動作・電極のはずれセンサー・S$_p$O$_2$装着の観察 　・気分不快・テープ貼付部位の不快強い時中止 　・尿器の確認 　・睡眠の観察	
起床・検査終了	病棟Ns	・パソコンを終了し、電極を外す ・シャワー浴	

（吹き出し）結構辛いんですよ〜！

この項の詳細は看護業務手順 NO,2 睡眠時無呼吸症候群を参照

検査の介助

PSG（終夜睡眠ポリグラフ）の検査手順 ②

2010/01/26 作成：荒井

プロセス	担当者	手　順	リスクの予見・回避
退院	病棟Ns	・会計日確認（当日会計・後日会計） ・次回受診日の確認 ・必要書類の確認・返却 ・PSG片付け	・当日会計希望の場合　　　　　　　9時過ぎ ・医事課へ連絡 ・診察券 　退院時アンケート 　診療予定表を 　　　　　渡し忘れずに ・きれいにし必ず所定 　の位置「手術室前室」 　に戻す。

この項の詳細は看護業務手順　NO,2 睡眠時無呼吸症候群を参照

医療安全

④ 輸血の管理

　当院の年間輸血件数は平均120件ほどであり、輸血部はありませんが同様の機能を検査部と看護部の連携で担っていかなければなりません。輸血治療の安全体制は「輸血管理委員会」が中心とになり、年間6回の委員会が定例化されています。委員会は主に、夜間・休日の輸血指示対処の統一、血液の安全な保管管理と取り扱い、輸血治療中の看護監査、血液製剤最新情報の提供などを中心に活動しています。輸血件数は少なくても1件のミスも許されないという個々の意識づけと、緊張感を緩めることなく関わる姿勢が求められます。

　既存の輸血マニュアルをしっかりと読み、改善事項を常々確認する習慣が大切です。現在、課題となっている「輸血副作用チェックマニュアル」の改訂を急ぐとともに、今年は「副作用出現時の対処」などの訓練シミュレーションを実施していきます。

輸血の管理

輸血指示受け：（指示受け～実施の手順）

2010/1/30　作成：関口

プロセス	担当者	手　順	リスクの予見・回避
輸血指示	Dr	・Drが各部署にて指示簿・血液請求箋に必要事項を記入 外来　一般病棟　療養病棟　透析 →　検査課　←	・13時30分まで→当日 13時30分以降→緊急で依頼 ・場合によってはタクシーでの搬送も‥
指示受け	Ns	・指示受け看護師は請求箋にサイン 血液交差試験（クロスマッチ）用 血液(7ml)を採取	・血液型報告書と輸血同意書があるか必ず確認
血液製剤の発注	検査技師	・血液センターにFAX 定期便発注 　午前便→9時30分まで 　　納品　10時30分～11時頃 　午後便→13時30分まで 　　納品　14時30分～15時頃	・輸血の指示が出たらすぐに検査課へ！
輸血受取	検査技師	・血液製剤を確認し血液センターより受け取り、血液交差試験施行 （交差試験は30分～1時間）	・血液製剤は必ず検査課にて保管する
払い出し	検査技師 Ns	・血液請求箋、血液製剤を 検査技師・Nsでダブルチェック	・取り違え予防のため1回1製剤の払い出し 製剤に異常はない？
確認	Dr Ns	・Dr・Nsにて血液製剤の ダブルチェック	・患者氏名・血液型・製剤・Lot番号・・・ 確認した？
実施	Ns	Ns2名で、患者さまを確認し投与 ＊輸血マニュアル参照 Lotシールは指示簿・看護記録に貼付	・指示簿・血液型・製剤 同意書・Lot番号・・・ 確認した？
終了	Ns 検査技師 医事課	・終了後伝票を処理 ＜血液請求箋＞ 1枚目→検査室 2枚目→病棟控え(カルテ) 3枚目→医事課	・病棟控えはカルテの紹介状の後ろに挟む

この項の詳細は輸血マニュアルを参照

輸血の管理

輸血指示受け：（血液請求箋）

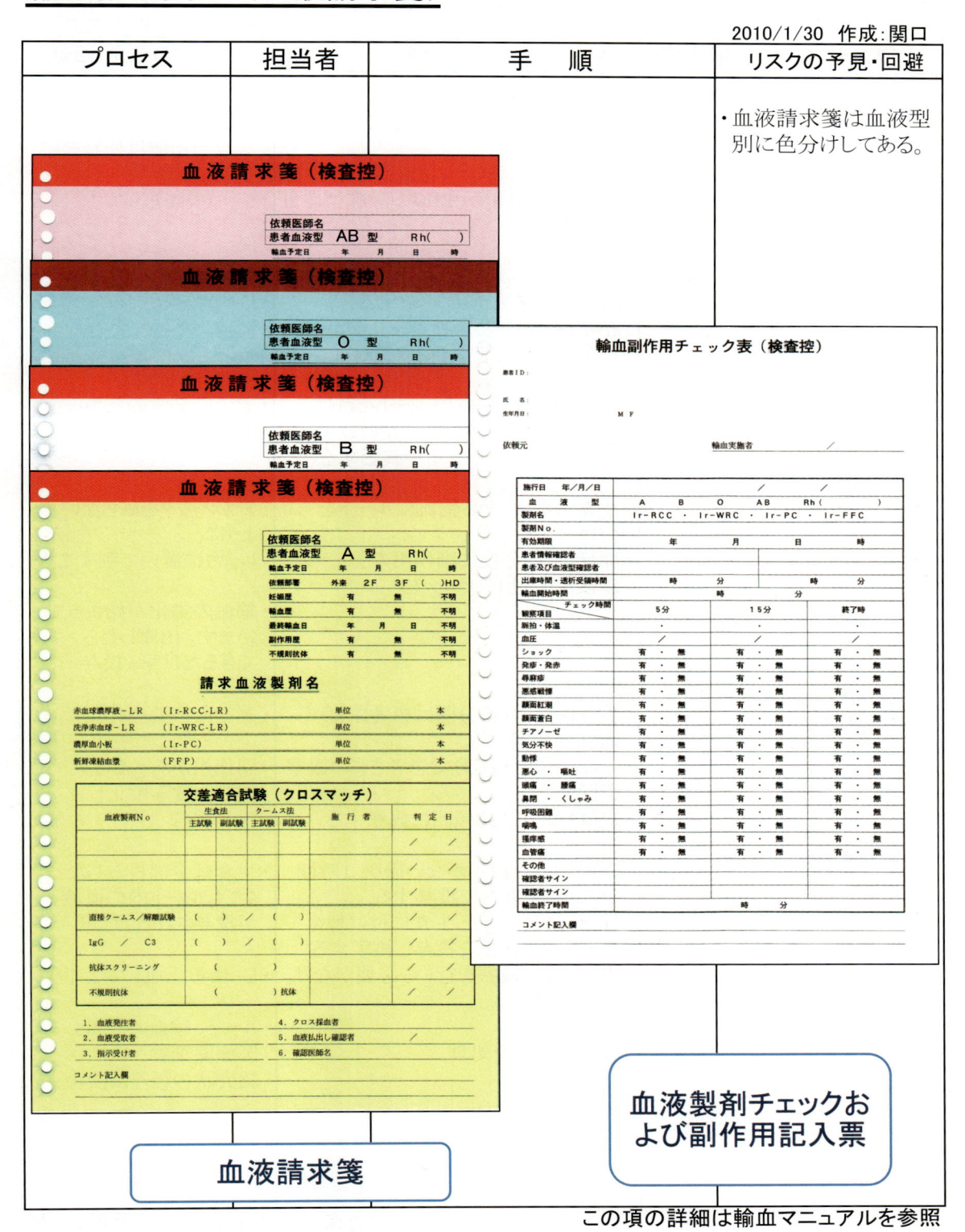

2010/1/30　作成：関口

プロセス	担当者	手　順	リスクの予見・回避
			・血液請求箋は血液型別に色分けしてある。

血液請求箋

血液製剤チェックおよび副作用記入票

この項の詳細は輸血マニュアルを参照

輸血の管理

輸血投与時の事故防止 ①

2010/1/30 作成：関口

プロセス	担当者	手　順	リスクの予見・回避
説明	Dr・Ns	・患者に輸血を投与すること、副作用出現の可能性などを説明する。	・分かりやすい言葉で説明する。 →専門用語は使わない
準備	Ns	・患者さまに18Gか20Gの静脈留置針を留置する。	・しっかり固定して！
確認	Ns	・Ns2人でダブルチェックする 指示簿・血液型報告書を見ながら 患者氏名・血液型・輸血を確認。	・しっかり確認！ 間違えたら大変！！
	Ns	・生食100mlに輸血用ルートを付け患者さまに投与し点滴の漏れがないか、きちんと滴下するか確認する。	・太い針刺すのだから何度も痛いのは嫌だな
実施	Ns	・生食のボトルから輸血にルートを付け替える。 ・開始から5分後に副作用のチェック以後5分ごとにチェック。	・針がパックを破らないように、必ずパックを横にし、台に置いて刺すこと ・輸血の劣化が始まっています。出庫したらできるだけ早く投与
確認	Ns	・投与開始から5分間は患者さまから離れず観察する。 ・その後10分・15分で患者さまの観察を行う。 ・以降も終了まで頻回に観察する。	・重篤な早期副作用は5分以内に出現 ・副作用があったら直ちに投与中止しDrに報告
終了	Ns	・Drの特別な指示がない限り、1時間から2時間以内で投与する。 ・輸血が終わったら生食に付け替えルート内の血液を投与し終了する。 ・患者さまの観察を行い、必要がなければ抜針する。 ・終了後伝票を処理。	・生食は全部投与しなくてもルート内の血液が投与されればOK ・しっかり止血して！！ ・ルート・輸血パックは医療廃棄物へ紹介状の後ろに挟む

この項の詳細は輸血マニュアルを参照

輸血投与時の事故防止 ②

2010/1/30　作成：関口

プロセス	担当者	手　順	リスクの予見・回避
		輸血方法（輸血セットの使い方）	

1. 発生したマクロアグリゲートが血液バッグに付着している場合があるため、血液バッグの排出口の付け根をもみほぐし、バッグを静かに左右または上下に振って内容物を混和します（そのまま3〜5分程度静置します注)。

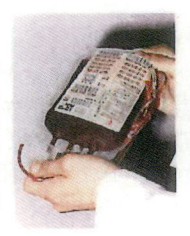

2. 血液バッグのピールタブを強く引き、排出口を露出させます。

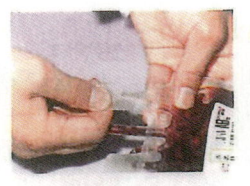

3. クレンメを完全に閉じた状態で、輸血セットのプラスチック針のプロテクターを外します（血液バッグにエアー針は不要です）。

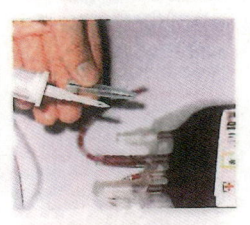

4. 血液バッグの排出口にプラスチック針を少しひねりながら、まっすぐ前進させ、根元まで十分に差し込みます。

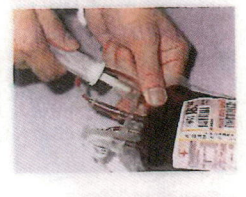

5. 血液バッグを点滴スタンドに吊り下げます（そのまま3〜5分程度静置します注)。

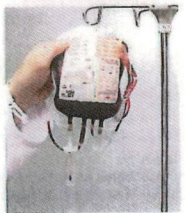

6. 輸血セットのクレンメを閉じた状態で、ろ過筒(ろ過網のある部分)を指でゆっくり押しつぶして離し、ろ過筒内に血液を満たします。

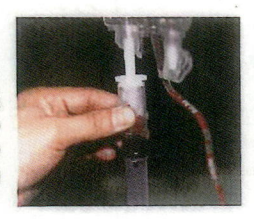

7. 点滴筒(ろ過網のない部分)を指でゆっくり押しつぶして離し、点滴筒の半分程度まで血液をためます。

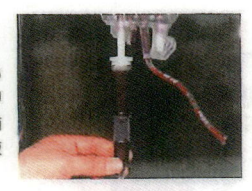

8. クレンメを徐々に緩めて静脈針等の針先まで血液を導き、再びクレンメを確実に閉じます。

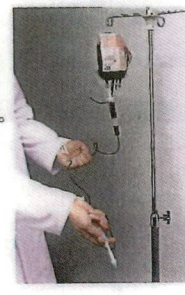

9. 静脈針等が確実に接続されていることを確認してから、プロテクターをまっすぐ引いて外し、血管に穿刺して固定します。

10. クレンメを徐々に緩め、点滴を観察しながら速度を調節し、輸血を行います。

注)赤血球M・A・P製剤の輸血時にマクロアグリゲートによる目詰まりを防止するため、上記1または5のいずれかの過程で3〜5分程度静置します。

資料出所：日本赤十字血液事業本部より

この項の詳細は輸血マニュアルを参照

輸血の管理

輸血(休日):発注手順

2010/1/30 作成:関口

プロセス	担当者	手　順	リスクの予見・回避
輸血指示	Dr	・Drが指示簿・血液請求箋・血液製剤発注票に記入。	・血液製剤発注票はNsが記入してもよいが記入後必ずDrに確認する。
指示受け	Ns	・指示受けNsは請求箋にサイン。 ・**血液交差試験(クロスマッチ)用** ・血液(7ml)を採取 ・血液型報告書がなければ ・血液型(2ml)も採取しておく	・血液型報告書と輸血同意書があるか必ず確認。
連絡・呼び出し	Ns 日当直事務 検査技師	・血液製剤使用であることを事務に伝え検査技師を呼び出す 技師携帯:×××-××××-××××	
発注	Ns	≪血液型が分かっている場合≫ ・看護師が血液センターへ電話し確認 TEL:×××-×××-×××× ・血液センターへ血液製剤発注票をFAXする FAX:×××-×××-×××× ・血液センターへ内容確認のTEL	・FAXは検査課で保管する。 ・緊急の場合はその旨を伝え、急ぎで持って来てもらう。 ・受け取り場所は受付にする。
	検査技師	≪血液型不明な場合≫ ・検査技師が到着し血液型が分かってから技師が発注する	
受け取り	日当直事務	・血液センターから血液製剤を受け取り、伝票にサイン ・以下は平日の輸血と同様	保存 RCC　検査課の冷蔵庫 PC　ローター振とう FFP　冷凍庫

この項の詳細は輸血マニュアルを参照

医療安全

❺ 透析ケアに関する事故防止

　当院透析室では、入院・外来合わせて約110人の患者さまが治療を受けています。スタッフは看護師、技士、エイドの総勢20人で勤務していますが、限られた数のスタッフで透析中の医療事故を起こさないよう細心の注意を払っています。しかし、そんな中でもインシデントやアクシデントが発生してしまうのが現状です。内容としては確認不足や思い込み、さらには危機管理面での基準化されていなかった部分にアクシデントが発生してしまった事例も経験し、透析中の事故防止対策の徹底を教訓としました。

　今回、基準・手順マニュアルの修正・追加作成の見直しに当たり、いままで間違いの多かったことに対しての改善策が提案され、これまでの業務手順の見直し・統一がされました。このことはこれからも起こる可能性の高いリスクを未然に回避していける手がかりにつながっていくものと思います。

　しかし、この基準・手順マニュアルは完璧なものではありません。今後も患者さまとの信頼関係を築くことが医療安全の第一歩と考え、日々の業務の中で気づいたことは一人ひとりが主体的な改善行動につなげていきたいと思います。

透析ケアに関する事故防止

プライミング法

2010/01/27　作成：清水

プロセス	担当者	手　順	リスクの予見・回避
前日準備	Ns エイド	・透析前日に翌日の患者さまの使用するダイアライザー、回路、針、ペアンを用意する。	ダイアライザー変更注意！！
セッティング	Ns・ME	・前日に、ベッドに配られているダイアライザーをネームプレートで確認してから、回路をセッティングする。	ダイアライザー合っている？クランプすべて閉まっている？
プライミング	Ns・ME	・プライミングモードにしてからプライミングを始める。	プライミングの目的って？？ ・回路の洗浄　滅菌物、異物の除去。 ・回路内に生食を満たし空気を抜く。
抗凝固剤の取り付け	Ns・ME	・その日の注射係が抗凝固剤を注射箋を見ながら準備する。 ・ベッドに置かれているネームプレートの抗凝固剤を確認しながら配る。 ・プライミングを行っているスタッフが再度確認し、シリンジ内のエアを抜きとりつける。	抗凝固剤注意！！間違いはショックの危険が…

この項の詳細は透析室マニュアル（看護）を参照

透析ケアに関する事故防止

透析前後の体重測定

2010/01/27　作成：清水

プロセス	担当者	手　順	リスクの予見・回避
透析前の体重測定	Ns・MEエイド	★透析開始前に体重を測定。DW（ドライウェイト）まで、除水を行う。 **DWって？？** 本来、尿などで身体の外に排泄されるべき水分を除いて、血圧、心胸比がベストで浮腫等もない状態。 ★**体重測定の注意点** ・服装は原則同じもので。（体温調節はアウターで） ・体重計のメモリ0を確認してから乗ってもらう。 ★**車椅子の場合** 車いすに乗ったまま測定その後、車いすの重さだけ引く。 ★**スケールベッドの場合** ・ストレッチャーからバスタオルで移動。 ・その後、経過表上でバスタオル分を差し引く。 どんな時にも測定者の**サイン**を！！	・透析患者さま、尿がほとんど出ないもんね 通常1日1～1.5ℓ 季節の変わり目要注意！！ タオルや上着持っていないか要確認！！
透析後の体重測定	Ns・MEエイド	★測定方法は透析後と同様。 目標より**500g**以上の誤差あり ⇩ **Dr報告！！**	

新規作成

透析ケアに関する事故防止

透析穿刺・介助手順

2010/01/27　作成：尾川

プロセス	担当者	手　順	リスクの予見・回避
穿　刺	Ns・ME	・シャントスリル音の確認、血管の走行を確認し、。 ・穿刺部位を決める。 ・穿刺部位の消毒。 ・V側穿刺 ・V側回路に接続。 ・A側穿刺 ・A側回路に接続。	音はきちんとしていますか？狭窄音は？？ ・皮膚の状態は問題ないかなぁ？ ・消毒きちんとしてね！感染したら困るから… ・針刺す所ずらしてね腫らさないで!!! ・シャントが×になっちゃう接続間違わないで!!!
介　助	Ns・ME	・穿刺ができる状態に準備。（防水紙、駆血帯） ・穿刺後内針を抜いたら、外筒のエアを抜き、穿刺者が回路に接続。 ・穿刺部にインジェクションパットを貼り、テープで固定。 ・A側穿刺後も同様。 ・穿刺者が除水量、時間除水、抗凝固剤注入量をコンソールに入力、ダブルチェック、レ点チェック。 ・透析経過表に穿刺者、介助者、バイタルを記入。 ・抑制帯をする(必要者)。	・V側はきちんと空気を抜いてね(^-^)血管に入っちゃうよ!! ・テープきちんと貼って針が抜けたら困るよ!!! ・抗凝固剤入ってる？血が固まっちゃうよ… ・透析スイッチONにした？ ・忘れないで!延長嫌よ!!サインもれないように、次に何かあっても確認できないよ!!! ・血管の圧迫気を付けて抑制して…シャントが×になっちゃうよ!!!(-"-)
透析開始	Ns・ME	・コンソールに除水量を入力。 ・血流量、抗凝固剤、ダイアライザーを確認。 ・ダブルチェックを行い、透析スイッチを入れる。	ダブルチェック大事だよ！！ 透析ON忘れていない？

この項の詳細は透析室マニュアル（看護）を参照

透析ケアに関する事故防止

返血操作と止血方法手順

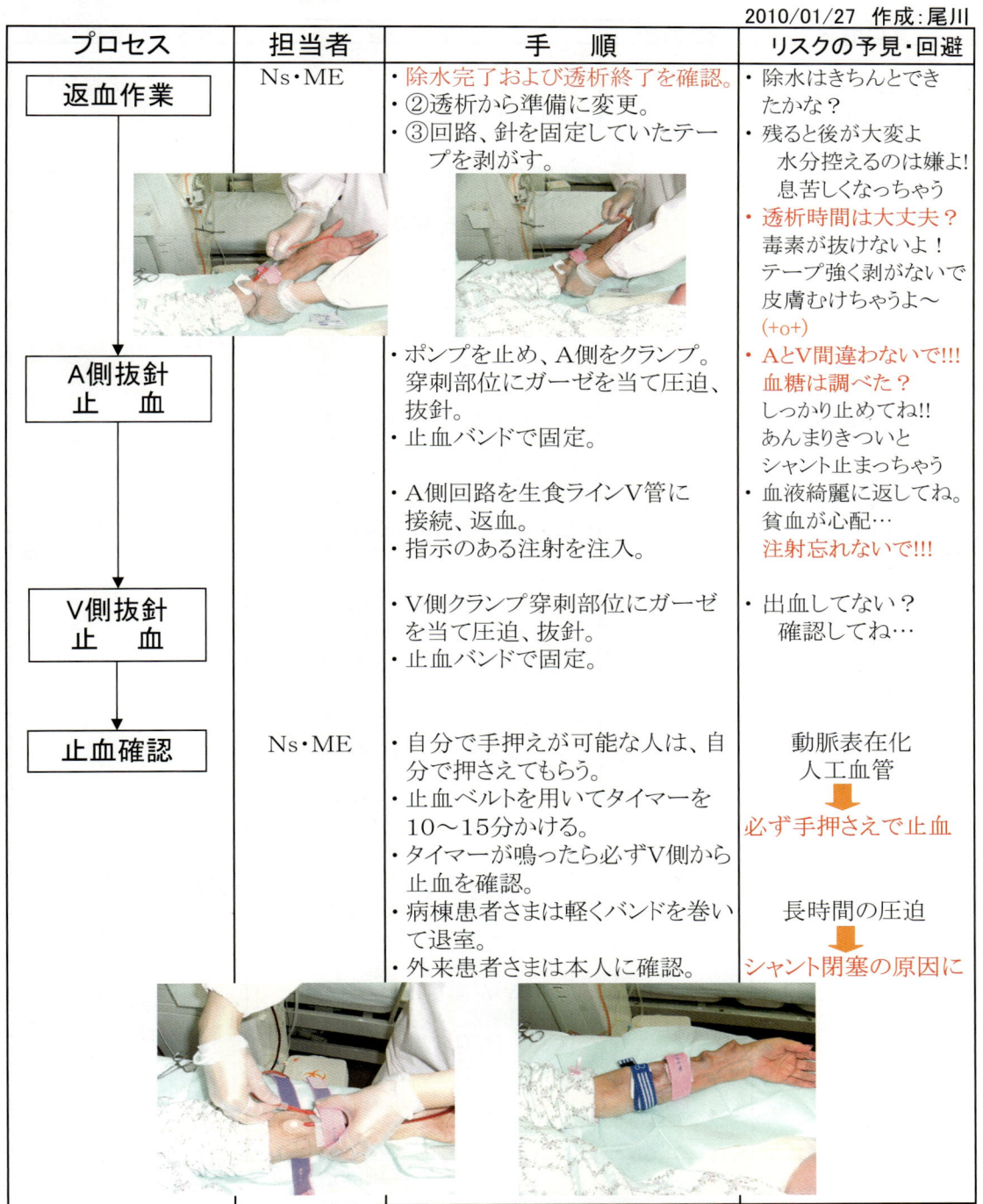

2010/01/27 作成：尾川

プロセス	担当者	手　順	リスクの予見・回避
返血作業	Ns・ME	・除水完了および透析終了を確認。 ・②透析から準備に変更。 ・③回路、針を固定していたテープを剥がす。	・除水はきちんとできたかな？ ・残ると後が大変よ 　　水分控えるのは嫌よ！ 　　息苦しくなっちゃう ・透析時間は大丈夫？ 　毒素が抜けないよ！ 　テープ強く剥がないで 　皮膚むけちゃうよ〜 　(+o+)
A側抜針 止　血		・ポンプを止め、A側をクランプ。穿刺部位にガーゼを当て圧迫、抜針。 ・止血バンドで固定。 ・A側回路を生食ラインV管に接続、返血。 ・指示のある注射を注入。	・AとV間違わないで!!! 血糖は調べた？ しっかり止めてね!! あんまりきついと シャント止まっちゃう ・血液綺麗に返してね。 貧血が心配… 注射忘れないで!!!
V側抜針 止　血		・V側クランプ穿刺部位にガーゼを当て圧迫、抜針。 ・止血バンドで固定。	・出血してない？ 　　確認してね…
止血確認	Ns・ME	・自分で手押えが可能な人は、自分で押さえてもらう。 ・止血ベルトを用いてタイマーを10〜15分かける。 ・タイマーが鳴ったら必ずV側から止血を確認。 ・病棟患者さまは軽くバンドを巻いて退室。 ・外来患者さまは本人に確認。	動脈表在化 人工血管 ↓ 必ず手押さえで止血 長時間の圧迫 ↓ シャント閉塞の原因に

この項の詳細は透析室マニュアル（看護）を参照

透析ケアに関する事故防止

透析患者申し送り（透析⇔病棟）

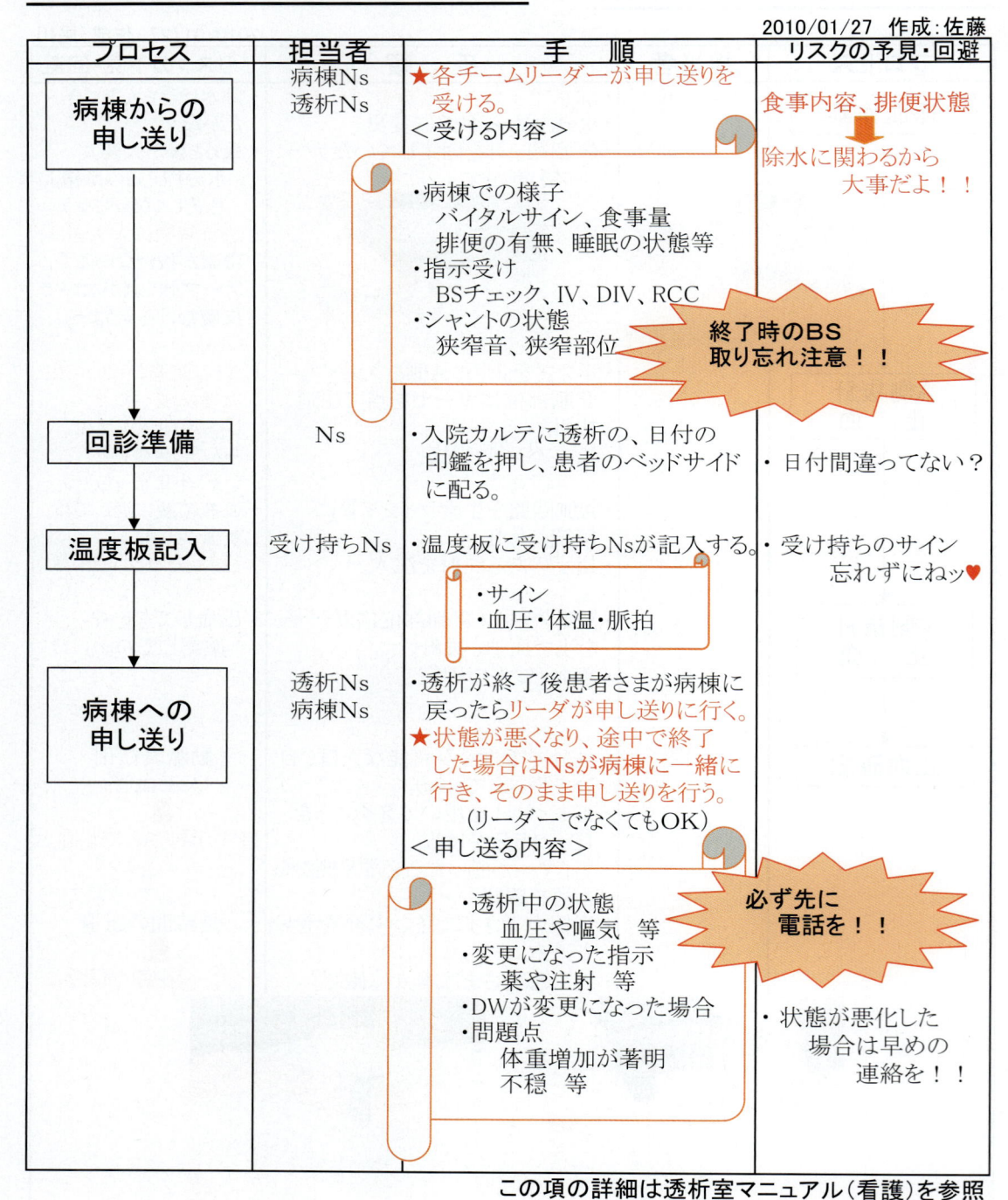

2010/01/27　作成：佐藤

プロセス	担当者	手　順	リスクの予見・回避
病棟からの申し送り	病棟Ns 透析Ns	★各チームリーダーが申し送りを受ける。 <受ける内容> ・病棟での様子 　バイタルサイン、食事量 　排便の有無、睡眠の状態等 ・指示受け 　BSチェック、IV、DIV、RCC ・シャントの状態 　狭窄音、狭窄部位	食事内容、排便状態 除水に関わるから大事だよ！！ 終了時のBS取り忘れ注意！！
回診準備	Ns	・入院カルテに透析の、日付の印鑑を押し、患者のベッドサイドに配る。	・日付間違ってない？
温度板記入	受け持ちNs	・温度板に受け持ちNsが記入する。 　・サイン 　・血圧・体温・脈拍	・受け持ちのサイン忘れずにねッ♥
病棟への申し送り	透析Ns 病棟Ns	・透析が終了後患者さまが病棟に戻ったらリーダが申し送りに行く。 ★状態が悪くなり、途中で終了した場合はNsが病棟に一緒に行き、そのまま申し送りを行う。 　（リーダーでなくてもOK） <申し送る内容> ・透析中の状態 　血圧や嘔気　等 ・変更になった指示 　薬や注射　等 ・DWが変更になった場合 ・問題点 　体重増加が著明 　不穏　等	必ず先に電話を！！ ・状態が悪化した場合は早めの連絡を！！

この項の詳細は透析室マニュアル（看護）を参照

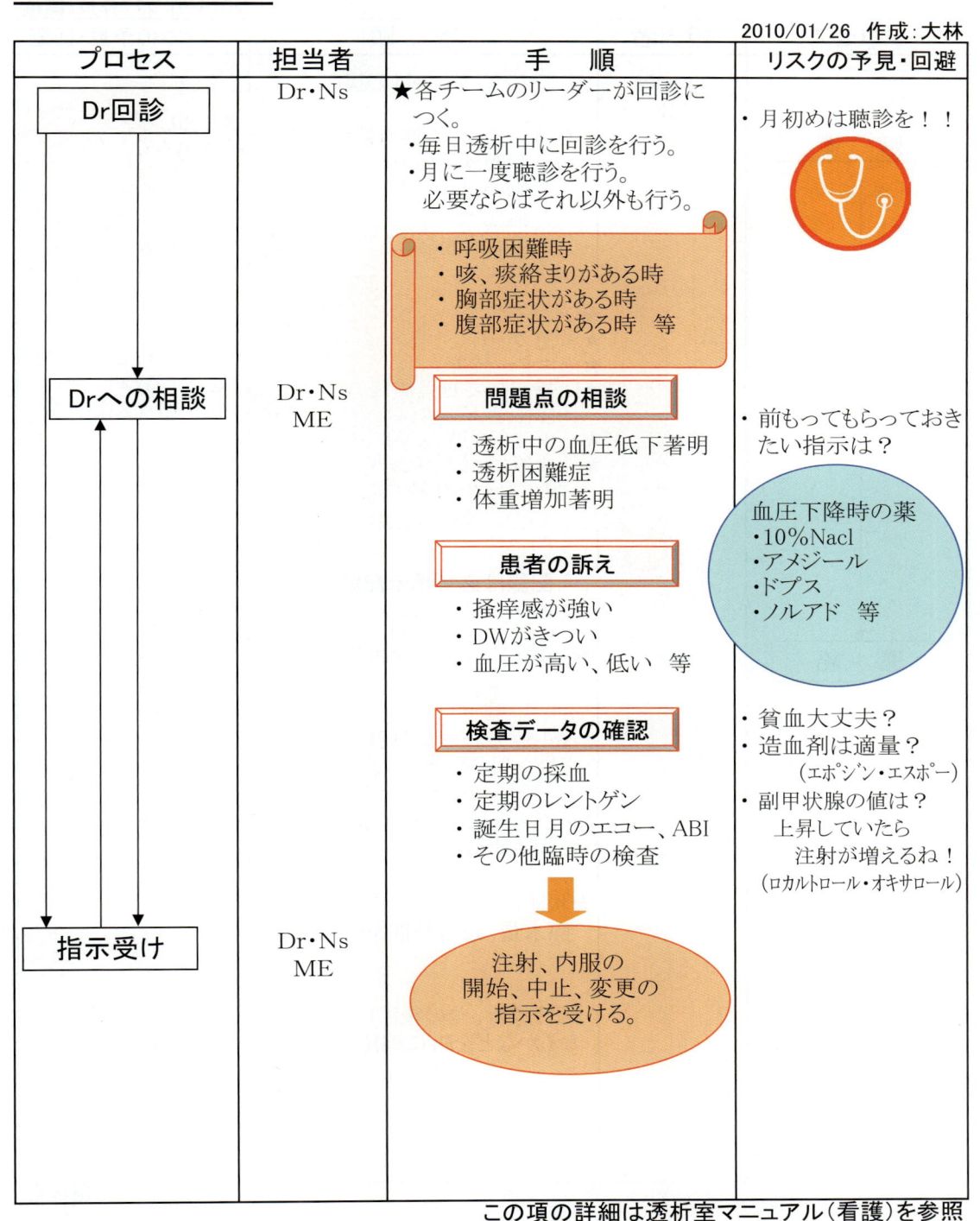

透析ケアに関する事故防止

透析患者の回診

2010/01/26　作成：大林

プロセス	担当者	手　順	リスクの予見・回避
Dr回診	Dr・Ns	★各チームのリーダーが回診につく。 ・毎日透析中に回診を行う。 ・月に一度聴診を行う。 　必要ならばそれ以外も行う。 ・呼吸困難時 ・咳、痰絡まりがある時 ・胸部症状がある時 ・腹部症状がある時　等	・月初めは聴診を！！
Drへの相談	Dr・Ns ME	問題点の相談 ・透析中の血圧低下著明 ・透析困難症 ・体重増加著明 患者の訴え ・掻痒感が強い ・DWがきつい ・血圧が高い、低い　等 検査データの確認 ・定期の採血 ・定期のレントゲン ・誕生日月のエコー、ABI ・その他臨時の検査	・前もってもらっておきたい指示は？ 血圧下降時の薬 ・10％Nacl ・アメジール ・ドプス ・ノルアド　等 ・貧血大丈夫？ ・造血剤は適量？ 　（エポジン・エスポー） ・副甲状腺の値は？ 　上昇していたら 　　注射が増えるね！ （ロカルトロール・オキサロール）
指示受け	Dr・Ns ME	注射、内服の開始、中止、変更の指示を受ける。	

この項の詳細は透析室マニュアル（看護）を参照

透析ケアに関する事故防止
透析患者の急変時の対応

2010/01/27　作成：高橋

プロセス	担当者	手　順	リスクの予見・回避
応援 観察 処置	Dr・Ns ME	・スタッフに声をかけ応援を呼ぶ。 ・意識レベル、状態確認する 　　呼吸状態は？ 　　脈拍は？ 　　血圧は？ ・③すぐに補液を行う。 ★Drコール ★救急カート ★モニター装着 ★Dr指示にて処置施行 　（返血、ライン確保） ★心停止⇒心臓マッサージ ★返血後はA側を抜針し 　V側はライン確保とする。 記録は必ず掲示記録で！！	声を出して人を集めて！！ ・他の患者さまをみる人も大事！！ 　役割分担が大切！！ ・透析中は血管確保されてるね 　抜いちゃ×よ！！
連絡	Ns	★病棟に連絡（一般病棟、ICU） ・ストレッチャーにて病棟へ。 ・病棟へ降りる時には必ず 　Nsが一緒に行くこと！！ ・状況を病棟に申し送る。 ・家族に連絡を取る。 ★状態が落ち着いたら 　除水量、透析時間を確認 臨時透析、その後ICU透析になるかなどをDrに確認する。	・早めに連絡を～ 　病棟でも準備が 　あります！！

新規作成

緊急時こそ落ち着いて！

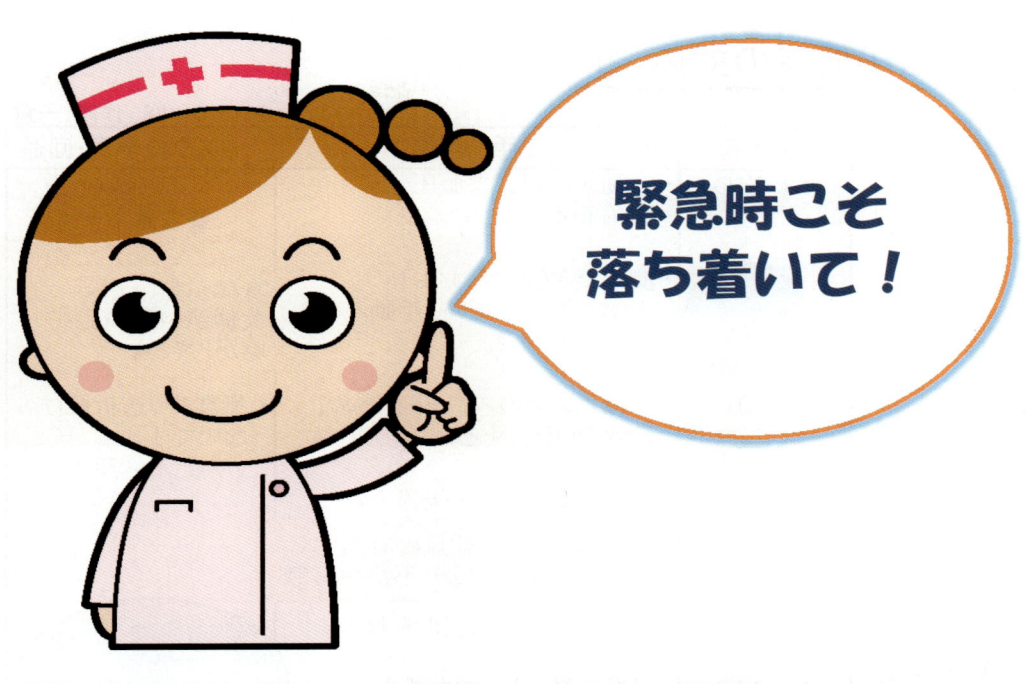

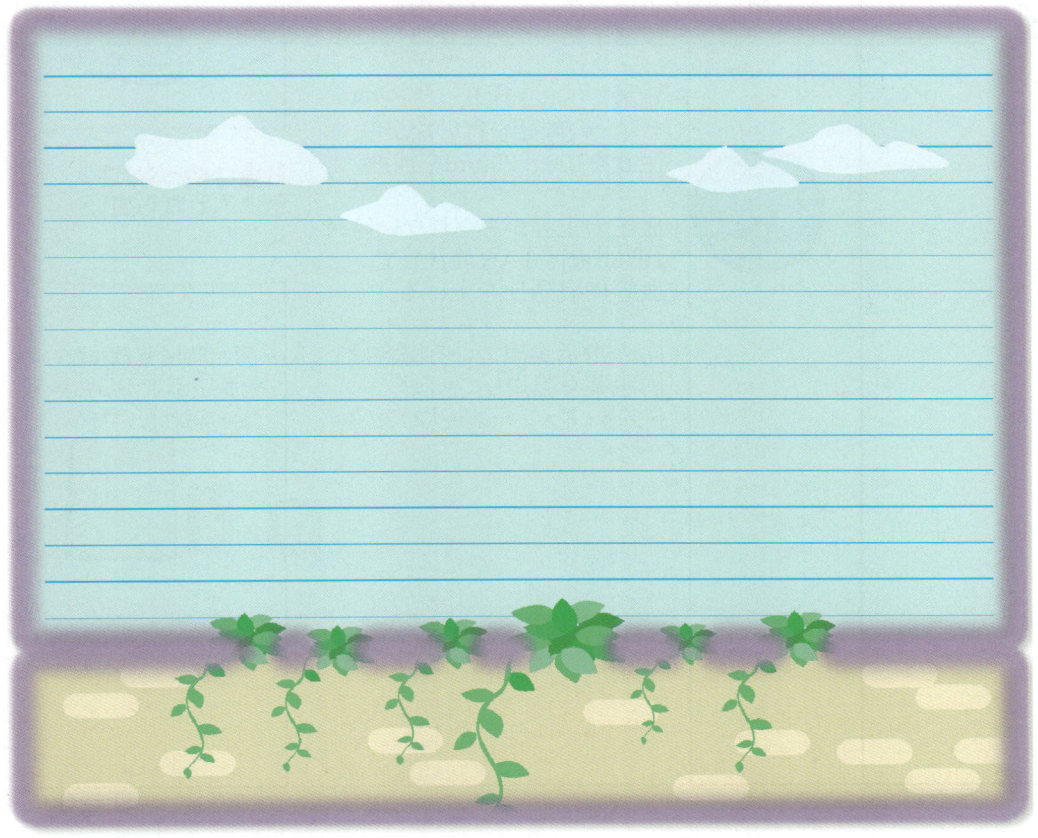

透析ケアに関する事故防止

透析中の血圧低下の対応 ①

2010/01/26 作成：一倉

プロセス	担当者	手　順	リスクの予見・回避
バイタル測定	Ns・ME	・自動血圧計にて血圧、脈拍測定。 ・測定できない時は血圧の大幅な低下を疑い、手動にて再度測定。	**要注意** 身体が熱いよ〜 欠伸が…眠いよ… 胸がドキドキ…
機械操作	Ns・ME	・血液ポンプのスピードを緩め、除水をOffにする。	・無理やり透析続けないで！！ いったん休憩！！
観察 アセスメント	Ns	・患者さまの状態を確認。 　血圧　脈拍　意識の有無 　顔色　発汗　気分不快の有無 ・周りのスタッフに援助を頼む。	1人で抱え込まないで！！
処　置	Ns・ME	・下肢を挙上し、枕を外す。誤嚥予防のため左側臥位にする。 ・意識レベルと症状、バイタルサインの確認を行いながら、生食を100〜200mlを補液。 ・血圧の上昇がみられない時は10％Naclを1Aを静注して血管内浸透圧を上げる。 ・Drの指示が出ている場合は内服薬を服用してもらう。 ドプス・アメジール・リズミック	**お塩はゆっくり注入** 急に入れたら痛いよ！！ ・開始時に薬飲まないと血圧が下がっちゃう。(*_*)忘れないで…

（②へ続く）

新規作成

透析ケアに関する事故防止

透析中の血圧低下の対応 ②

2010/01/26　作成：一倉

プロセス	担当者	手　順	リスクの予見・回避
除水再開 → 観察 → 報告	Ns・ME	・症状と血圧の回復具合に合わせながら徐々に徐水量を上げていく。 ・5～15分おきにバイタル確認。 ・血圧の上昇がみられず、除水困難な場合は、Drに報告。指示を受ける。 　・透析継続の有無 　・ECUM併用の有無 　・中止の場合臨時HDの有無	QBちゃんと元に戻した？ ・急な除水は禁物 　身体がついていかないよ ・つらくて…(@_@;) 　お水は引かないで～ ・終りにして・・・(ToT)/~

新規作成

透析ケアに関する事故防止

透析中の胸痛の対応

2010/01/26 作成：一倉

プロセス	担当者	手　順	リスクの予見・回避
機械操作	Ns・ME	・血液ポンプのスピードを緩め、除水をOffにする。	・無理しないで！！いったん透析休憩。
観察アセスメント	Ns・ME	・バイタル測定。疼痛の部位と程度の確認。	**要注意**「胸がドキドキする。」「脈が飛ぶ…。」「何となくな胸が変。」
		・既往歴の確認。心疾患を持っている人はモニター装着。	狭心症・心筋梗塞・不整脈の見落としは命取りに！！
報　告	Ns・ME	・不整脈が出ている時はDrに報告。	・その他の疾患も見落とさないで！！
		こんな不整脈には注意 ・上室性期外収縮 ・発作性上室性頻拍 ・心房細動 ・心室性期外収縮 ・Ⅱ度以上のA-Vブロック ・洞徐脈・洞機能不全	・大動脈疾患 ・肺疾患 ・消化器疾患等
	Dr・Ns ME・エイド	・救急カート、酸素吸入の準備。 ・Drの指示のもと処置を施行。	
処　置	Ns・ME	・血圧低下時は生食100ml補液。 ・胸痛が消失したら透析再開。	・QBちゃんと戻してね。効率悪くなっちゃうよ!!!急に除水上げないでやっと落ち着いたところなんだから…。
透析再開		**再設定** ・血流量 ・除水量 ・除水速度	・DW合っている？ ・最近ちょっと太った？体重増加多いかな？
報　告 指示受け	Dr・Ns ME	⑥消失しない時はモニター装着。 ⑦Drに報告し、指示を仰ぐ。	

新規作成

透析ケアに関する事故防止

透析中の下肢つれの対応

2010/01/26　作成：一倉

プロセス	担当者	手　順	リスクの予見・回避
観　察 アセスメント 処　置	Ns・ME	・周りにいるスタッフに 　援助を求める。 ・同時に痙攣している足を 　ゆっくりと伸展させる。	一人で抱えこまないで！！ ・いっぺんに 　全部はできないよ！ ・力を入れて 　しっかり伸ばして！！
機械操作	Ns・ME	・血液ポンプのスピードを緩め、 　除水をOffにする。	・透析はいったん休憩。 　まずはこのつれ 　　　　　何とかして！！
観　察 処　置		・血圧を測定。 　血圧低下の有無の確認。 ・筋肉の血流量の低下を補うた 　め、生食を100ml補液。 ・それでも治まらない時は 　10%Naclを静注。 ・患部を湯タンポで温める 　マッサージを行いながら、 　疼痛緩和を図る。	・血圧が低下していない 　という事は…？ 　体重は適正かなぁ 　　　　　　(?_?) ・塩はゆっくり入れてね 　急に入れたら痛いよ。 湯タンポの 火傷に注意!!!
機械操作	Ns・ME	・下肢つれが消失したら透析再開。 　再設定 　　・血流量 　　・除水量 　　・除水速度	・QB戻してくれた？ 　効率悪くなっちゃうよ。
観　察	Ns・ME	・再開後、再度下肢つれ、 　血圧低下がないか透析終了まで 　観察。	・急にたくさん 　除水しないで！！ 　またつれちゃうかも。 ・嫌だけど、今日は 　延長覚悟かなぁ～。 ・体重増加も 　気を付けて！！ ・DWは合っている？

新規作成

透析ケアに関する事故防止

透析患者の自己抜針時の対応 ①

2010/01/26　作成：一倉

プロセス	担当者	手　順	リスクの予見・回避
発見直後の対応 → 機械操作 → 観察アセスメント → 報告 → 処置 → 返血	Ns・ME	・穿刺口を圧迫、止血を試みると同時に、血液ポンプを止め、周りのスタッフに援助を頼む。 ・患者の状態、バイタルサイン出血量を確認。 ・発見が遅れ、大量に失血している場合は直ちにDrに報告。ショック時の対応をとる。 ・下肢挙上 ・適宜バイタルサインのチェック ・救急カート、モニター、酸素の準備 ・Drの指示のもと下記施行 　補液　モニター管理　酸素吸入 　検査　輸血の準備 ・A側、V側どちらが抜けたかを確認する。ダイアライザー内の血液を返血できるかを確認する。 ・A側が抜けた場合 　エアだけでなく不潔となった血液の再吸収の可能性がある場合は返血しない。 ・V側が抜けた場合 　新たに返血用の血管を確保し、返血する。 ・シャント肢の状態によっては返血できない場合もある。 穿刺部位の腫脹 静脈圧に留意！！！ （②へ続く）	・警報鳴ったらリセット押してそのまま離れないで シャント肢の確認を！！ 要注意 ・静脈側は警報鳴らないこともあるよ 要注意！！ ・空気が身体に入ったら死んじゃうよ！！ ・汚れた血液は感染の危険が！！ ・「腕が痛い〜　膨らんでいるよ〜」

新規作成

透析ケアに関する事故防止

透析患者の自己抜針時の対応 ②

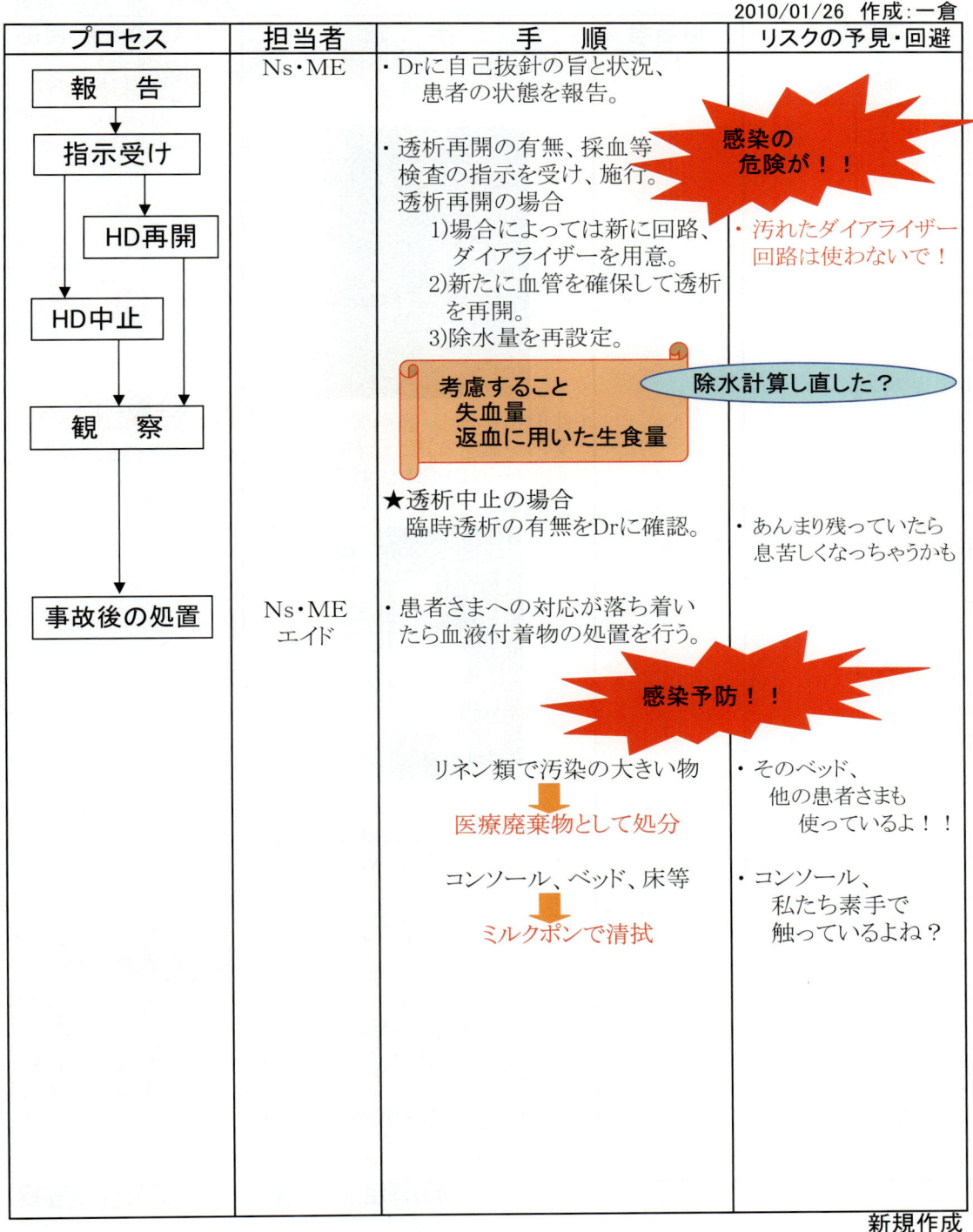

2010/01/26　作成：一倉

プロセス	担当者	手　順	リスクの予見・回避
報告 → 指示受け → HD再開 → HD中止 → 観察 → 事故後の処置	Ns・ME	・Drに自己抜針の旨と状況、患者の状態を報告。 ・透析再開の有無、採血等検査の指示を受け、施行。 透析再開の場合 　1)場合によっては新に回路、ダイアライザーを用意。 　2)新たに血管を確保して透析を再開。 　3)除水量を再設定。 考慮すること 　失血量 　返血に用いた生食量 ★透析中止の場合 　臨時透析の有無をDrに確認。	**感染の危険が！！** ・汚れたダイアライザー回路は使わないで！ 除水計算し直した？ ・あんまり残っていたら息苦しくなっちゃうかも
	Ns・ME エイド	・患者さまへの対応が落ち着いたら血液付着物の処置を行う。 **感染予防！！** リネン類で汚染の大きい物 　↓ 医療廃棄物として処分 コンソール、ベッド、床等 　↓ ミルクポンで清拭	・そのベッド、他の患者さまも使っているよ！！ ・コンソール、私たち素手で触っているよね？

新規作成

透析ケアに関する事故防止

透析患者の注射取り扱い

2010/01/26　作成：狩野

プロセス	担当者	手　順	リスクの予見・回避
準　備	Ns	・当日の朝、注射係が注射指示簿を見ながら用意する。	**要注意！！** ・曜日別の単位の変更 　オキサロール 　　月　5μ 　　水　7.5μ 　　金　5μ 　　　　　　など… ・ネスプは単位ごとで曜日が違うよ！！
配　布	Ns	・注射指示簿と、経過表の注射薬の記載を確認しながら配り、コンソールの横の注射入れに入れる。	**要注意！！** ・指示簿と経過表の記載が合わない時もあるよ！！
投　与	Ns・ME	・注射を配ったら、経過表の注射薬記載のところにレ点を入れる。 ・返血操作に入る前に経過表の記載されている注射薬と、注射入れに入っている注射薬を確認する。 ・返血操作中に、投与を行う。この時、声を出して患者さまに伝わるようにする。 ・返血後、経過表の投与した注射の欄にサインする。	**注射の入れ忘れ要注意！！** ・「貧血を改善する注射が入りまーす。」
記　録			

この項の詳細は透析室マニュアル（看護）を参照

透析ケアに関する事故防止

透析患者の輸血

2010/01/27　作成：狩野

プロセス	担当者	手　順	リスクの予見・回避
指示受け	Dr・Ns	・血液請求箋をDrに記入してもらう。 ・同意書を患者さまに記入してもらう。 ・外来患者さま 　血液請求箋を検査に下ろす。 　クロス採血を行う。 ・入院患者さま 　血液請求箋を病棟に下ろす。 　クロス採血を行う。	同意のうえでネ!! ・宗教によってはできないことも…。 ・クロスの検体は3日間保存できるから〜
確認作業	Ns・検査	輸血当日 ・検査より連絡がきたらNsが取りに行く。 （入院の場合⇒病棟Ns）	・「エイズさ〜ん」って頼んじゃダメダメ。 伝票見ながらチェック ・番号が合っているか確認は慎重に！！
実　施	Ns・ME	・Drの確認等が済んだら輸血を開始。	
観　察		・最初はゆっくり。 5分、15分後でバイタルサインと状態確認。 ・胸部症状　・呼吸困難 ・発疹　　　・掻痒感 ・発熱　　　・血圧低下 ・約1時間で終了するように滴下を合わせる。 ・輸血が終了したらバイタルサイン副作用の有無の確認をする。	・時間もよく見て！！熱はなかった？ ・滴下は大丈夫？早すぎないかな？
書類整理	Ns	・血液製剤のテープは ・透析室の控えに ・経過表に ・入院の方は注射箋	・シールは医事伝票は貼らないんだよ〜

この項の詳細は看護業務手順No2を参照

透析ケアに関する事故防止
透析患者の処方箋取り扱い

2010/01/27　作成：佐藤

プロセス	担当者	手　順	リスクの予見・回避
臨時処方箋	Dr・Ns 薬剤師	・Drに処方箋を記入してもらう。 　外来患者さま…院外処方 　入院患者さま…院内処方 生活保護の方などの処方箋に注意！！ 院外処方…FAXして患者さまに取りに行ってもらう。 院内処方…医事課、薬局、病棟に伝票を分ける。 　透析で使用する薬の伝票は透析室に。	・Drのサインは、フルネームで！！ ・日付、入っている？ ・単位も書いてもらって 　軟膏、クリームは塗る部位もネ！！ デキスタチップ、針は院内処方(=^・^=)
定期処方箋	Dr・Ns 薬剤師 医事課	外来患者さま ・毎週水曜日に院長が処方箋をチェックする ・木曜日に医事課が取りにきて処理する ★月・水・金の方…月曜日に渡す ★火・木・土の方…火曜日に渡す ★夜間の方…月曜日に処方箋を渡す。水曜日の透析前に取りに行く 入院患者さま 病棟管理 ★変更があった場合 外来患者さま ・処方箋、処方録を直す ・透析室に原本がある場合…定期変更メモを記入　医事課へ下ろす ・原本が医事課にある場合…TEL！！ 入院患者さま ・Drに院内処方箋に記入してもらう。 ・Drにカルテの処方欄に記入してもらう。 ・処方箋を薬局に下ろす。 ・病棟に申し送る。 ⇒詳細は外来透析定期処方参照	インシュリンだけ処方はOK 針だけはNG 処方箋必ず渡してね！ ・変更あったけど大丈夫？ ・何事も「ほうれんそう」大事なんだなぁ〜。(^◇^)

この項の詳細は透析室マニュアルを参照

血液透析でできること

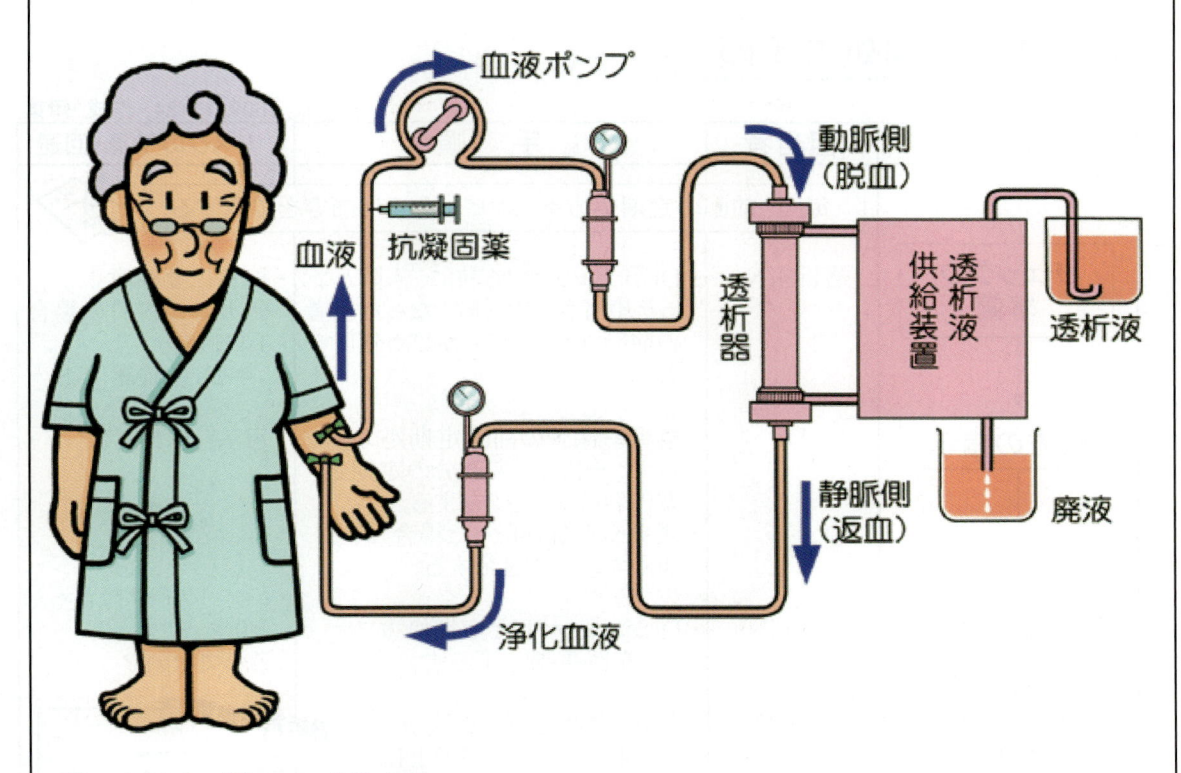

①老廃物の排泄
　　・・・尿素窒素やクレアチニン、不要になったホルモンや薬剤、有害物質などの排泄。

②水分、電解質の調整
　　・・・除水により体内の水分量を調整。また、透析液に含まれるNa. K. Ca. Mg. Pなどで電解質を調整。

③pHを調整
　　・・・重炭酸を補充し、血液を弱酸性に保つ。

透析ケアに関する事故防止

外来透析定期処方手順 ①

2009/11/24　作成：伊東

プロセス	担当者	手　順	リスクの予見・回避
		毎回、前回の定期処方箋のコピーを元に内容を確認する	
チェックの準備	透析室Ns	・Drがチェックする前に、入院となった患者さまや転院となった患者の前回コピーをあらかじめ外しておく。	・祝日に要注意！処方日が祝日の場合14日処方　⇒Drに確認！！
処方の指示	Dr	・透析室保管の前回定期処方箋のコピーにて、来週分の定期処方内容のチェックをする。 ・変更や追加があった場合は、前回コピーに追記する。	・用法も忘れずに
医事課へ渡す	透析室Ns	・Drがチェックした定期処方ファイルを医事課へ下ろす。	・レターケースはちゃんと見た？残ってない？
変更点の確認	医事課	・『透析定期変更メモ』を元に、前回打ち出し日から今回までの変更があった処方内容を確認する。（変更メモを添付）	
不明点の確認	医事課	・変更メモと前回コピーへの追記が異なっていたり、用法が不足しているものは必ず確認する。	・処方内容に変更があった時は絶対に記入すること！
変更の追加連絡	透析室Ns	・定期処方打ち出し日に処方内容に変更があった時は、変更メモを書くことはもちろん、電話にて医事課担当へ連絡を入れる。	・万が一、変更メモが渡らず、変更連絡が伝わらなかったら　大変！
	医事課	・電話連絡があった変更点は、メモにていつ誰から連絡があったのか記入しておく。	
処方箋入力・発行	医事課	・処方日にドクターソフトの日付を変更し、前回コピーを元に入力および処方箋の発行をする。席を離れる時は、日付を元に戻しておく。	・処方日の日付に注意 ⇓ 入力・発行途中で席を立つ時は、戻ってから再度日付の確認

この項の詳細は透析院外処方マニュアルを参照

透析ケアに関する事故防止

外来透析定期処方手順 ②

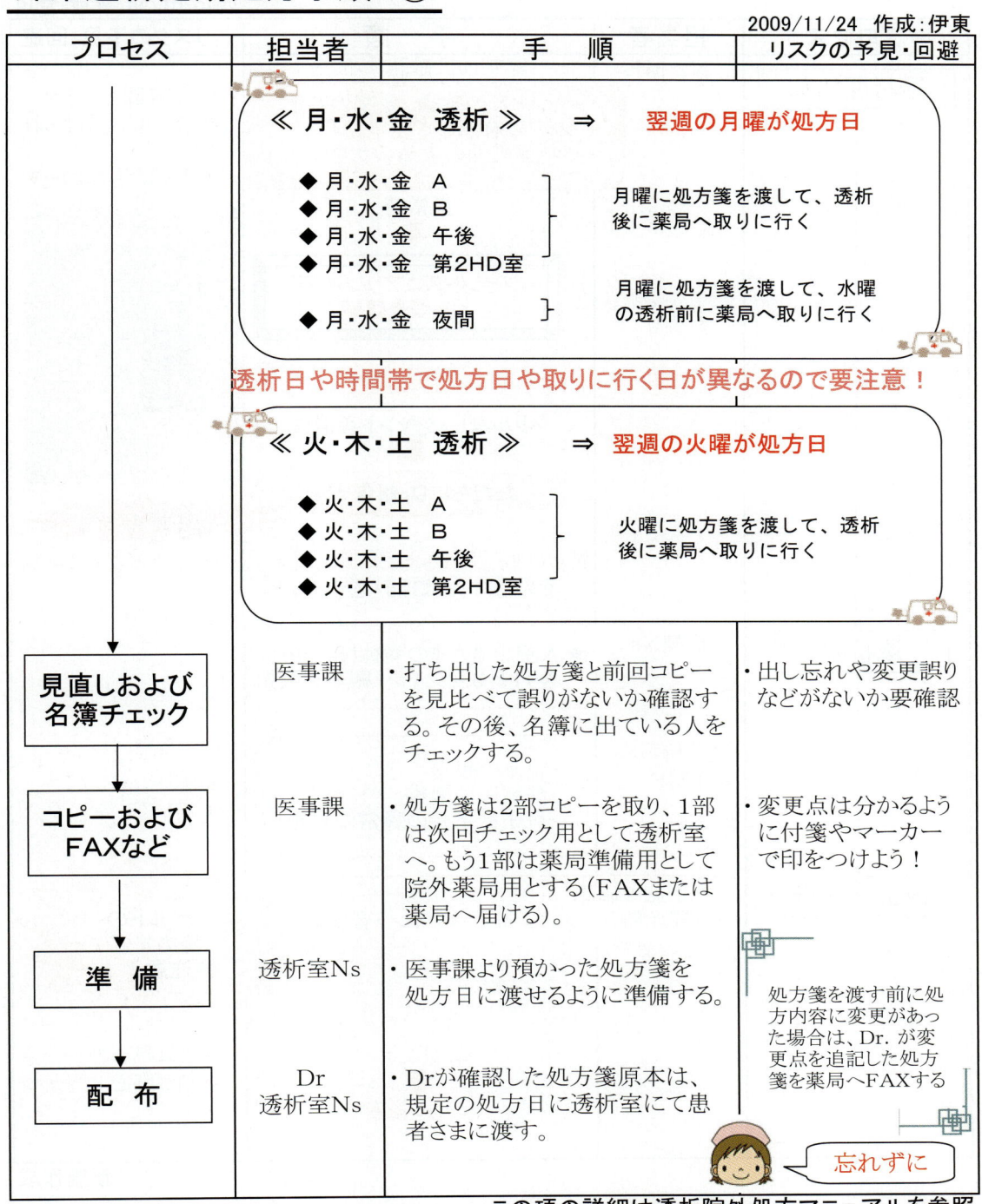

2009/11/24　作成：伊東

プロセス	担当者	手　順	リスクの予見・回避
		≪ 月・水・金　透析 ≫　⇒　翌週の月曜が処方日 ◆ 月・水・金　A ◆ 月・水・金　B ◆ 月・水・金　午後 ◆ 月・水・金　第2HD室　　　月曜に処方箋を渡して、透析後に薬局へ取りに行く ◆ 月・水・金　夜間　　　月曜に処方箋を渡して、水曜の透析前に薬局へ取りに行く		
		透析日や時間帯で処方日や取りに行く日が異なるので要注意！	
		≪ 火・木・土　透析 ≫　⇒　翌週の火曜が処方日 ◆ 火・木・土　A ◆ 火・木・土　B ◆ 火・木・土　午後 ◆ 火・木・土　第2HD室　　　火曜に処方箋を渡して、透析後に薬局へ取りに行く		
見直しおよび名簿チェック	医事課	・打ち出した処方箋と前回コピーを見比べて誤りがないか確認する。その後、名簿に出ている人をチェックする。	・出し忘れや変更誤りなどがないか要確認
コピーおよびFAXなど	医事課	・処方箋は2部コピーを取り、1部は次回チェック用として透析室へ。もう1部は薬局準備用として院外薬局用とする（FAXまたは薬局へ届ける）。	・変更点は分かるように付箋やマーカーで印をつけよう！
準　備	透析室Ns	・医事課より預かった処方箋を処方日に渡せるように準備する。	処方箋を渡す前に処方内容に変更があった場合は、Dr.が変更点を追記した処方箋を薬局へFAXする
配　布	Dr 透析室Ns	・Drが確認した処方箋原本は、規定の処方日に透析室にて患者さまに渡す。	忘れずに

この項の詳細は透析院外処方マニュアルを参照

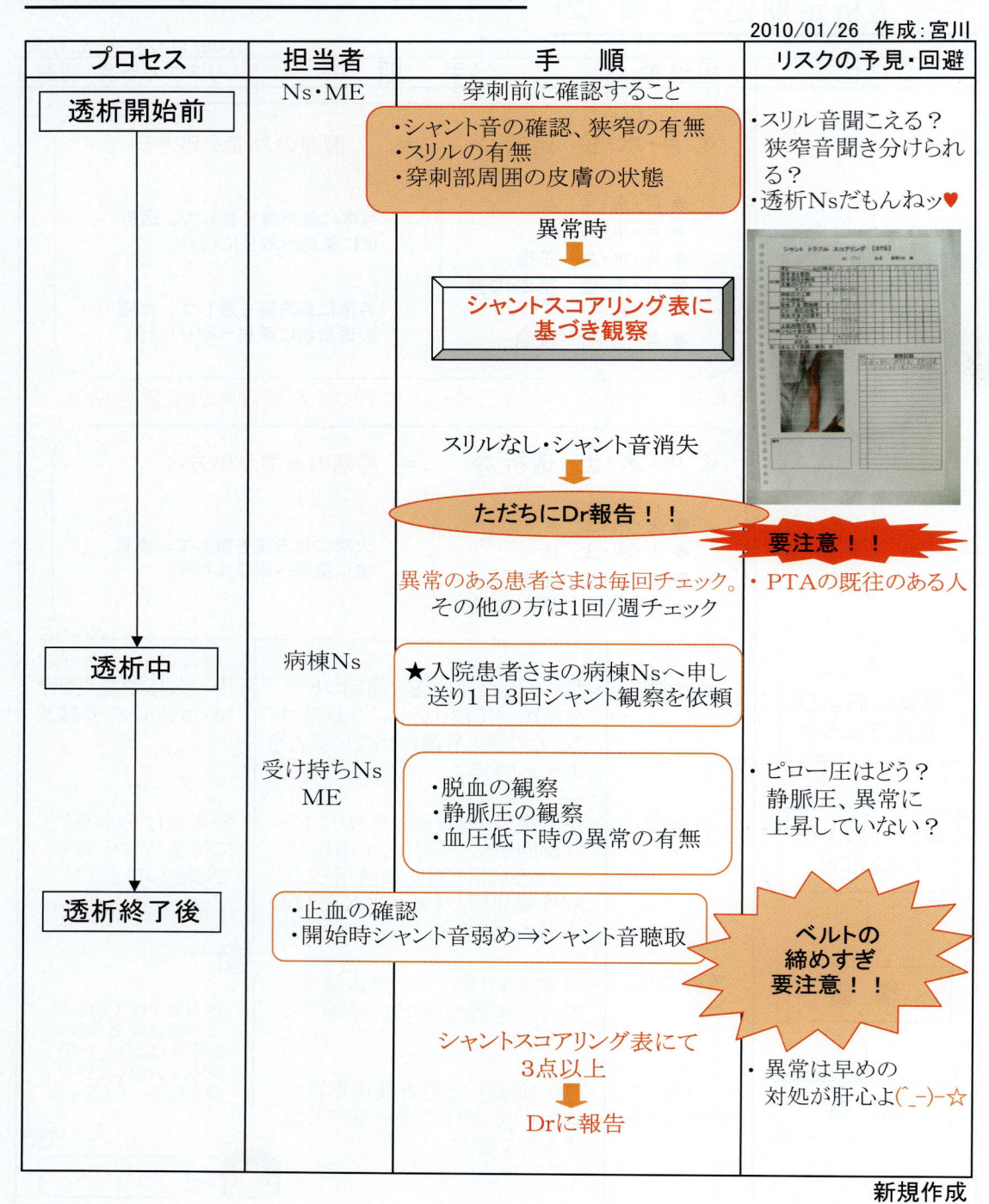

透析ケアに関する事故防止
透析室におけるシャント管理手順

2010/01/26 作成：宮川

プロセス	担当者	手　順	リスクの予見・回避
透析開始前	Ns・ME	穿刺前に確認すること ・シャント音の確認、狭窄の有無 ・スリルの有無 ・穿刺部周囲の皮膚の状態 ↓ 異常時 シャントスコアリング表に基づき観察 ↓ スリルなし・シャント音消失 ただちにDr報告！！ 異常のある患者さまは毎回チェック。その他の方は1回/週チェック	・スリル音聞こえる？狭窄音聞き分けられる？ ・透析Nsだもんねッ♥ **要注意！！** ・PTAの既往のある人
透析中	病棟Ns	★入院患者さまの病棟Nsへ申し送り1日3回シャント観察を依頼	
	受け持ちNs ME	・脱血の観察 ・静脈圧の観察 ・血圧低下時の異常の有無	・ピロー圧はどう？静脈圧、異常に上昇していない？
透析終了後		・止血の確認 ・開始時シャント音弱め⇒シャント音聴取 シャントスコアリング表にて 3点以上 ↓ Drに報告	**ベルトの締めすぎ要注意！！** ・異常は早めの対処が肝心よ(´_-)-☆

新規作成

透析ケアに関する事故防止

透析室におけるフットケア

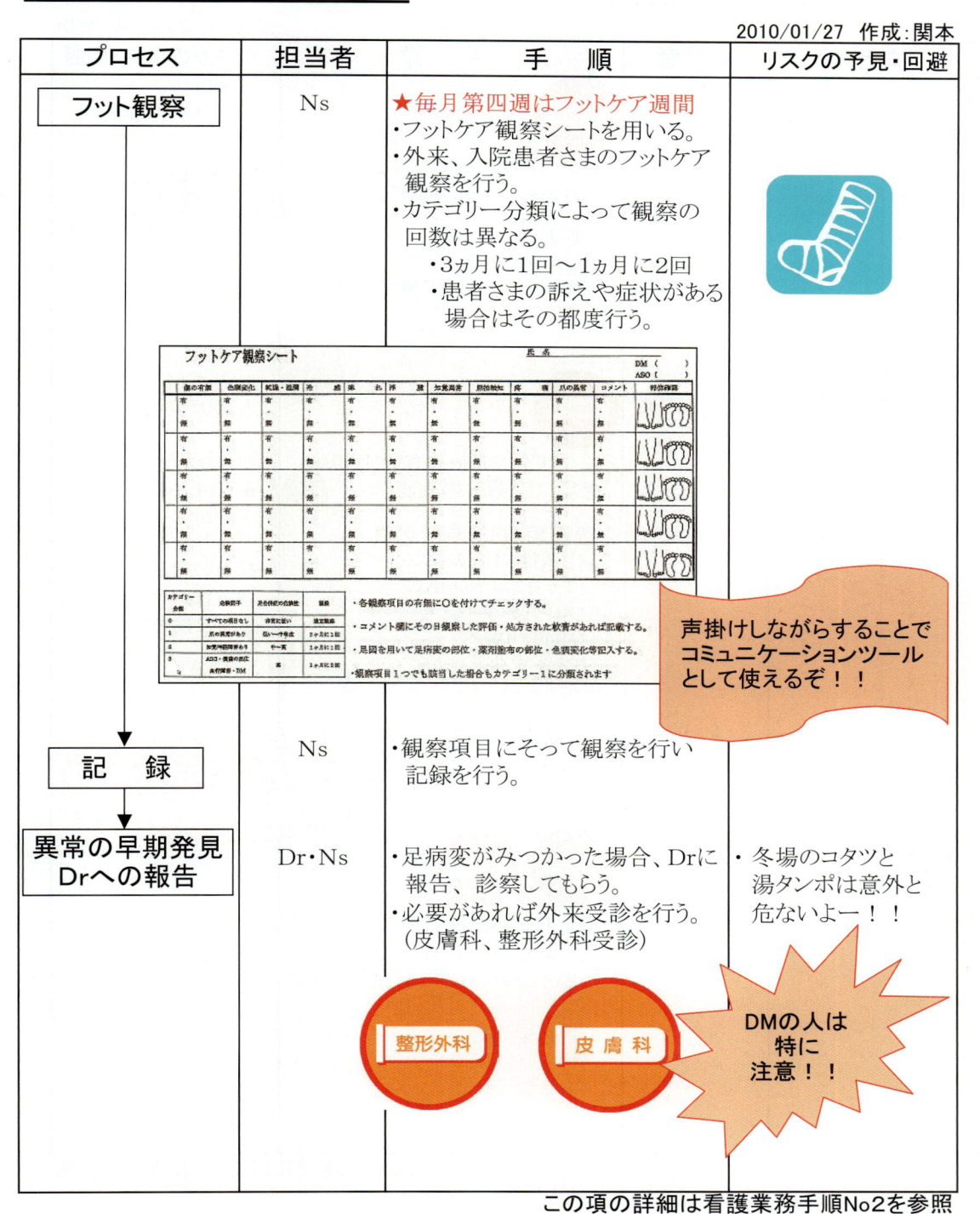

2010/01/27　作成：関本

プロセス	担当者	手　順	リスクの予見・回避
フット観察	Ns	★毎月第四週はフットケア週間 ・フットケア観察シートを用いる。 ・外来、入院患者さまのフットケア観察を行う。 ・カテゴリー分類によって観察の回数は異なる。 　・3ヵ月に1回～1ヵ月に2回 　・患者さまの訴えや症状がある場合はその都度行う。 声掛けしながらすることでコミュニケーションツールとして使えるぞ！！	
記　録	Ns	・観察項目にそって観察を行い記録を行う。	
異常の早期発見 Drへの報告	Dr・Ns	・足病変がみつかった場合、Drに報告、診察してもらう。 ・必要があれば外来受診を行う。 （皮膚科、整形外科受診） 整形外科　皮膚科	・冬場のコタツと湯タンポは意外と危ないよー！！ DMの人は特に注意！！

この項の詳細は看護業務手順No2を参照

透析ケアに関する事故防止

透析患者の他科受診手順

2010/01/26　作成：宮川

プロセス	担当者	手　順	リスクの予見・回避
整形受診	Ns エイド	【整形外科】 ・整形休診日以外で受診日確認 　当日朝外来へ必要書類を下ろす。 　必要書類 　　・外来カルテ 　　・レントゲン袋（ID確認を！！） ◎予約不要	水曜は休診 土曜は非常勤Dr 同姓同名 注意！！
循環器受診	Dr・Ns エイド	【循環器科】 ・紹介状をDrに依頼（Dr2号用紙） 　患者に受診日の確認 　必要書類（初診時は必須！） 　　・2週間以内のCX-P 　　・1ヵ月以内のEKG 　　・処方箋のコピー 　　・透析経過表 　　・外来カルテ 　※定期的に受診している方 　　　↓ 　上記書類必要ない場合あり ◎要予約！！	水曜の15～18時 木曜の9～12時 ・初診の人は心エコーを撮るから午前・午後ともにいちばんがBEST！ ・採血の指示忘れずに処方に関わってるよ！大事な検査です(･ヘ･) 透析患者にはいちばん関係深い外来！！
DM外来受診 呼吸器受診 皮膚科受診	Dr・Ns エイド	【呼吸器科】【皮膚科】 ・指定日しか診療日がないために 　要予約と休診日確認 ・必要があればDrに紹介状を依頼 　必要書類 　　・外来カルテ ◎要予約！！	・予約はちゃんと取ってね～(;一_一)

この項の詳細は看護業務手順を参照

透析ケアに関する事故防止

臨時透析の手順

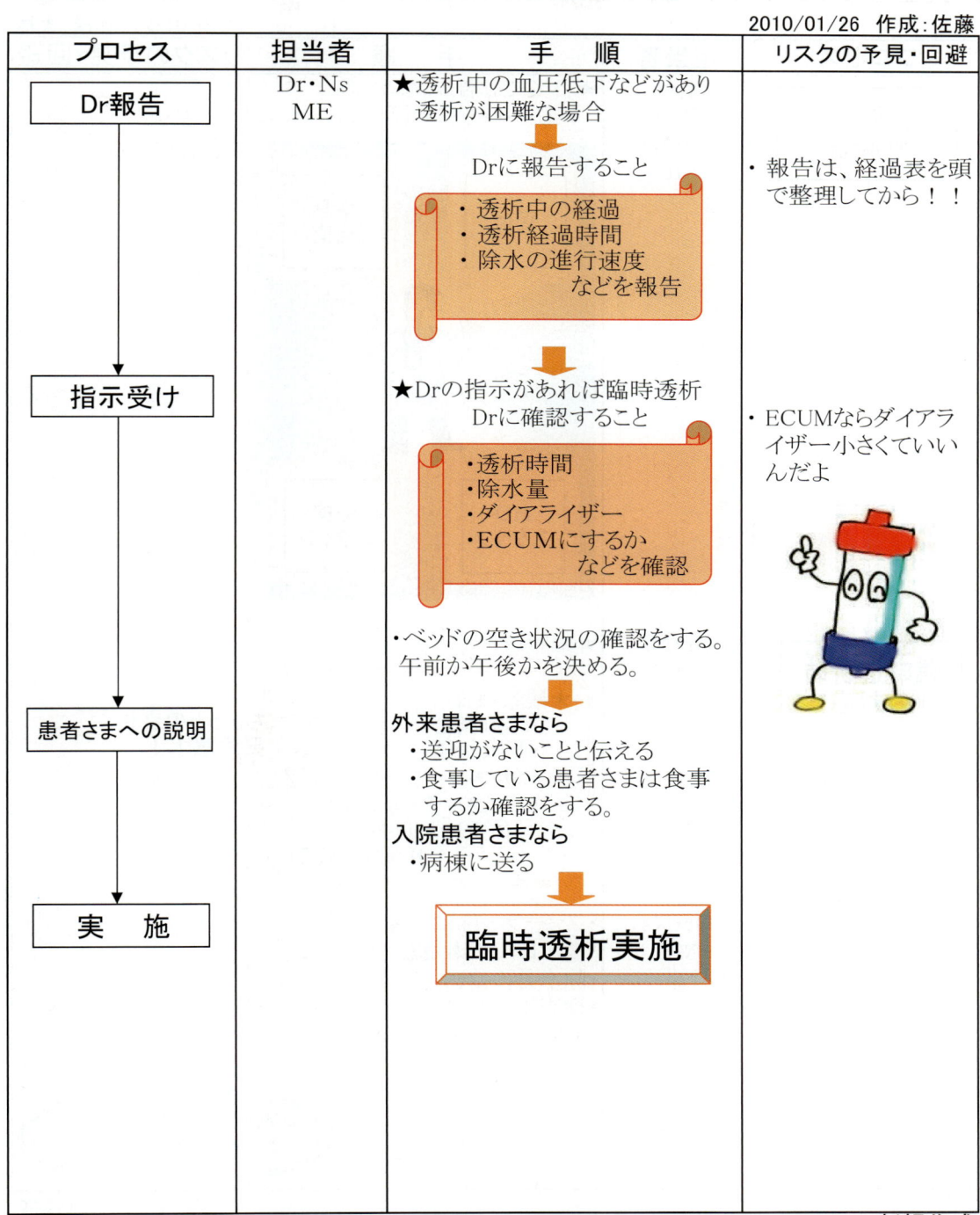

2010/01/26　作成：佐藤

プロセス	担当者	手順	リスクの予見・回避
Dr報告	Dr・Ns ME	★透析中の血圧低下などがあり透析が困難な場合 　　　Drに報告すること 　・透析中の経過 　・透析経過時間 　・除水の進行速度 　　　　　　などを報告	・報告は、経過表を頭で整理してから！！
指示受け		★Drの指示があれば臨時透析 　　　Drに確認すること 　・透析時間 　・除水量 　・ダイアライザー 　・ECUMにするか 　　　　　　などを確認 ・ベッドの空き状況の確認をする。午前か午後かを決める。	・ECUMならダイアライザー小さくていいんだよ
患者さまへの説明		**外来患者さまなら** 　・送迎がないことと伝える 　・食事している患者さまは食事するか確認をする。 **入院患者さまなら** 　・病棟に送る	
実　施		臨時透析実施	

新規作成

透析ケアに関する事故防止

透析患者における呼吸困難時の対応

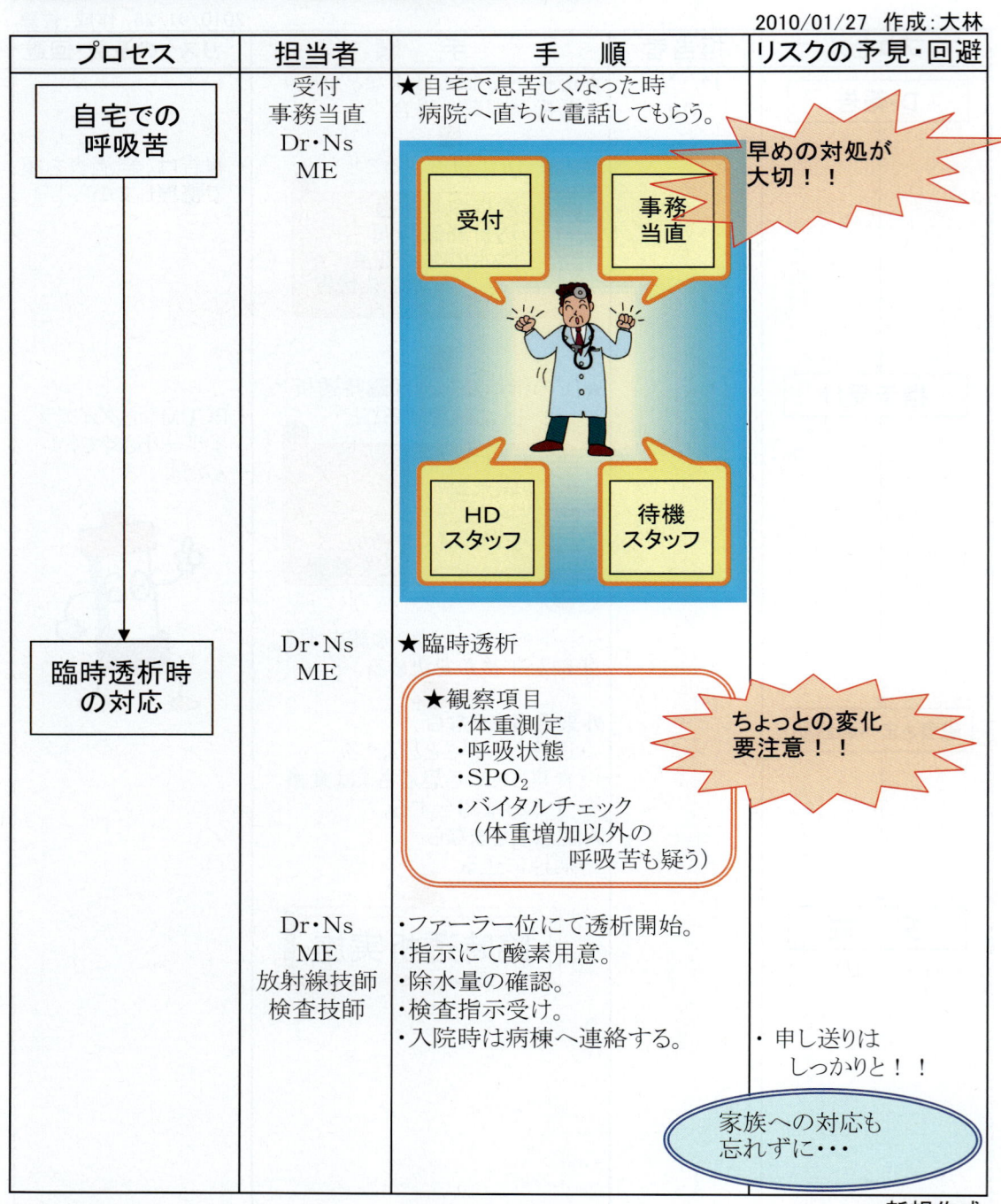

2010/01/27　作成：大林

プロセス	担当者	手　順	リスクの予見・回避
自宅での呼吸苦	受付 事務当直 Dr・Ns ME	★自宅で息苦しくなった時 病院へ直ちに電話してもらう。 受付　　事務当直 　　（医師） HDスタッフ　待機スタッフ	早めの対処が大切！！
臨時透析時の対応	Dr・Ns ME	★臨時透析 ★観察項目 　・体重測定 　・呼吸状態 　・SPO$_2$ 　・バイタルチェック 　（体重増加以外の 　　　呼吸苦も疑う）	ちょっとの変化要注意！！
	Dr・Ns ME 放射線技師 検査技師	・ファーラー位にて透析開始。 ・指示にて酸素用意。 ・除水量の確認。 ・検査指示受け。 ・入院時は病棟へ連絡する。	・申し送りはしっかりと！！ 家族への対応も忘れずに・・・

新規作成

透析ケアに関する事故防止

透析室における検査伝票　レントゲンの取り扱い

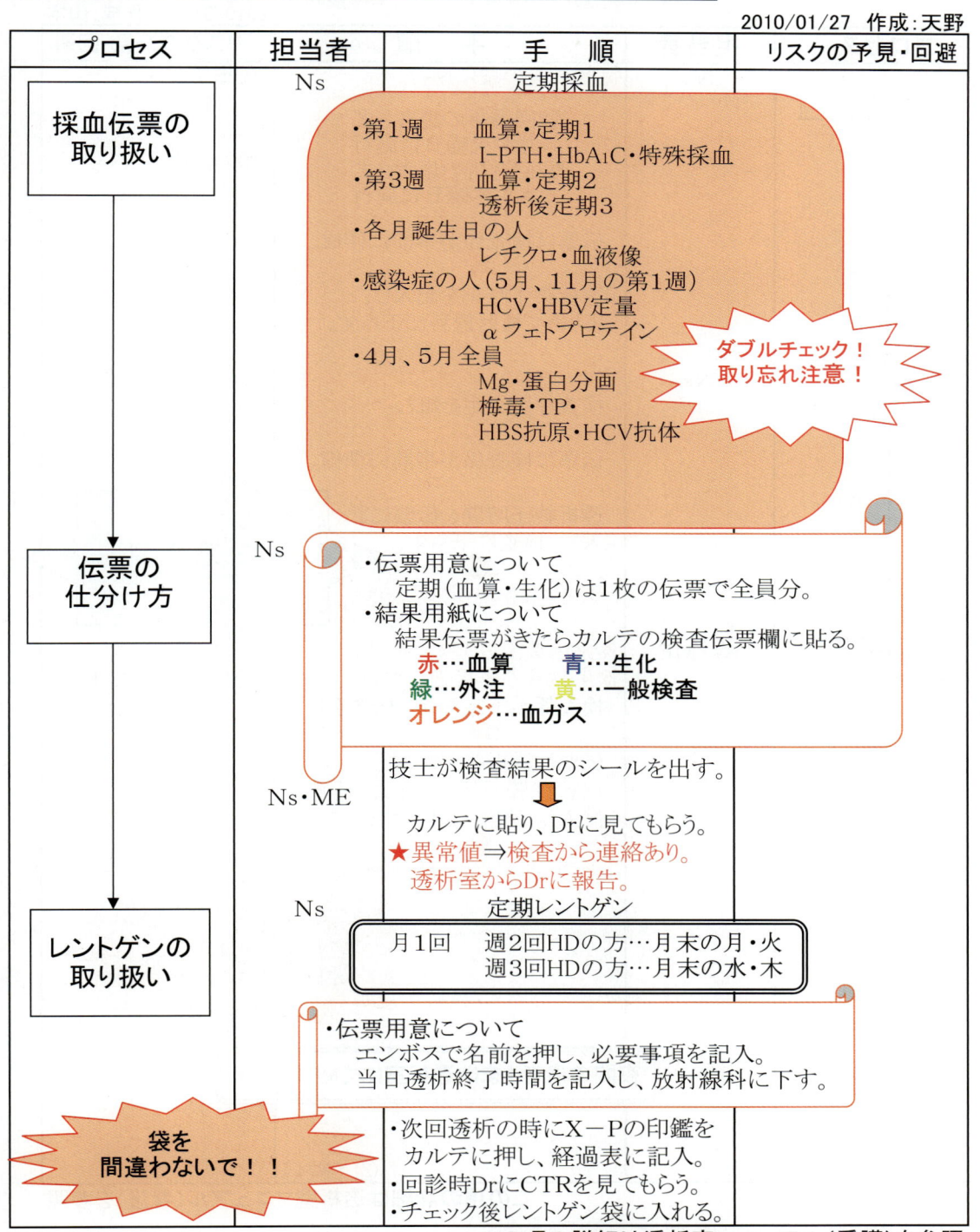

2010/01/27　作成：天野

プロセス	担当者	手　順	リスクの予見・回避
採血伝票の取り扱い	Ns	**定期採血** ・第1週　　血算・定期1 　　　　　　I-PTH・HbA₁C・特殊採血 ・第3週　　血算・定期2 　　　　　　透析後定期3 ・各月誕生日の人 　　　　　　レチクロ・血液像 ・感染症の人（5月、11月の第1週） 　　　　　　HCV・HBV定量 　　　　　　αフェトプロテイン ・4月、5月全員 　　　　　　Mg・蛋白分画 　　　　　　梅毒・TP・ 　　　　　　HBS抗原・HCV抗体	ダブルチェック！取り忘れ注意！
伝票の仕分け方	Ns	・伝票用意について 　定期（血算・生化）は1枚の伝票で全員分。 ・結果用紙について 　結果伝票がきたらカルテの検査伝票欄に貼る。 　　赤…血算　　　青…生化 　　緑…外注　　　黄…一般検査 　　オレンジ…血ガス	
	Ns・ME	技士が検査結果のシールを出す。 ↓ カルテに貼り、Drに見てもらう。 ★異常値⇒検査から連絡あり。 　透析室からDrに報告。	
レントゲンの取り扱い	Ns	**定期レントゲン** 月1回　週2回HDの方…月末の月・火 　　　　週3回HDの方…月末の水・木 ・伝票用意について 　エンボスで名前を押し、必要事項を記入。 　当日透析終了時間を記入し、放射線科に下す。 ・次回透析の時にX-Pの印鑑を 　カルテに押し、経過表に記入。 ・回診時DrにCTRを見てもらう。 ・チェック後レントゲン袋に入れる。	袋を間違わないで！！

この項の詳細は透析室マニュアル（看護）を参照

透析ケアに関する事故防止

透析患者の定期検査 ①

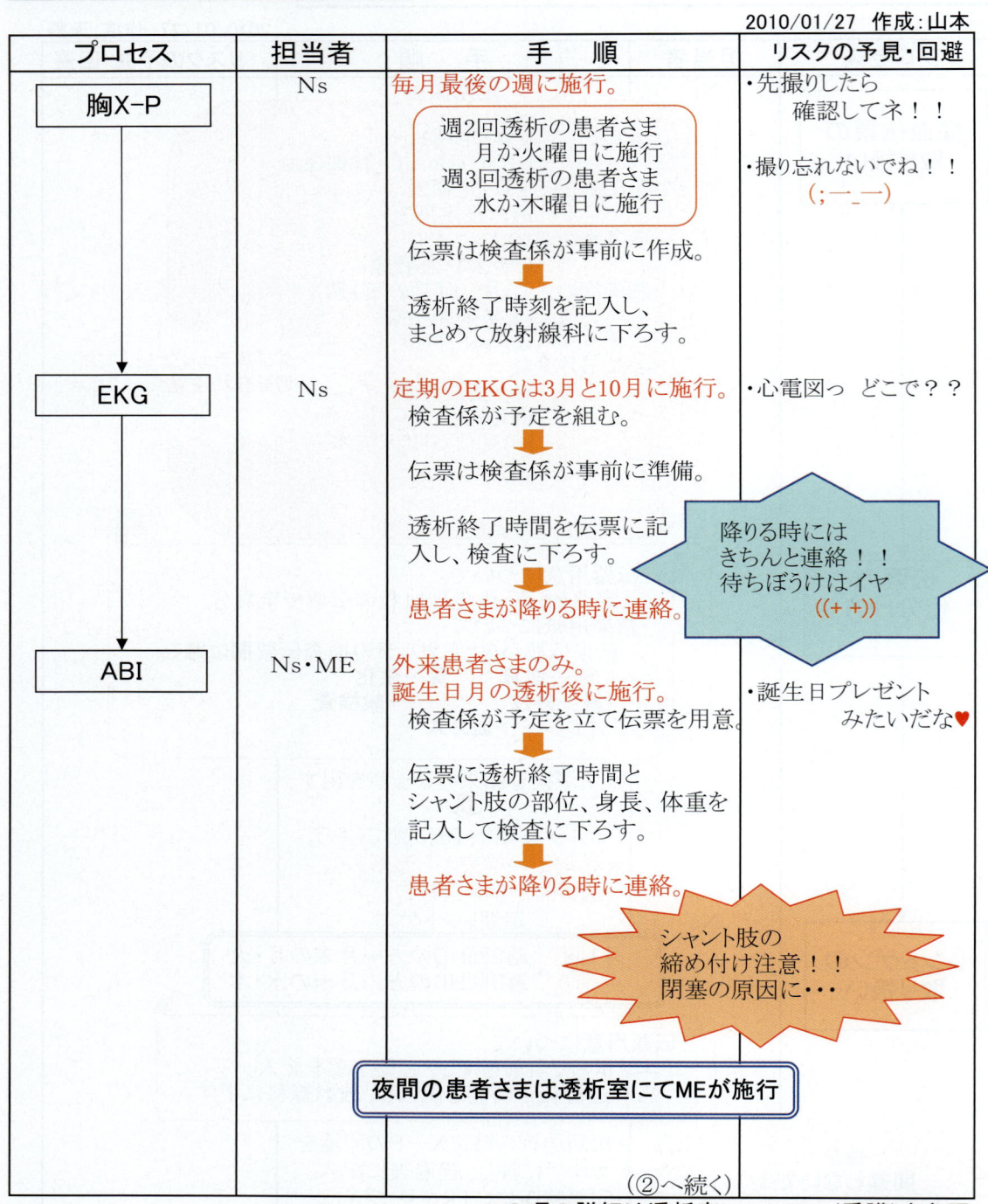

2010/01/27 作成：山本

プロセス	担当者	手　順	リスクの予見・回避
胸X-P	Ns	毎月最後の週に施行。 　週2回透析の患者さま 　　月か火曜日に施行 　週3回透析の患者さま 　　水か木曜日に施行 ↓ 伝票は検査係が事前に作成。 ↓ 透析終了時刻を記入し、まとめて放射線科に下ろす。	・先撮りしたら 　確認してネ！！ ・撮り忘れないでね！！ 　（;ー＿ー）
EKG	Ns	定期のEKGは3月と10月に施行。 検査係が予定を組む。 ↓ 伝票は検査係が事前に準備。 ↓ 透析終了時間を伝票に記入し、検査に下ろす。 ↓ 患者さまが降りる時に連絡。	・心電図っ　どこで？？ 降りる時には きちんと連絡！！ 待ちぼうけはイヤ ((＋ ＋))
ABI	Ns・ME	外来患者さまのみ。 誕生日月の透析後に施行。 検査係が予定を立て伝票を用意。 ↓ 伝票に透析終了時間とシャント肢の部位、身長、体重を記入して検査に下ろす。 ↓ 患者さまが降りる時に連絡。	・誕生日プレゼント 　みたいだな♥ シャント肢の 締め付け注意！！ 閉塞の原因に･･･

夜間の患者さまは透析室にてMEが施行

（②へ続く）

この項の詳細は透析室マニュアル（看護）を参照

透析ケアに関する事故防止

透析患者の定期検査 ②

2010/01/27　作成：山本

プロセス	担当者	手　順	リスクの予見・回避
腹部エコー	Ns	年1回誕生日月に施行。 感染症の患者さまは誕生日月に関係なく年1回施行。 検査係が予定を立て伝票を用意する。 ⬇ Drに伝票を記入してもらう。 伝票を放射線科に下す。 ⬇ 患者さまには検査予定表を渡し、検査について説明する。 （禁飲食等） ⬇ 検査当日、放射線科に下す。 ・カルテ ・前回のエコー	その日は 　都合悪いんだ～ 事前の準備は しっかりと！！ ご飯を食べると 検査ができないよ～

この項の詳細は透析室マニュアル（看護）を参照

透析ケアに関する事故防止

透析採血結果処理手順 ①

2010/1/27 作成:大谷

プロセス	担当者	手　順	リスクの予見・回避
定期採血 生化　血算	Ns・ME 検査技師 エイド	・毎月2回、月・火透析開始時に所定項目を採血し、検査結果保存用のFDとともに検査室へ提出する。結果は生化はFDで、血算はイントラの血算のファイルを確認する。	・スピッツ、ID、氏名は合ってる？　取り違えは適切な診療に繋がらないばかりか生命に危険も…。
ファイル形式変換	ME	・FD内のファイルを開き、「名前をつけて保存」でパソコンのデスクトップへ保存し、ファイルを閉じる。 ・ファイルの種類:Excel97-2000 ・ファイル名:7170172(変更せず)	・今回の検査結果か確認してから保存だよ♪　うまく処理できない…と思ったらファイル形式が違う！やり直し〜💧
マクロ実行	ME	・デスクトップ上の「検査マクロ—1週と5週.xls」を開き、ここで先ほどの「7170172xls」を開き、マクロ「1週と5週」を実行し、上書き保存する。	元のままだと、アクセスに取り込めないよ？　必ずマクロを実行してね。
データ処理	ME	・「生化学検査成績」を開き、検査項目(1行目)をコピーして「7170172」の1行目へ貼り付け、検査日を「2010/1/10」の形式に直す。 ・1行目の表記とその下の検査結果が一致するよう、余分な項目を削除し、名前をつけて保存する。 ・ファイル名:2010-1-10 生化 　　　　(採血日＋生化) ・保存先:デスクトップ	・「生化学検査成績」のファイルが見つからない〜！　そのときは慌てず、アクセス「わかば透析室Ver.3.01」からExcel形式でエクスポートして♪ ・検査日はちゃんと直した？あとでうまく処理結果が出なくなるよ〜？ 検査結果と表記がずれると、処理結果がとんでもない値で…。
データ処理	ME	・イントラの血算フォルダ内にある、採血当日の透析患者さまの血算結果のファイルを開き、「患者番号」から「PLT」までをコピーする。 ・「新規作成」で新しいブックを出し、「形式を選択して貼り付け」⇒「値」で貼り付ける。先頭に列を挿入し、採血日を入力する。 ・項目名:採取日 ・入力形式:「2010/1/10」 　(例＝採血日を入力) ・「患者氏名」から「S.No」と「RDW」を削除する。　　(②へ続く)	

この項の詳細は透析室マニュアル(技師)の検査結果取込・印刷マニュアルを参照

透析ケアに関する事故防止

透析採血結果処理手順 ②

2010/1/27 作成：大谷

プロセス	担当者	手　順	リスクの予見・回避
データ処理（続き）	ME	(①続き) ・必要項目 　WBC　RBC　Hb　Ht　MCV 　MCH　MCHC　PLT ・検査値で空白箇所があったら「0」を入力する。 ・名前をつけて保存する。 　・ファイル名：2010-1-10 血算 　　　　　（採血日＋血算） 　・保存先：デスクトップ	・必要項目を間違えたがために、うまく処理できないよ～！ ・血算が凝固して結果が出なかった人がいるなぁ。値を入力しないと、他の結果も出なくなるから、「0」を入力しておかなきゃ！
以上を繰り返し、生化・血算の処理を各曜日それぞれ行う(ファイルは計4個)			
インポート	ME	・アクセスの「わかば透析室Ver.3.01」「Ver.3.2」にそれぞれ、この4個のファイルを取り込む。 　・「ファイル」⇒「外部データ取込」 　　⇒「インポート」 ・先頭行は項目として使用する。 ・インポートするテーブル： 　血算＝「(ET-)血算検査成績」 　生化＝「(ET-)生化学検査成績」	・う～ん。インポートに失敗しちゃうなぁ。今までの処理に誤りはなかったかな？インポート先は合ってるかな？
シール作成	ME	・「わかば透析室Ver.3.01」を開き、「クエリ」の「カルテに貼る検査結果クエリ」の「デザインビュー」にて、抽出条件を採血日に直しす。 ・「カルテに貼る検査結果ラベル」内の、「1週目」か「3週目」を選択し、透析日を入力。カラープリンタにプリンタラベルをセットし印刷する。	・抽出条件を変えないと、前の検査結果が印刷されるよ？ ・月前半の採血か、後半の採血かで、選択肢が変わるよ！
検査結果上申	Ns・ME・Dr	・ラベルを、各患者さまのカルテに貼り、回診時に結果を上申する。	・シールの貼り間違いに注意！
検査結果配布	Ns・ME	・「わかば透析室Ver.3.01」を開き、「透析通信」の、「1週目」か「3週目」を選択し、印刷プレビューを見ながら外来患者さまの結果を印刷する。 ・用紙を対象患者さまへ配布する。	・基本外来患者さまに配布だけど、入院患者さまでも希望する人には印刷して渡そう♪ ・ただ渡すのではなく、指導も忘れずにね！

この項の詳細は透析室マニュアル(技師)の検査結果取込・印刷マニュアルを参照

透析ケアに関する事故防止

透析効率算出手順 ①

2010/1/27 作成:大谷

プロセス	担当者	手　順	リスクの予見・回避
定期採血	Ns・ME 検査技師 エイド	・毎月後半定期時、月・火透析開始・終了時に所定項目を採血し、検査室へ提出する。	・終了時の採血を忘れると効率は出せないよ？
効率算出 シート作成	ME	・「hd-01共有」⇒「効率」⇒「20○○効率」を開き、該当月の透析効率算出シートを作る。前月のシートをコピーして貼り付け、採血時不在の患者、不要データを削除し、新規患者さまをあいうえお順になるように追加する。	・患者氏名はちゃんとあいうえお順になってる？ちゃんとしないと後々処理が大変になるぞー。
透析条件 入力	ME	・採血時の経過表を元に透析条件を入力する。	・QBや透析時間、体重は合ってる？ 透析条件が正しく入力されていないと、正確な効率は出せません〜！
HD前データ 処理	ME	・検査結果用FDもしくはイントラから、該当患者の以下の透析前データについてコピーし、採血結果処理用シートのC〜G列に貼り付ける。 　・氏名　・BUN　・Cre　・P　・K ・貼り付けたデータ全体を選択し、「氏名昇順」でデータを並べ替える。 ・効率算出シートから氏名をコピーし、処理用シートのA列へ貼り付ける。 ・両方の氏名の順番が一致しているか比較し、順番に入れ違いがある場合は、効率シートの行の順番を入れ替え、一致させる。処理用シートの前採血データをコピーし、効率シートへ貼り付ける。	・おかしい…。いない筈の患者さまの名前がある。ID間違い？それとも透析患者さま以外のデータが紛れ込んでる？検査に確認してみよう！ ・算出された効率の値が変！あーっ、よく見たら患者氏名の並びに入れ違いがある！やり直しだぁ。
HD後データ 処理	ME	・イントラから、該当患者の以下の透析後データについてコピーし、処理用シートのI〜M列に、「形式を選択して貼り付け」⇒「値」で貼り付ける。 　・氏名　・BUN　・Cre　・P　・K	・透析後のデータは全員分あるかな？もしない人がいたら、その部分は空欄にしておいて貼り付けしないと、データがずれて、他の人の効率が狂っちゃうよ？

（②へ続く）

この項の詳細は透析室マニュアル(技師)の検査結果取込・印刷マニュアルを参照

透析ケアに関する事故防止

透析効率算出手順 ②

2010/1/27 作成：大谷

プロセス	担当者	手　順	リスクの予見・回避
HD後データ処理(続き)	ME	(①続き) ・貼り付けたデータ全体を選択し、「氏名昇順」でデータを並べ替える。 ・C列の氏名の順番と一致しているか比較し、順番に入れ違いや抜けがある場合は、処理用シートの行の順番を調整し、一致させる。	
効率算出	ME	・処理用シートの後採血データをコピーし、効率シートへ貼り付け、効率等を算出させる。算出されないセルに関しては、他のセルから「形式を選択して貼り付け」⇒「計算式」で該当の計算式を入力する。採血データがなく、算出されていない患者さまに関しては、その患者の行ごと削除する。 ・データを確認し、極端な値など誤りがないか確認する。 ・入力後セルA1に「1」を入力し、「Ctrl+左クリック」でA列に番号をふる。 ・データ表示の小数点位置を以下のように合わせる。 　・年齢、身長、QB＝整数 　・体液量、KT/V、 　　(KT/V)/T、PCR 　　＝0.00(小数点第2位まで) 　・その他＝0.0(小数点第1位まで)	・データはあるのに、効率が算出されない…。計算式はちゃんと入力されているかな？ ・データが揃わない患者の行を削除しないと、後の処理で支障がでる場合があるぞ〜。 ・この人の効率、いつもと随分違う気がする…。 ・データや透析条件が正しく入力されているか確認しよう。
アクセス用データ加工	ME	・アクセス用シートに該当項目を貼り付ける。計算式で算出した項目に関しては、「形式を選択して貼り付け」⇒「値」で貼り付ける。このファイルに名前をつけ、デスクトップ上に保存する。	・貼り付け位置を間違えないでね♪

(③へ続く)

この項の詳細は透析室マニュアル(技師)の検査結果取込・印刷マニュアルを参照

透析ケアに関する事故防止

透析効率算出手順 ③

2010/1/27　作成：大谷

プロセス	担当者	手　順	リスクの予見・回避
インポート	ME	（②続き） ・アクセス「わかば透析室Ver.3.2」へこれを取り込む。 　・「ファイル」⇒「外部データ取込」⇒「インポート」 　・先頭行は項目として使用する。 　・インポート先：「ET-透析効率」	・どうしてもインポートできない！　今までの処理に誤りはないかな？
シール作成	ME	・「クエリ」の「透析指標2・シール用」の「デザインビュー」にて、抽出条件を採血日に直す。 ・「透析通信カルテ用シール」の「透析指標」を選択し、カラープリンターにプリンターラベルをセットし印刷する。	・シールとして表示された人数と、効率を算出した人数が一致しない！取り込んだ効率データの採血日に間違いはない？
結果上申	Ns　ME Dr	・シールを、各患者さまのカルテに貼り、回診時に結果を上申す	・シールの貼り間違えは勘弁してよ♪
結果表印刷	ME	・透析効率のファイルを開き、除去率までが1枚のページに収まるように項目、印刷範囲を調整する。 ・各ページの先頭に項目名(標題)が入るようにし、技士の人数分印刷し、配布する。	・見落とし防止のためにも、見やすいように印刷しよう！
結果検討 ・上申	Ns　ME Dr	・技士にて効率検討会を開き、各患者のダイアライザー、QB、透析時間など、透析条件の検討を行う。ここで、透析条件の変更の必要ありと判断された患者さまに関しては、回診にてその旨を上申してもらい、Drに検討してもらう。	・一人ひとり、効率、検査データ、患者さまの状態など考慮して、適切な透析条件か評価しよう！ ・無理な透析条件は、患者さまがつらい思いをするよ？

この項の詳細は透析室マニュアル(技師)の検査結果取込・印刷マニュアルを参照

透析ケアに関する事故防止

透析サマリー作成手順

2010/1/26 作成：長谷川

プロセス	担当者	手順	リスクの予見・回避
サマリー作成	ME	・わかば病院透析業務管理システムVer.3.2を開く。 ・サマリー作成手順→患者ID入力 ・データ入力 ・印刷	・データ入力ミス ID番号が近い時は特に注意。
血液検査結果作成	ME	・わかば病院透析業務管理システムVer.3.2を開く。 ・血液検査結果→患者ID入力 ・印刷	・データ入力ミス ID番号が近い時は特に注意。
経過表コピー	ME	・近日行った3回分の経過表をコピーする。	当院最終の経過表で透析を行っていない場合は、透析を行った3回分の経過表をコピーする。
封筒作成	ME	・転院フォルダを開き各施設別の封筒を印刷する。	
TEL・FAX	ME	・転院先にTEL後、FAX送信用用紙を記入し、透析サマリー、血液検査結果一覧、経過表のコピーを転院先へFAXする。	・連絡ミス TEL、FAX番号の確認。
完成	ME	・印刷した封筒に、透析サマリー、血液検査結果一覧、経過表のコピーを入れる。 ※外来患者さまの場合 ↓ 患者さま本人に封筒を渡す。 ※入院患者さまの場合 ↓ 病棟担当Nsへ封筒を渡す。	・書類の入れ忘れ 書類を封筒に入れる際にダブルチェック。 ・封筒の渡し忘れ 確実に渡す。

この項は透析室マニュアル（技師）のHDサマリー参照

透析ケアに関する事故防止

透析患者の転院時の対応（受け入れ）

2010/1/26　作成：長谷川

プロセス	担当者	手　順	リスクの予見・回避
受け入れ　↓　準備	Ns・ME	・外来患者さまの場合　↓ ・転院前施設に当院透析開始。予定日の確認、透析サマリー等書類のFAX を依頼する。 ・入院患者さまの場合。　↓ ・病棟へ透析開始予定日、透析サマリー等の書類の確認。 ・透析日とベッドスケジュールの確認。	連絡ミス
	Dr	・透析依頼表の記入。	
	Ns	導入時検査一式準備。	
		※外来患者さまの場合　↓　食事伝票、送迎有無の確認	連絡ミス
	ME	・透析依頼表を基に患者データを入力。 　・病院透析業務管理システム Ver.3.2 　・病院透析業務管理システム Ver.3.1 　・経過表用PC ・経過表準備 ・ダイアライザー準備 ・プランカード作成 ・抗凝固剤表への記入 ・注射指示表への記入	データ入力ミス ・ID番号が近い時は特に注意。 転記ミス ・指示の拾い忘れに注意。

この項は透析室マニュアル（技師）の新患者受け入れ参照

透析ケアに関する事故防止

透析患者の転院時の対応（送り出し）

2010/1/26作成：長谷川

プロセス	担当者	手　順	リスクの予見・回避
転院予定の確認	Ns・ME	**外来患者さまの場合** ↓ ・患者さま本人に転院予定の確認をする。 **入院患者さまの場合** ↓ ・病棟へ転院予定を確認する。	連絡ミス💥 ・期日がはっきりしない場合は転院先へ直接連絡する。
転院先に連絡	ME Dr	・転院先にTELにて連絡確認。 ・診療情報提供書の記入。	連絡ミス💥 ・TEL番号の確認。
各サービスの停止	Ns	・外来患者さまの場合は食事と送迎の停止を連絡する。	連絡ミス💥
TEL、FAX	ME	・再度転院先にTEL後、FAX送信用用紙を記入し透析サマリー、血液検査結果一覧、経過表のコピーを転院先へFAXする。 ※外来患者さまの場合 ↓ 患者さま本人に封筒を渡す。 ※入院患者さまの場合 ↓ 病棟担当Nsへ封筒を渡す。 ※必要に応じてレントゲン、EKG等の必要な検査結果を貸し出す。	連絡ミス💥 ・TEL、FAX番号の確認 書類の入れ忘れ💥 ・書類を封筒に入れる際にダブルチェック。 封筒の渡し忘れ💥 ・確実に渡す。 封筒の渡し忘れ💥 ・確実に渡す。

この項は透析室マニュアル（技師）のHDサマリー参照

透析ケアに関する事故防止

透析患者の退院処理手順

2009/11/17　作成：山中

プロセス	担当者	手　　順	リスクの予見・回避
	目的：退院後の定期処方を確実に処方するため		
退院指示（退院日決定）	Ns	・退院後の透析実施先の確認	・透析日変更の可能性もあり確認する
	MSW	・退院処方内容と日数の確認	・外来の定期処方日に処方日数を合わせる
	医事課 薬局	・通常の退院前業務	・書類作成・指導等
退院当日	Ns	・退院時伝票の作成	
	医事課	・退院会計処理	
退院後	医事課	・退院時処方シールの打ち出し	・定期分に赤で○印を付ける
	透析室	・退院チェック表に貼付し、透析室と医事課定期処方担当者へ	・透析室と医事課担当に渡ることで、渡し忘れと紛失を防止す
	Dr	・退院時処方内容から外来定期処方の指示	

新規作成

透析ケアに関する事故防止

ICU透析時の事故防止

2010/1/25　作成：高橋

プロセス	担当者	手　順	リスクの予見・回避
医師より依頼	Dr・Ns ME	・患者状態を把握するためICUへ確認。 ・呼吸器装着の有無確認。	・意識レベルは？
装置搬入	ME	・個人用RO、透析装置の搬入設置。	・装置移動は慎重に！
透析準備	ME	・水道の蛇口にRO用ホースをセット 　RO装置と透析装置の接続確認。 ・電源を入れ装置を立ち上げる。 　水質・透析液濃度チェック。	・蛇口は全開。 　水漏れの確認。 ・濃度が上がらない？ 　A、B原液逆接 　してない？
開始前	Ns・ME	・体重測定と記録。 ・病棟Nsから申し送りを受ける。	・DWから何Kg増加？ ・検査用採血の有無。
透析開始時	Dr・Ns ME	・医師から透析条件の指示受け。 　装置への透析条件の入力・設定。 ・穿刺および血液回路接続。 ・バイタルおよび装置チェックと記録。	・出血の有無により抗凝 　固薬の確認。 ・入力ミスに注意！
透析中	Dr・Ns ME	・バイタルチェック、患者状態の観察 　をし、変動があった時には速やかに 　医師の指示により処置をする。 ・装置の監視と記録。	・治療中は受け持ちNs、 　MEはどんな小さなこと 　でも患者情報は共有。 ・血圧、呼吸状態、 　SpO2は大丈夫？ ・除水量は順調？
透析終了時	ME	・検査用採血。 ・返血操作。	・投与薬剤は入れた？
終了後	Ns・エイド ME	・使用器材の後片付け、環境整備。 ・体重測定と記録。 ・病棟Nsへ患者申し送り。 ・温度板への記録。	・除水量は予定どおり？
装置撤去	ME	・蛇口を閉めRO・透析装置を撤去。	
洗浄・消毒	ME	・第2透析室RO供給ラインへ透析装 　置を接続し洗浄・消毒を行う。	・消毒液の残量チェック

新規作成

透析ケアに関する事故防止

腹膜透析受診手順

2009/11/10 作成:諸橋

プロセス	担当者	手　順	リスクの予見・回避
受付	医事課	・カルテ準備	忘れずに！
検査	Ns	・定期受診(月2回)のうち 1回は胸部レントゲン施行	
測定・処置	Ns	・家での1) バッグ交換 　　　　2) カテーテルケア 　　　　3) 入浴 　　　　4) 食事 　　　　5) 社会生活 等に、問題はないか問診する。 あれば、必要な指導を実施。 ・血圧測定　　カルテに記載 ・体重測定　　カルテに記載 ※カテーテル挿入部　処置 　　　　↓ ・カテーテル挿入部の 　トラブルの有無を確認 ・マスキン消毒 　(出血あればオキシドールにて 　拭き取る) ・ガーゼ・テープ固定	・CAPD記録ノートにて、体重 1日の除水量、尿量、飲水量、排液内容の確認 ・滲出液・出血等の有無 ・チューブ挿入部を手で触ってトラブルの有無確認 ・腹痛、腰痛 腹部膨満感の有無 (有れば吐気・嘔吐 発熱・頻脈の有無) 確認を忘れずに！
診察	Ns Dr	※挿入部に異常あればDrに報告 ・診察 ・検査指示出し	Drが処方したCAPDのバッグ・キットの個数の処方確認を忘れずに！ (バクスターより、納品書が送られてきます。医事課がカルテに挟んでおきます)
検査	Ns	・指示された検査施行し、カルテを ・会計に流す。	

新規作成

透析導入基準（厚生労働省科学研究班）

保存的治療（内科的治療）では、改善できない慢性腎機能障害、臨床症状、日常生活能の障害を有する患者において、原則として以下のⅠ～Ⅲ項目の合計点数が、60点になったときに長期透析療法への導入が適応であるとする。

なお、年少者（10歳以下）、高齢者（65歳以上）、高度な全身性血管障害を合併する患者、あるいは全身状態が著しく障害された患者では、Ⅰ～Ⅲ項目の合計点数に、さらに10点を加算し、これが60点になったときに長期透析療法への導入が適応であるとする。

Ⅰ．腎機能

血清クレアチニン（mg/dl） ｛クレアチニン・クリアランス（ml/分）｝	点数
8以上｛10未満｝	30点
5～8未満｛10～20未満｝	20点
3～5未満｛20～30未満｝	10点

Ⅱ．臨床症状

1. 体液貯留（全身性浮腫、高度の低蛋白血症、肺水腫）
2. 体液異常（管理不能の電解質・酸塩基平衡異常）
3. 消化器症状（悪心、嘔吐、食欲不振、下痢など）
4. 循環器症状（重篤な高血圧、心不全、心包炎）
5. 神経症状（中枢・末梢神経症状、精神障害）
6. 血液異常（高度の貧血症状、出血傾向）
7. 視力障害（尿毒症性網膜症、糖尿病性網膜症）

これら1～7小項目のうち当てはまる項目数 （程度）	点数
3つ以上（高度）	30点
2つ（中等度）	20点
1つ（軽度）	10点

Ⅲ．日常生活障害度

障害程度	点数
尿毒症症状のため起床できないもの（高度）	30点
日常生活が著しく制限されるもの（中等度）	20点
通勤、通学、或いは家庭内労働が困難になった場合（軽度）	10点

資料出所：平成3年厚生科学研究　腎不全医療研究事業報告書より

医療安全

❻
看護ケアに関する事故防止

　看護部のインシデント・アクシデントは院内で最も多く報告されています。看護援助は患者直轄であり、医療事故につながる可能性の高い現実があります。日常業務に追われ、「今、ストレッチャーに乗ってもらいたいのに移乗に人がいない。移動は4人で行うことになっている。どうする？」、「体重の軽い患者さまだから2人でできるよね？」

　あなたならどうしますか？　ルールはルールです。リスクを考慮したうえでマニュアルは作られます。

　当院の看護援助の実際は、自分たちの範囲内でのケアにしか目がいかず、患者さまへのアプローチを関わったスタッフが各々に行い、誰が・どこで・どう関わっているのかが見えにくくなっている現状があります。

　この基準・手順を基にケアを標準化し、チームとしての看護に取り組みたいと思います。

看護ケアに関する事故防止

気管内挿管中の事故防止　①

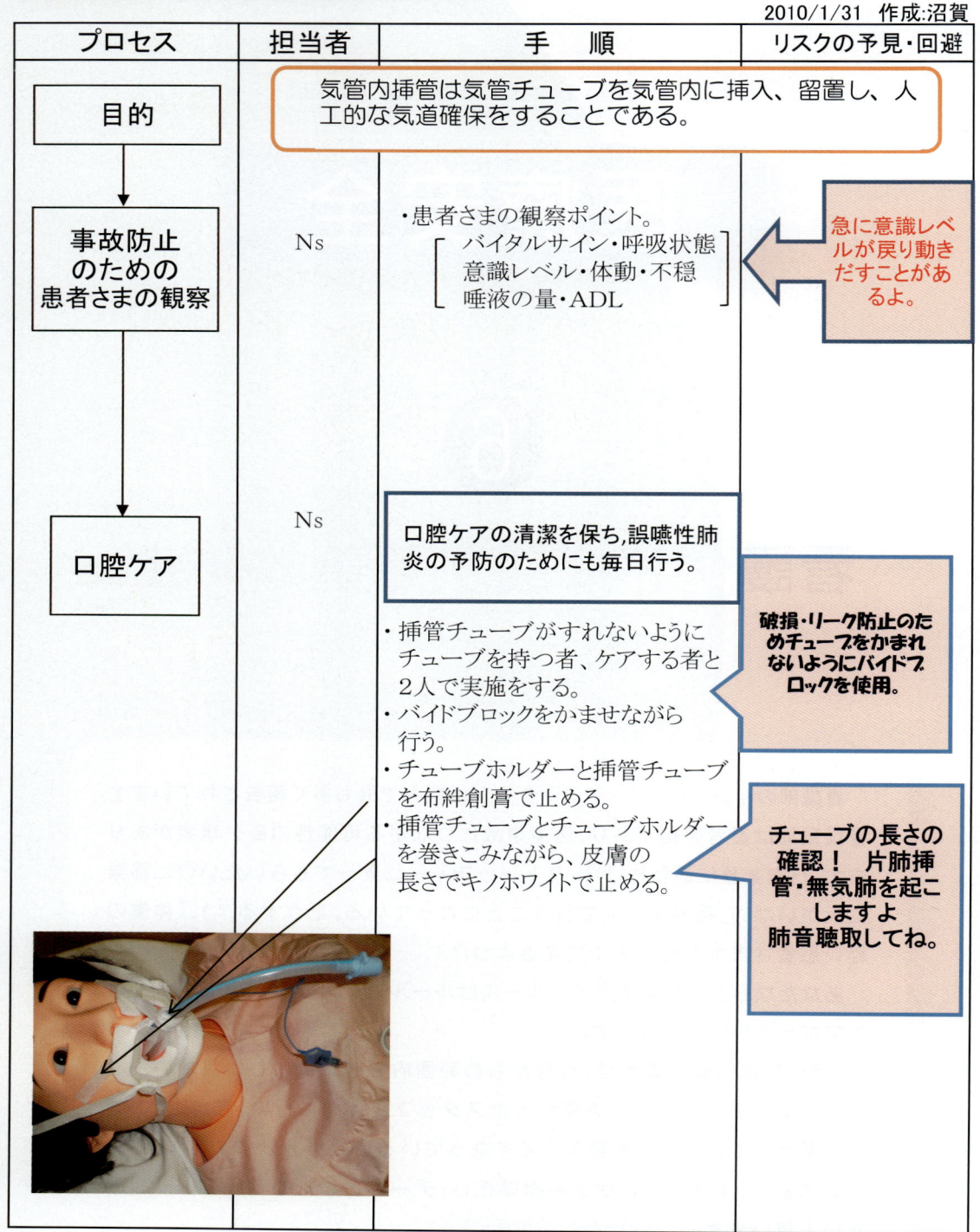

2010/1/31　作成:沼賀

プロセス	担当者	手　順	リスクの予見・回避
目的		気管内挿管は気管チューブを気管内に挿入、留置し、人工的な気道確保をすることである。	
事故防止のための患者さまの観察	Ns	・患者さまの観察ポイント。 　［バイタルサイン・呼吸状態 　　意識レベル・体動・不穏 　　唾液の量・ADL］	急に意識レベルが戻り動きだすことがあるよ。
口腔ケア	Ns	口腔ケアの清潔を保ち,誤嚥性肺炎の予防のためにも毎日行う。 ・挿管チューブがすれないようにチューブを持つ者、ケアする者と2人で実施をする。 ・バイドブロックをかませながら行う。 ・チューブホルダーと挿管チューブを布絆創膏で止める。 ・挿管チューブとチューブホルダーを巻きこみながら、皮膚の長さでキノホワイトで止める。	破損・リーク防止のためチューブをかまれないようにバイドブロックを使用。 チューブの長さの確認！片肺挿管・無気肺を起こしますよ肺音聴取してね。

この項の詳細は看護業務基準:気管内挿管介助を参照

看護ケアに関する事故防止

気管内挿管中の事故防止 ②

2010/1/31作成:沼賀

プロセス	担当者	手　順	リスクの予見・回避
カフ確認	Ns	・カフに空気を注入して適当な大きさに膨らませる。カフ圧計を用い15～25cmH$_2$Oの緑色のマークの範囲にする。	チューブと気管壁の間に隙間があると、チューブを通して陽圧をかけてもガスが隙間から漏れる。 また痰の垂れ込みにより誤嚥する危険性もあるため各勤務帯で必ずカフ圧計を用い空気を注入する。
吸引	Ns	・人工気道が用いられる時、気道の分泌物を自己で喀出することが困難である．気管チューブが留置されているだけで気道分泌物は増加する。 ・吸引時はパルスオキシメーターによるモニター下にて実施する。 ・吸引手順を参照。	気管内の分泌物を適宜吸引除去しないと気道閉塞、換気不全などに陥る。 吸引施行時は分泌物だけでなく肺内のガスも吸引するため低酸素血症などの合併症をきたしやすい。吸引時間は10～15秒以内とする。

この項の詳細は看護業務手順:気管内挿管介助を参照

看護ケアに関する事故防止

人工呼吸器使用患者の事故防止 ①

2010/1/28　作成：松澤

プロセス	担当者	手　順	リスクの予見・回避
呼吸器のセッティング	Ns・ME Dr	・呼吸器本体に回路を接続し、カートリッジに精製水を接続。 ・各電源コードをコンセントへ接続。 ・回路にテストバックをつなぎ、患者さまに適切な換気条件をセットし、テスト換気を開始。（特に回路リークがないか確認） ・モニター装着、SpO₂装着。	・中央配管からのCO₂は湿度0%であるため、気管内が障害を受ける。本体に付属している加湿器に蒸留水が入っていることを確認。 ・回路のゆるみは脱落・リークの原因になる。 ・回路を両手で触れて接続箇所を確認。
設定	Dr・Ns ME	1回換気量・換気回数・酸素濃度・換気パターン・PEEP 注）当院のLTVではPEEPの値を本体側からコントロールしておらず、回路のPEEP弁のバネで行っているため、圧・サポート値にはPSV＋PEEPの値を入力する。	・適切に入力しないとPSVが指示より低値となる。
患者さまへ回路を接続	Dr・Ns ME	回路からテストバッグをはずし、回路を患者さまに接続。 観察のポイント ・患者さまの呼吸にうまく同調できているか？ ・チューブの確認 　屈曲・Drの指示した長さで固定されている・カフ圧・リークの有無・呼吸音の変化。	・接続後、左右胸郭の広がり、口唇・爪甲のチアノーゼの有無を観察。 ・X-P、血ガスを施行。回路接続のズレやはずれ、回路内の水滴貯留などによる回路不良から、設定換気量が有効に換気に結びつかないことが起こる。
アラーム対応	Dr・Ns ME	**測定値が表示できない** ・気管内チューブのリーク、回路からのリークにより、測定できない。 **気道内圧上限アラームが頻回** ・回路の折れ曲がりや端の貯留がある。 **気道内圧下限アラームが頻回** ・チューブ、回路からのリーク。	・リーク箇所を探し、回路交換、チューブ交換等を行う。 ・回路異常を確認し、痰の吸引を行う。 ・リーク箇所を探す。

この項の詳細は看護業務手順No.2の呼吸器を参照

看護ケアに関する事故防止

人工呼吸器使用患者の事故防止 ②

2010/1/28 作成：松澤

プロセス	担当者	手　順	リスクの予見・回避
装着中の看護	Ns	・人工呼吸器がきちんと作動しているかを確認するために、各勤務帯に一回チェックリストを使用し、確認する。	
	Ns	チェックリスト使用方法 1) 呼吸器設定値を黒字で記入 　勤務帯での変更時は赤で変更値を記入する ・設定した値とレスピレーターの値が合っているかを確認する。	・設定変更時は患者の呼吸状態の改善に役立っているか観察し、SPO_2が改善がない、呼吸の同調がなく、ファイティングが起こる、などの不適当な症状出現時はDrへ報告する。
		2) アラーム設定値を確認する	・アラーム変更時は設定値を間違えると患者さまの異常状態に気づくことが遅れる。 吸圧上限アラームの設定 　PIP×1.3 吸圧下限アラームの設定 　PIP×0.7 だだし、表示値はリーク、ファイティングなどトラブルがない場合に表示される。
		3) 測定値の確認。レスピレーターの選択ボタンを押し、PIP、Vte VE、の値を記入する 　測定値が適切な値であることを確認する	

PEEP以下の値を下限に入力した場合、回路リーク時PEEPで補正されるためアラームが鳴らない可能性がある、PSVをかけている場合は、PSV値以上の値を下限に設定した場合は下限アラームが頻回になる。

この項の詳細は看護業務手順No.2の呼吸器を参照

看護ケアに関する事故防止
人工呼吸器使用患者の事故防止 ③

2010/1/28 作成：松澤

プロセス	担当者	手　順	リスクの予見・回避
装着中の看護	Ns	4) モニタリングが行われているかを確認。レ点を入れる	・SpO₂、モニターが正しく作動しているかを確認する。 SpO₂正常値は95％以上
		5) 患者さまの確認。挿管チューブ、気管カニューレのカフ圧、胸郭の動き、呼吸状態の確認をし、レ点を入れる	1) カフ圧計を使用し、適切な圧であることを確認する。
		患者さまの観察のポイント	
		①呼吸状態 ・呼吸パターンや回数、表情はどうか努力呼吸はないか設定された換気モードと合っているか。	・換気回数どおりに左右胸郭が持ち上がっているか痰の貯留、咳嗽反射、回路の閉塞や外れはファイティングを起こし低換気の原因になる。
		②胸郭の動き ・胸郭の動きは左右対称に動くか。	
		③呼吸音の聴取 ・左右両肺野に等しく均等に酸素が入っているか。	・気胸、片肺挿管などの異常を早期に発見する。 ・呼吸音に左右差があったり、弱い場合は、気管カニューレの固定位置が浅かったり、深かったりする場合があるのでレントゲンで確認する。 ・明らかな呼吸音の左右差がある場合は気胸、胸水、無気肺が考えられる。
		④全身状態 1) 循環器系 ・バイタルサインに急激な変化はないか。	・人工呼吸器は陽圧換気であるので大静脈が圧迫されて静脈還流の低下、肺を取り巻く血管の抵抗が強くなり、肺に血液が排出されにくいため心拍出

この項の詳細は看護業務手順No.2の呼吸器を参照

看護ケアに関する事故防止

人工呼吸器使用患者の事故防止 ④

2010/1/28　作成：松澤

プロセス	担当者	手　順	リスクの予見・回避
装着中の看護	Ns		・量が低下する。 ・適宜体位変換を行うことで肺血流の不均衡、分泌物の移動に効果がある。
		2) 利尿は保たれているか 　正常値　時間0.5～1ml/kg/時	・抗利尿ホルモンの分泌や腎血流量の低下により尿量が減少し、体液が貯留しやすいため尿量、水分出納をチェックする。
		3) 末梢循環や皮膚色に変化はないか	
		⑤感染予防	
		・呼吸器、回路を清潔に保つ。 ・挿管チューブ、カニューレを清潔に保つ。 ・清潔で素早い吸引を心がける。 ・口腔内の清潔保持に努める。 ・確実なカフ管理を行う。 ・適切な加温、加湿に努める。 ・**医療者の手洗いの施行。** ・**身体各部署の清潔保持に努める。**	・人工呼吸器使用中は ①患者さま自身で有効な排痰ができない ②生態の免疫機能や易感染性となる ③チューブやカニューレそのもの自体の汚染による感染 ④低栄養などによる感染状態におちいる これらによって肺合併症を起こし全身状態の悪化や精神的苦痛による闘病意欲の減退につながる。 ・感染対策については当院の予防策参照
		6) 回路点検。接続、水滴の有無、ウォータートラップの状態、加湿器の状態の確認をし、レ点を入れる	1) 加湿により蛇管に水が貯留して気道へ流入しないように蛇管、ウォータートラップ内の水を排除する。 2) 蛇管の接続は正しいか、患者の体動によって容易に外れたり屈曲することはないか、挿管チューブへ蛇管の重みがかかってないか、体位変換後の屈曲を確認。

この項の詳細は看護業務手順No.2の呼吸器を参照

看護ケアに関する事故防止

気管カニューレ装着中の事故防止 ①

2010/2 作成：三浦

プロセス	担当者	手順	リスクの予見・回避
気管カニューレの固定と観察	Ns	**観察ポイント** ・気管切開口とカニューレのフィッティング状態は？ ・適切なカニューレの選択がされているか。 ・固定紐は指1本入る程度に縛られているか。 気管カニューレ断面図	気道粘膜損傷による感染リスク。 自己抜去予防のため不穏患者にはミトンや抑制帯使用。
呼吸・換気の観察 カフ圧計	Ns	**観察ポイント** （肺炎など　合併症早期発見） ・バイタルサイン ・両肺呼吸音聴取雑音の有無 ・痰からまりの有無 ・チアノーゼの有無 ・SpO₂低下の有無 ・胸郭の上下運動 ・エアリークの有無 ・適切なカフ圧確認 ・痰の有無、性状、量、色調、粘稠度吸引の頻度、 ・酸素使用の有無 ・血ガス値 ・加湿状態の良否	＊＊顔面うっ血の危険 ＊＊吸痰は15秒以内！低酸素状態粘膜損傷に注意！吸引チューブは10～12cm以上挿入不可 気道粘膜壊死防止 カフ圧確認（18～22mmHg） 異常時　Drコール
	Dr Ns	＊カニューレは 1～2回/W　定期的に交換 ・カニューレの閉塞 　↓ カニューレ交換	タンづまり？ 肉芽の増殖？ 異物の入り込み？ 破損？
	Dr Ns		

この項の詳細は「看護業務手順：No2　呼吸器疾患看護」を参照

看護ケアに関する事故防止

気管カニューレ装着中の事故防止 ②

2010/2 作成：三浦

プロセス	担当者	手　順	リスクの予見・回避
皮膚の状態	Ns	**観察ポイント** ・皮膚の安静、清潔保持。 ・気管切開口抜糸前はマスキンで消毒Yガーゼで保護、抜糸後は不使用。 ・カニューレや固定紐による皮膚の発赤、水疱の有無。 ・気管切開口の潰瘍や肉芽形成の有無。	**スキントラブルに注意** ・ソフトな素材選択で摩擦予防、軟膏塗布 入院時必ず外科受診以後定期的受診 ・カニューレの種類変更、肉芽切除にて気道閉塞予防
ストレス状態	Ns	・カニューレ装着により発声不可 ・ストレスがたまりやすい。	・スピーチカニューレ使用でストレス回避
体位	Ns	・体位変換により肺炎予防。	・体位によるカニューレ口の抜管・閉塞の危険！事後確認！

この項の詳細は「看護業務手順：No2　呼吸器疾患看護」を参照

看護ケアに関する事故防止

酸素治療中の事故防止

2010/2/5作成：中川

プロセス	担当者	手　順	リスクの予見・回避
酸素投与指示受け	Dr Ns	・酸素投与の目的・指示の確認。 ・患者さまの状態確認。	**～気をつけて～** ・パルスオキシメーターをずっと同じ場所につけておくと皮膚損傷・火傷等の危険があるよ。
酸素投与準備 A…ダイヤル式 B…流量計式	Ns	流量計 マスク…フェイスマスク 　　　　　高濃度マスク 　　　　　（リザーバーマスク） 経鼻カテーテル（鼻カテ） 接続チューブ ・パイピングに酸素流量計を音がするまで差し込む。 ・接続チューブを付ける。 ・酸素マスクを顔にフィットするように装着し、ゴムの調節をする。 ・指示された流量を流す（酸素が流れいるか確認）。	・パイピング式酸素吸入器には、流量計式とダイヤル式がある ・ダイヤル式は、数字で表示以外の流量投与は不可。0.5mlの指示は気をつけて ・指示により使用するマスクが違うためDrに確認する。 ・通常0.5〜3Lまでは経鼻カテ2〜5Lまでは酸素マスク4L以上は高濃度マスク使用を目安とし、SpO2の状態に合わせDrに相談し変更していく。 ・経鼻カテ使用時は流量計に精製水はいらない（乾くようなら使用）。
観察	Ns	・一般状態の観察。 　顔色・爪床色・チアノーゼ 　呼吸パターン（数・深さ・リズム） 　肺音・SpO2値 　バイタルサインチェック	・患者さまにマスクを外さないように説明してね。
環境整備	Ns	・ベッド周りに余分な物を置かないルート類の整理。	**火気厳禁！** ・ベッドや身体の下にチューブが挟まれていないか？チューブが折れていないか？

新規作成

看護ケアに関する事故防止

吸痰施行手順

2010/2/6　作成：橋爪

プロセス	担当者	手　順	リスクの予見・回避
準備	Ns	**行う前に・・・** 　**患者状態の確認** 　**手洗い・手指消毒の実施を忘れずに** ・両手に手袋をつける。 ・吸引カテーテルを吸引器に接続。 ・吸引装置のダイヤルを回し圧を100のところまで上げ、チューブを閉塞した状態でさらに250〜300程度までかかることを確認する。	12／14Fr 40と50cmがある 50cmは挿管チューブ専用　気をつけて。
実施	Ns	・カテーテルを曲げ、吸引をOFFの状態にして無理なく挿入できるまでカテーテルを挿入する。 ・カテーテルを静かに引きながら吸引する。 ・吸引カテーテルを外し、接続されているチューブから水を吸引して管内をきれいにする。 ・ダイヤルを回して圧を下げる。 ・カテーテルは手袋で丸めて掴み、手袋を外しながら中に丸めて医廃に捨てる。 吸引物の性状の観察 ＊色調(白,淡黄色、黄色) ＊性状(粘稠、水様、泡沫状) ＊血液混じりの有無 ＊量 ＊臭気	・鼻腔挿入時出血に気をつけて。 ・低酸素予防のために1回の吸引は10〜15秒でとどめる。 観察ポイント
観察	Ns	・吸引の前後で呼吸状態や呼吸音に変化はないか？ ・モニター装着中の場合、モニターを見ながら吸引中バイタルサインの変化に注意。	

この項の詳細は看護業務手順：吸痰を参照

看護ケアに関する事故防止

CV挿入患者の事故防止 ①

2010/1/25 作成:永井

プロセス	担当者	手　順	リスクの予見・回避
挿入前 インフォームド・コンセント	Dr	・所定の用紙を用いて、主治医がICを行う。 ・ICにより受理した説明書、同意書は診療録に保存する。	・本人、家族が納得していることが前提サインの確認。
	Ns	・ICに同席し、患者さま、家族の反応を観察する。	・看護記録には患者さま・家族の反応を記録。
環境整備	Ns	①穿刺は患者さまの状態が許す限り個室または処置室で行う。 ②頭低位ができるようなベッドを用意する。 ③超音波装置、透視装置を用いる場合は、事前に放射線科へ連絡しておく。 　酸素供給、心電図モニターを準備しておく。 ＊使用物品はマニュアル参照。	・感染予防。 ・空気塞栓を防ぐため。 ・あらゆる状況に備える。
穿刺時 感染予防	Dr	①マキシル・バリアプリコーションを用いて穿刺する。 ②滅菌手袋装着前の手洗いまたはアルコール消毒製剤を擦り込む。 ③術野はポピドンヨードまたはクロルヘキシジンアルコールで消毒する。	
合併症	Dr Ns	・早期合併症：動脈穿刺、血腫、血胸、カテーテル迷走 遅発性合併症（2日目以降）：気胸、血胸、カテーテル位置異常、両側気胸など	・穿刺時と穿刺後は合併症は起こるものだと想定する。 ・患者さまの被害が最小になるように配慮する。

この項の詳細は看護業務基準：中心静脈栄養管理マニュアルを参照

看護ケアに関する事故防止

CV挿入患者の事故防止 ②

2010/1/25 作成:永井

プロセス	担当者	手　順	リスクの予見・回避
合併症の観			
（1）動脈穿刺	Dr	・直ちに穿刺針を抜去して圧迫する。鎖骨下動脈に穿刺してしまった場合、止血困難が予測される。	・動脈と静脈の判別が難しい場合、血液ガス分析または圧の測定を行う。
（2）カテーテルの位置異常および血胸	Dr Ns	・穿刺後カテーテルが動脈壁を穿破して血胸、水胸、心タンポナーデなどを起こす可能性がある。 ・バイタルサイン、X-P写真でチェックする。	・遅発性血胸の80％が7日以内に起こるといわれている。 ・異常の早期発見。
（3）カテーテル自己（事故）抜去	Ns	・挿入部位を観察し、カテーテルの長さを把握しておく。 ・また、ループ固定されているかいなければDrに報告し、ループ固定してもらう必要がある。 ・患者の状況で自己抜去の可能性がある場合、家族に説明し、抑制の同意をしてもらう必要がある。 ・離断が疑われる、明確でないときは、Drに報告し、X-P写真で判断してもらう。	・高齢者、または認知症患者は自己抜去のリスクが大きい。 ・患者さまが自分で抜いてしまったカテーテルは、証拠として取っておく。
（4）両側気胸	Dr Ns	・著明な呼吸困難を来たす ・状態観察を行う。	・異常の早期発見。
（5）低血糖脱水	Dr Ns	・Drの指示で血糖値検査を行う。	・高カロリー輸液の場合、低血糖、脱水に留意する。 ・生化中のBUN、CRE　GLUの値を把握する。

この項の詳細は看護業務基準:中心静脈栄養管理マニュアルを参照

看護ケアに関する事故防止

末梢静脈穿刺時の事故防止　①

2010/1/26　作成：浅見

プロセス	担当者	手　順	リスクの予見・回避
準備段階での予防方法	Ns	・神経損傷のハイリスク部位を知る。	・神経損傷の発生の予防被害拡大を防ぐことができます。
		手首の橈骨付近の静脈は原則穿刺しない 患者より危険部位を指定された場合は穿刺時の合併症を説明し，ほかの部位で穿刺する （静脈・神経走行・危険部位の図）	
		・推奨される部位 〜血管確保の患者〜 橈骨茎突起から12cm以上の中枢側 〜肘部での採血〜 肘正中皮静脈・橈側皮静脈 尺側皮静脈	
		静脈内注射の刺入部位図 （橈側皮静脈、背静脈弓、尺側皮静脈、背側中手静脈、尺側皮静脈、上腕動脈、尺側皮静脈、尺側正中皮静脈、橈骨動脈、尺骨動脈、橈側皮静脈、手背の皮静脈、正中皮静脈、前腕の皮静脈）	

資料出所：看護人材教育2009.8（日総研）より

この項の詳細は安全管理の指針マニュアルの「静脈注射実施のガイドライン」を参照

看護ケアに関する事故防止

末梢静脈穿刺時の事故防止 ②

2010/1/26 作成：浅見

プロセス	担当者	手　順	リスクの予見・回避
準備段階での予防方法	Ns	・患者さまへの穿刺の目的、合併症の説明と理解の確認。 ・部屋の温度、環境を整える。 ・患者さまのアセスメント、穿刺予定部位のアセスメント、実施者の技術の説明と理解の確認アセスメント。	・採血を受ける患者の精神的不安の解消ができます。
穿刺時の予防方法	Ns	・手首の手のひら側・橈側・肘の内側への穿刺を避ける。 ・静脈穿刺と手首から10cm程度中枢側で行う。 ・10〜30度で穿刺する。 ・患者さまが神経損傷の症状と思える痛みを訴える場合。 　ただちに針を抜去し他の部位を選ぶ。 ・皮膚に穿刺したまま周囲を探ったり、無理に押し込まない。 ・2回失敗したら、穿刺者を交代する。	・「採血したら手の痺れと痛みが取れないわ。茶碗もうまく持てない」。 　↓ ・ひどい場合神経不全麻痺になる恐れも…。 ・「痛たたた…もう勘弁して」

この項の詳細は安全管理の指針マニュアルの「静脈注射実施のガイドライン」を参照

看護ケアに関する事故防止

静脈留置針の固定・管理

2010/1/28 作成：沼賀

プロセス	担当者	手　順	リスクの予見・回避
準備	Ns	・手袋を装着する。 ・注射針の刺入部位を確認する。 ・部位の選択：関節の屈曲に影響がない．血管がまっすぐである。 ・針が留置できる太さがある。	一定時間以上針が留置されていることを考え、日常生活に支障のない部位を選択する．生活動作を考え、できるだけ利き手は避けたほうがよい。
血管の確保と固定方法	Ns	・刺入部位より約7cm上を駆血帯で駆血する。 ↓ ・刺入部位の消毒を行い、自然に乾かす。 ↓ ・針のキャップをはずし、針の刃面が上になるように持ち穿刺する。 ↓ ・血液の逆流が見えたらカテーテルのみを血管内に必要な長さまで入れていく。 ↓ ・カテーテルが抜けないように、カテーテルハブを固定し針（内針）のみを引き抜く。すぐに準備しておいた輸液セット等を接続し、滴下の状況から血管の確保状況を確認する。 ↓ ・カテーテル刺入部、カテーテルと輸液のライン等を固定する。挿入日、ゲージを記入する。	刺入部が見えるようにドレッシング材などで固定する。 カテーテル交換は**72時間以内**に実施する 留置期間中の定期的な交換は必要ないが発汗などで汚染した場合はドレッシング材の交換をする。
環境の整備	Ns	・輸液を受けながら、ベッド上で生活が行いやすいように点滴の位置、ベッドの乗り降りの方法、ラインの長さ、体位や寝具等の調節を行う。	副作用の出現 刺入部の状態（発赤腫脹、輸液の漏れ、刺入状態：抜けていないか、出血の有無）。 刺入部周囲の自覚症状（疼痛、熱感、血管痛、搔痒感）。

この項の詳細は看護業務マニュアル：静脈内注射マニュアル（1部）参照

看護ケアに関する事故防止

静脈注射実施基準と事故防止

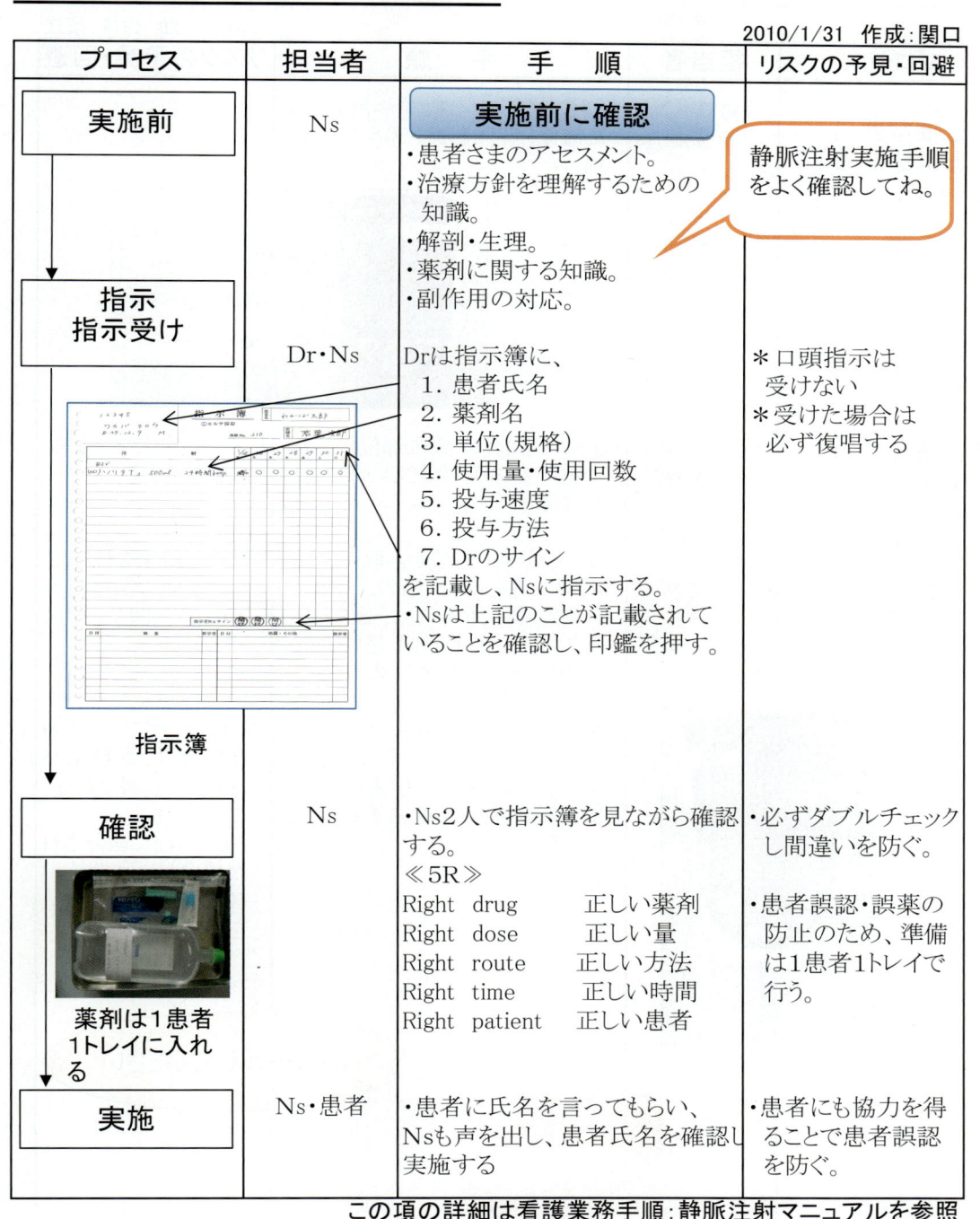

2010/1/31　作成：関口

プロセス	担当者	手　順	リスクの予見・回避
実施前	Ns	**実施前に確認** ・患者さまのアセスメント。 ・治療方針を理解するための知識。 ・解剖・生理。 ・薬剤に関する知識。 ・副作用の対応。	静脈注射実施手順をよく確認してね。
指示 指示受け	Dr・Ns	Drは指示簿に、 　1. 患者氏名 　2. 薬剤名 　3. 単位（規格） 　4. 使用量・使用回数 　5. 投与速度 　6. 投与方法 　7. Drのサイン を記載し、Nsに指示する。 ・Nsは上記のことが記載されていることを確認し、印鑑を押す。	＊口頭指示は受けない ＊受けた場合は必ず復唱する
確認 （薬剤は1患者1トレイに入れる）	Ns	・Ns2人で指示簿を見ながら確認する。 ≪5R≫ Right　drug　　　正しい薬剤 Right　dose　　　正しい量 Right　route　　 正しい方法 Right　time　　　正しい時間 Right　patient　 正しい患者	・必ずダブルチェックし間違いを防ぐ。 ・患者誤認・誤薬の防止のため、準備は1患者1トレイで行う。
実施	Ns・患者	・患者に氏名を言ってもらい、Nsも声を出し、患者氏名を確認し実施する	・患者にも協力を得ることで患者誤認を防ぐ。

この項の詳細は看護業務手順：静脈注射マニュアルを参照

看護ケアに関する事故防止

血糖チェック手順

2010/1/28 作成：須江

プロセス	担当者	手順	リスクの予見・回避
必要な器具および物品	受け持ちNs フリー業務Ns	・ホイル包装で一枚ずつ包装された電極、穿刺器具、アルコール綿。	
必要な器具および物品	受け持ちNs フリー業務Ns	・採血する前に、採血部位が清潔で乾いており、冷えていないことを確認する。	・血行をよくして、採血しやすくする。
検体の測定方法	受け持ちNs フリー業務Ns	・電極をホイル包装から取り出す。電極の差込部分（黒の三本線）を測定器の挿入口に、止まるところまで、しっかりと差し込む。測定器の電源が自動的に入る。 ・血液を採取する。 ・電極の先端にある白いターゲットエリアに血液を滴下する。電極に血液が吸収され、5秒後に測定器表示画面に測定結果が表示される。	・正確な結果を得るため、電極は温度15〜40℃の範囲で使用する。 ・LOが画面に表示された場合は、血糖値が20mg/dl未満であることを示す。 ・HIが画面に表示された場合は、血糖値が500mg/dlより高いことを示す。 ⇩ Drコールしてください

この項の詳細は看護業務手順No.2の注射の血糖値の測定を参照

看護ケアに関する事故防止

胃管挿入中の事故防止

2010/01/25　作成：高野

プロセス	担当者	手　順	リスクの予見・回避
胃管挿入	Ns	**＊＊胃管挿入時** 1) 胃管はX線ライン入りのものを使用 2) 胃管挿入は複数人で実施 3) 腹部単純X－Pを撮り、Drが管の位置を確認 4) 管の固定はしっかり行う	挿入直後のレントゲン写真でチューブの先端が適切な位置にあっても、嘔吐・吃逆によってチューブが移動し、しばしば自然に位置が変化する場合があることに注意。
栄養注入	Ns	**＊＊栄養開始時** 1) シリンジから胃管に空気を入れ気泡音を、確認する 2) 気泡音が確認出来ない時は、栄養は開始せず 　以下を確認後Drに報告する 　①固定した位置からずれてないか 　②口腔内にマーゲンチューブがトグロを巻いてないか 3) 気泡音または胃に入っていることが確認できたら、栄養を開始する	チューブの位置確認の方法として気泡音を優先しているが、胃内容物の吸引と併用して行っていく。 ⬇ **＊確認が不十分なまま、栄養剤の注入をしない事！**
	Ns	**＊＊栄養注入中観察ポイント** 1) 滴下速度の変化→口腔内に胃管がトグロを巻いていないか。 2) 顔色（チアノーゼ）→誤飲してないか 3) むせ込み→栄養が逆流してないか	夜間・早朝は原則再挿入を試みない。薬の注入指示がある場合、非経口的投与法の指示を仰ぐ。
トラブル対応	Ns	**＊＊トラブルの対応** 1) 夜間・早朝の自己抜去時は、日勤Drが出勤してから報告する。 2) 夜間・早朝に口腔内にトグロを巻いていたら、抜去して日勤Drが出勤してから報告する 3) 胃管から薬を注入している場合でも、夜間・早朝の挿入はしない	

この項の詳細は看護業務手順（一般看護技術）参照

看護ケアに関する事故防止

皮膚の安全ケアポイント ①

2010/2/1 作成：種子田

プロセス	担当者	手　順	リスクの予見・回避
看護ケアを行う中で皮膚の観察を行う場面はたくさんあります 皮膚状態を観察し、異常の早期発見を行うこと・ケア実施中の危険リスクの回避は医療援助者として大切です			
患者状態と皮膚観察	Ns・エイド	＊皮膚の観察 1）乾燥・汗ばみ、皮膚の落屑の有無 2）湿疹・発赤・水胞・創の有無 3）かゆみ・ひっ掻き傷の有無 4）皮膚疾患を起こす疾患を持っているか 5）皮膚疾患を起こす薬剤を内服しているか 6）精神疾患・認知症はあるか 7）皮膚への軟膏塗布・かゆみ止めの内服治療を行っているか。また、使用後の効果評価	高齢者は老人性皮膚炎乾燥性湿疹が多い。 危険認知に乏しい患者さまはひっ掻くことが止まらないなど、自傷的行為を皮膚損傷を起こすと考えられずにしてしまうことがあるので注意が必要。
清拭・更衣時	Ns・エイド	1）蒸しタオルの温度に注意し清拭を行う 2）更衣は健康側より脱ぎ、患側より着ることを原則とする	シャント部位・PEG周囲・足趾・趾間・褥瘡発生多発部位・頭皮について気をつけて観察すること。 高齢者や浮腫のある患者さまでは四肢を援助者の手で押さえただけでも、皮膚損傷を起こすことがる。

新規作成

看護ケアに関する事故防止

皮膚の安全ケアポイント ②

2010/2/1 作成：種子田

プロセス	担当者	手　順	リスクの予見・回避
おむつ交換 陰部洗浄	Ns・エイド	1) おむつを使用している患者さまは1日に1度は必ず陰部洗浄をします 2) 中性石鹸をよく泡立て、軽く泡で汚れを落とすように洗います 3) 仙骨部も観察しながら石鹸で洗いましょう 4) 泡をぬるめのお湯でよく洗い流します 5) 体拭きにて水分をよく拭き取ります 6) やせ、肥満、骨突出のある患者は皮膚の滑りをよくするように軟膏を塗ります 7) おむつは体型にあった物を選択します	**陰部は汚染されやすく皮膚トラブルを起こしやすい部位。** **体型によって褥瘡が発生しやすくなっている要観察・早めの対処が必要。** **おむつが大腿・腹部にくいこみ、発赤を起こすことがある。**

新規作成

看護ケアに関する事故防止

排泄チェック手順

2010/1/29 作成：廣田

プロセス	担当者	手　順	リスクの予見・回避
業者がオムツを月・水・金に持ってくる	エイド主任 ＊主任が休みの場合はその日のリーダーが行う。	・オムツの発注は一般病棟・療養病棟でそれぞれ必要な分を業者に行い、次回持って来てもらう。 ・一般病棟・療養病棟は各場所に保管しておく ＊リハビリは一般病棟から必要な分を持って行く。	
トイレ介助 オムツ交換	排泄に関わる全職員が対象	・トイレ介助に介助が必要な患者またはオムツ交換する都度、排泄チェック表に排泄物や量、使用した物などを記入する。 ・トイレ自立者は毎朝、Nsが回数を確認する	オムツ交換の注意点 ①下痢、出血、血尿帯下が見られた時はNsに報告し状態確認をする ②皮膚の観察、特に仙骨部は注意して見る→**異常時はすぐ報告**
排泄チェックシートの記入		＜チェック表の記入方法＞ 　少：片手に満たない 　中：片手くらい 　多：両手くらい （夜勤帯は赤字で記入し、夜勤帯エイドは0時に締め尿・便の 回数を数える） ＜オムツコスト表の記入方法＞ 種類別オムツ欄に使用したオムツを正の時で記入。夜勤帯エイドは0時に締め、本日の使用分をコスト表に記入。月～日曜を1週間として事務に提出する	排泄の有無は疾患や体調管理する上で重要なことなので必ずチェックをしましょう！！ ＊リハビリでトイレに行った際も必ず記入を忘れないように行いましょう。
処分	エイド	・汚物は一般ゴミと区別するために汚物専用の段ボール箱に入れて処分する。	

この項の詳細はオムツ交換マニュアル，排泄チェック表マニュアルを参照

看護ケアに関する事故防止

義歯装着中の患者の看護

2010/2/1 作成：須藤

プロセス	担当者	手　順	リスクの予見・回避
義歯の確認	Ns・エイド	1）入院時義歯装着部位の確認 　（総義歯・部分義歯） 2）装着具合の確認 　（不具合の有無） 3）義歯の破損の有無 4）自分の歯の欠損の有無 5）食事内容と口腔障害 　・嚥下障害の有無 6）認知症の有無	・義歯はその患者さまにしか使えないものであり、義歯なしでは食事ができず、いろいろな障害が出ます。 ・また、高額な私物です取り扱いには、特に気を使いましょう。
		義歯紛失の可能性 →	＊高齢者で義歯が合わず食事以外で外すことが多くごみ箱に捨てた、布団の上に置いてシーツ交換と一緒にクリーニングに出した。 ＊嘔吐介助し、ティッシュと一緒に捨てた ＊破損して患者さまが飲み込んだ
義歯の取り扱い	Ns・エイド	1）口腔ケアの必要性・方法を説明し協力を得る。 2）義歯を外しガーグルベースに入れる（外す時は下義歯から外し入れる時は上義歯から入れる） 3）口腔内を水または微温湯でゆすいでもらう。 4）ディスポ手袋をつけて歯ブラシを使い流水で汚れを洗浄する。 5）患者さまに装着するか、水につけておくか確認し、夜間はできるだけ外しておくようにする。 6）外して保管する時は義歯ケースに水、または洗浄保存液剤を使用し、浸しておく。 7）義歯を入れる時は、流水ですすぎ装着してもらう。	**歯磨き粉は摩耗するので使わないでね** **口腔粘膜の圧迫、細菌感染、口内炎の予防のため、夜間はできるだけ外す。** **義歯の変形・変質を防ぐため水に浸す。**

この項の詳細は看護業務基準：口腔ケアマニュアルを参照

看護ケアに関する事故防止

体重測定：確認ポイント

2010/2/3 作成：大竹

プロセス	担当者	手　順	リスクの予見・回避
体重測定を実施するに当たり注意するポイント *体重測定を行う目的 *患者のＡＤＬの状況 *ＡＤＬに合わせた体重測定方法の選択 *体重記録 *前回の体重と今回の体重の比較			
車いすでの体重測定	Ns・エイド	・車いすに患者さまを移乗する。また、ワーカー、シルバーカー使用の方もこの体重計で測るので準備する。 ・患者さまを体重計が置かれている場所まで誘導し、ゼロになっているか確認し、測定する（手すりがあるのでつかまって立位が可能な場合はそのように測定する）。 ・車いすの重さを測る。（車いすに乗車して測った場合は忘れずに車いすの重さを引いておく）。	・シーツ交換・リハビリがある時などを利用すると患者さまへの負担を軽減できる。 ・点滴、バルーンなどのルートが抜けないよう注意する。 ・酸素使用の時はボンベの残量に注意する。
スケールストレッチャーでの体重測定	Ns・エイド	・病室の患者さまのベッド脇にストレッチャーを準備し測定する。 ・測定前（移乗前）にしっかりゼロ設定にする。 ・設定時はストレッチャーにものが触れていないか確認する。 ・移乗は4人で行う。	・移乗の際、点滴やバルーン等のルートが抜けないよう注意する。 ・ミトンなどしてる場合ははずす。 ・測定表示の電池切れに注意。

新規作成

看護ケアに関する事故防止

ストレッチャー搬送手順

2010/2/3 作成:小屋

プロセス	担当者	手順	リスクの予見・回避
ベッドからストレッチャーへの移動	Ns・エイド	・移動、移送の説明を患者さまに行う。 ・ストレッチャーをベッドサイドに付けストッパーをかける。 ・ストレッチャーの高さをベッドに合わせる。 ・患者さまの身体の下にバスタオルを敷き両サイドから水平に移動する(4人で行う)。 ・移動後サイドレールを必ず上げ掛け物をする。	ストッパーを忘れると怪我をさせてしまったり転落の危険あり!! 酸素、点滴のルートバルン等、抜けないように位置、長さを確認。 タイミングを合わせて
ストレッチャーで移送	Ns・エイド	・患者さまに声かけをする。 ・2人以上で移送する。 ・ストレッチャーを操作しやすい高さに調節する。 ・進行方向は足側からが原則! ・足側のスタッフは安全確認を行い障害物や段差に注意する ・頭側のスタッフは患者さまの状態を観察する 　(医療機器がある際はNsが付き移送する) ・移送中、酸素不足にならないため酸素残量を確認する。	速度にも注意!! 揺れが酷いと不快にさせたり苦痛を与えてしまう。 輸液ポンプ使用時、できる限り患者さまの頭側に設置しない倒れて怪我をさせてしまう危険あり。

新規作成

看護ケアに関する事故防止

離床・起床センサー使用基準 ①

2010/1/11　作成：阪本

プロセス	担当者	手　順	リスクの予見・回避
転倒転落の危険評価	Ns・エイド	・転倒・転落アセスメントスコアシートにて危険度を評価する。 ・判定結果に基づき看護計画用紙を利用して予防策を立案する。	起床センサー
離床・起床センサー使用の検討	Ns・エイド	・患者さまの言動・行動により評価（離床・起床センサーの区別）。 ・病棟・他階のセンサー。有無の確認。	
離床・起床センサーの準備	Ns・エイド	・センサーの有無の確認。 ・センサーの登録を行う。すべての発信機の電源を抜き使用患者さまのセンサーのアラームボタンを押して。発信機のライトが点滅したら発信機の登録ボタンを押す登録患者さまの名前を登録番号に表示する。	離床センサー ・登録は１人ずつ、２人で行ないましょう。 ・すべてを入れ替えないと他の患者さまのアラームを受信してしまいます。
センサー受信機について		・名前を貼り付ける。	音量調節あり聞こえる？ 電池切れサインはない？ 電源は入ってる？

新規作成

看護ケアに関する事故防止

離床・起床センサー使用基準 ②

2010/1/11　作成：阪本

プロセス	担当者	手　順	リスクの予見・回避
離床・起床センサーの使用方法	Ns・エイド	・各センサーの使用患者さまアラーム時は登録患者さまを訪室し確認する。 ・転倒・転落の危険度評価。	・アラーム時は必ず患者さまの安全確認をしましょう。
	Ns・エイド	・受け持ちNs、エイドは訪室時、勤務終了引継ぎ時、スイッチON・電池切れの確認を行う。	
使用後の片付け		・使用中止時は登録時と同様にセンサーの登録の解除をする。 ・病棟倉庫で次回使用できるよう管理する。	・登録は必ず解除する。 ・管理時、離床センサーは立てないように置いてください。
故障時の取り扱い	Ns・エイド	・何がどう故障しているかを確認して総務に修理依頼する。 ・修理伝票に原因・故障状況を記入して修理依頼する。	・状況を詳しく記入してください。

スイッチ切れの可能性
＊患者自身がoffにする
＊電池が切れている
＊コンセントが差し込んでない
＊ベッド移動した

新規作成

看護ケアに関する事故防止

認知症高齢者の看護 ①

2010/1/27　作成：大木

プロセス	担当者	手　順	リスクの予見・回避
認知症の概念		①脳の器質的病変がある。 ②認知機能障害がある。 ③生活に支障が起きている。 ＊これらの症状が6ヵ月以上起きている。 →これらの条件を満たす症候群	環境がよければ周辺症状は出にくい！
症状		**周辺症状**　認知症の行動・心理症侯 **精神症状**：不安・焦燥、妄想・幻覚、抑うつ **中核症状**：記憶障害・見当識障害、思考・判断・遂行機能障害、注意集中・分散の障害、失行・失認・失語 **行動障害**：徘徊、多動、不潔行為、収集癖、暴言・暴力、介護者への抵抗	生命に関わる危険行動には注意！！ ・転倒、転落 ・無断離院 ・異食 ・過食、拒食　など
関わり方		①バリデーション 1. センタリング（精神集中） 2. 相手の好きな感情を用いる 3. オープンクエスチョン 4. リフレージング 5. 極端な表現（最善・最悪） 6. 反対のことを想像する 7. レミニシング（思い出話） ②ケアの要点 ・認知症患者の魂に語りかけ、不安を受け止める・安心させる。 ⇒コミュニケーションの工夫 例：「不安なの？」「つらいね」 「大丈夫よ。私が傍にいる。」 ・言語ではなく感情で受け止める！ ・一度にたくさんのことを言わない！ ③今この瞬間を大切にする ・過去も未来も失い、今を生きている！この感情を受け止める！	ひとつずつ！ゆっくりと！

新規作成

看護ケアに関する事故防止

認知症高齢者の看護 ②

2010/1/27 作成：大木

プロセス	担当者	手　順	リスクの予見・回避
↓ 起こりやすい 問題点とケア		④その人の生きるサイクルリズムと宇宙リズムの調整 ・休息、睡眠と活動の調整 ・出る(排泄)、入れる(食事) ・光(日光)と闇 ・薬(作用・副作用) ・刺激と沈黙 ・加齢と子供化 →その人のリズムに合わせた生活ケア 例：最近のことを忘れる場合 1. 過ぎたことを言わない 2. その都度、説明・声かけ 3. カレンダー・メモの確認 4. 規則正しく、刺激のある生活 5. 過去に生きていることを受容 例：同じことに固執する 1. その都度、大らかな態度で説明・対応 2. 一時的にその場を離れる	・異常行動と捉えるのはケア側！ ・患者さまは自分の訴えの表現の1つ！
↓ 本人のしたいこと、 できることに注目		・過去の人生の中でされてきたこと ・趣味、好きなこと、やりたいこと ・自分のできるADLとケアでできるADL ・環境調整	失敗してもいいんだよ！できなくてもいいんだよ！
↓ ケア側も喜び を感じる		・心が通じている！嬉しい！ ・おもしろい！ ・楽しい！ ・感動！ ・癒された！	

楽しい認知症ケアを実践しよう！

新規作成

看護ケアに関する事故防止

痛みのアセスメント ①

2010/1/10 作成：宮下

プロセス	手　順	リスクの予見・回避
【初期アセスメント】 1. 疼痛の性質と強さの把握 （疼痛が複数箇所存在する場合は、おのおの評価する）	・痛みの部位 ・痛みのはじまり ・痛みの経時的変化 ・痛みの性質 ・痛みの強さ(ペインスケールの使用)※1 ・痛みに影響する因子 ・今までの治療とその効果 ・生活への影響 主なペインスケール **VAS(visual analog scale)** 痛みなし ─────────── 最悪の痛み ・左端を痛みがない状態、右端を最悪の痛みの状態として痛みの程度を線上に印をつけて表してもらう。急性痛には信頼性があるが、慢性疼痛には不向き **数字スケール・NRS (numeric rating scale)** 0　1　2　3　4　5　6　7　8　9　10 ・痛みの強さを0から10までの段階に分けて、痛みの程度を口頭で伝えてもらう。好きな数字に偏りやすい。 **簡易表現スケール** 痛みなし　軽度　中等度　強度　最悪の痛み ・あらかじめ決められた痛みの強さを表す5段階の言葉から痛みの程度を口頭で伝えてもらう。言語の選択が固定されてしまう。 **フェイススケール (Wong & Baker)** 0　1　2　3　4　5 ・痛みの程度を6段階のイラストにして痛みの程度を選んでもらう。痛み以外の心理状況も反映されてしまう。認知症患者さまによく使われる。	・痛みとは主観的なものである。患者の訴えに傾聴し、**Nsの先入観で判断してはならない。**痛みの強さや持続時間を誤って把握すると治療方針にも影響を及ぼすため注意して把握する。 ・ペインスケールは患者さまに適したものを使用する。

この項の詳細は　看護業務マニュアル(痛みのアセスメント)を参照

看護ケアに関する事故防止

痛みのアセスメント ②

2010/1/10　作成：宮下

プロセス	手　順	リスクの予見・回避
2. 痛みの原因を診断するために必要な身体所見　画像検査	・神経学的所見 ・画像検査(CT、MRIなど)	
3. 心理的・社会的およびスピリチュアルなアセスメント	・患者さまにとっての痛みの意味、心理的影響 ・鎮痛薬でコントロールすることについての心配 ・痛みや疼痛治療の経済的負担 ・患者さまのサポートシステム	
4. 疼痛コントロール目標		
【継続アセスメント】	・治療の効果、副作用 ・痛みの変化(強さ、部位、性質など) ・目標の達成度、満足度	

この項の詳細は　看護業務マニュアル（痛みのアセスメント）を参照

看護ケアに関する事故防止

車いす安全管理手順

2010/1/10 作成：船津

プロセス	担当者	手　順	リスクの予見・回避
原則 車椅子点検 シート活用方法 （車いす点検シート）	全職員 エイド 外来 リハビリ 一般病棟 療養病棟 透析 総務	見て触って明らかに不備が認識できる時、修理依頼をする。 ①車いすには一台ごとに黄色ナンバーが表示されている。 ②車いす点検シートはナンバー順に作成されている。 ③日付欄は清掃日を記入。清掃したらナンバーに○印を記入。 ◎大車輪（駆動輪）のエアチェック　1回/月 ・エアバルブを外し、空気入れの空気吸入口を水平に正確に当て空気入れのペダルを踏み空気を入れる。 ・チェック済みにはレ印を表示する。 ◎破損箇所のチェック 　　　　1台ごと　1回/月 ①各箇所＝ブレーキ・背もたれ・大車輪・フットレスト・アームレスト・座シートの各箇所をチェック ②破損のある場合チェックシートの有に赤○印を記入する。 ③破損箇所は適宜、修理依頼表修理依頼済みの有無、日付、を記入する。 ＊修理依頼は総務へ車椅子と修理依頼伝票を持参する。 ◎車いすの清掃 　　　　1台ごと　1回/月 ・車いすの清掃を行う。 ①全箇所をアルコールに浸した使い捨てペーパータオルで拭き取る。 ②汚れが著しい場合は流水で、洗剤（マイペット）を用い洗うその後乾燥させる。	患者さまの不安回避 患者さまの転倒予防 No26は破棄済み No38・44は救外にあり 外来エイドさん お願いね！ ・背もたれのポケットに患者の忘れ物・不用の物がないかチェックしてね！！ ・常時使用の患者さまは車いすが常時ないと不安！！ ・十分に理解していただき承認を得てね！ 長くかかりそうなら代替を用意してね！

この項の詳細は看護業務基準No1　車いす管理マニュアルを参照

看護ケアに関する事故防止

歯科往診手順

2010/2/1 作成：種子田

プロセス	担当者	手　順	リスクの予見・回避
往診決定まで	Dr・Ns	・患者さまの口腔、歯、義歯に異常がありDrが歯科診察の必要を指示した時。または、本人・患者家族より歯科診察を希望するが状態により外出による歯科受診が難しい場合に往診を決定する。	
受診する歯科の決定	Ns	①希望する歯科がある場合。 　患者さまの希望する歯科があれば患者・家族に往診予約を入れてもらい日時を確認する。 ②病院紹介を希望する場合。 　○○歯科へ予約を入れる 電話　×××-×××-××××	**患者さま・家族への確認事項** ＊支払いの確認 歯科診療費は歯科へ直接支払ってもらうことを確認すること ＊保険証の提出 （間に合わないときは直近の医事課コピーを使用することを患者さまに告げる）
受診準備	Dr・Ns	・診察前に歯科への紹介状を作成しておく（紹介状と保険書コピーを封筒にいれ、渡せるようにしておく）。	・往診日時をリハビリに告げ、リハビリ予定を入れないようにする。 ・意思決定が難しい患者は、家族に診察時立ち合ってもらう（歯科診療計画書が作成されるため）。
往診	歯科Dr 歯科衛生士 Ns	・往診時間前までに口腔ケアを終わらせておく。 ・診察しやすいように、ベッドサイドにオーバーテーブルを用意する。	
診察後		・本日治療経過、次回予約、終了等の確認を歯科医師、または歯科衛生士と行う。 ・次回予定を記録しておく。	
支払い		・患者家族に受診があったことを告げ、歯科への直接支払いを伝える。	・次回、歯科Drの来院予定があれば支払いもできる。

新規作成

医療安全

❼ 行動評価と身体抑制

　私たちは今、認知症を併発する高齢者が増え続けている中で身体抑制という行為を「仕方がない」とあきらめてはいないでしょうか？ 世間では抑制廃止の看護や介護に必死に取り組んでいることを知りながら目をつぶり、耳をふさぎ、人員不足を盾に看護の工夫や努力を怠ってはいないでしょうか？ 当院は維持期透析の患者さまも多く、長い入院生活を余儀なくされている方もいますが、透析という命の綱を優先するあまり、マンネリ化したケアが行われてはなりません。患者さまの療養生活において、「行動の自由を支援」し「患者の安全を守る」、そのために一本の杖になる覚悟と高い志をもって臨みたいと思います。それが私たちの任務ですから。
　患者さまも私たちと同じ自由人です。人生の大先輩である患者さまの「尊厳を守り、命を守る」それが看護の理念であり、看護の基本方針です。

行動評価と身体抑制

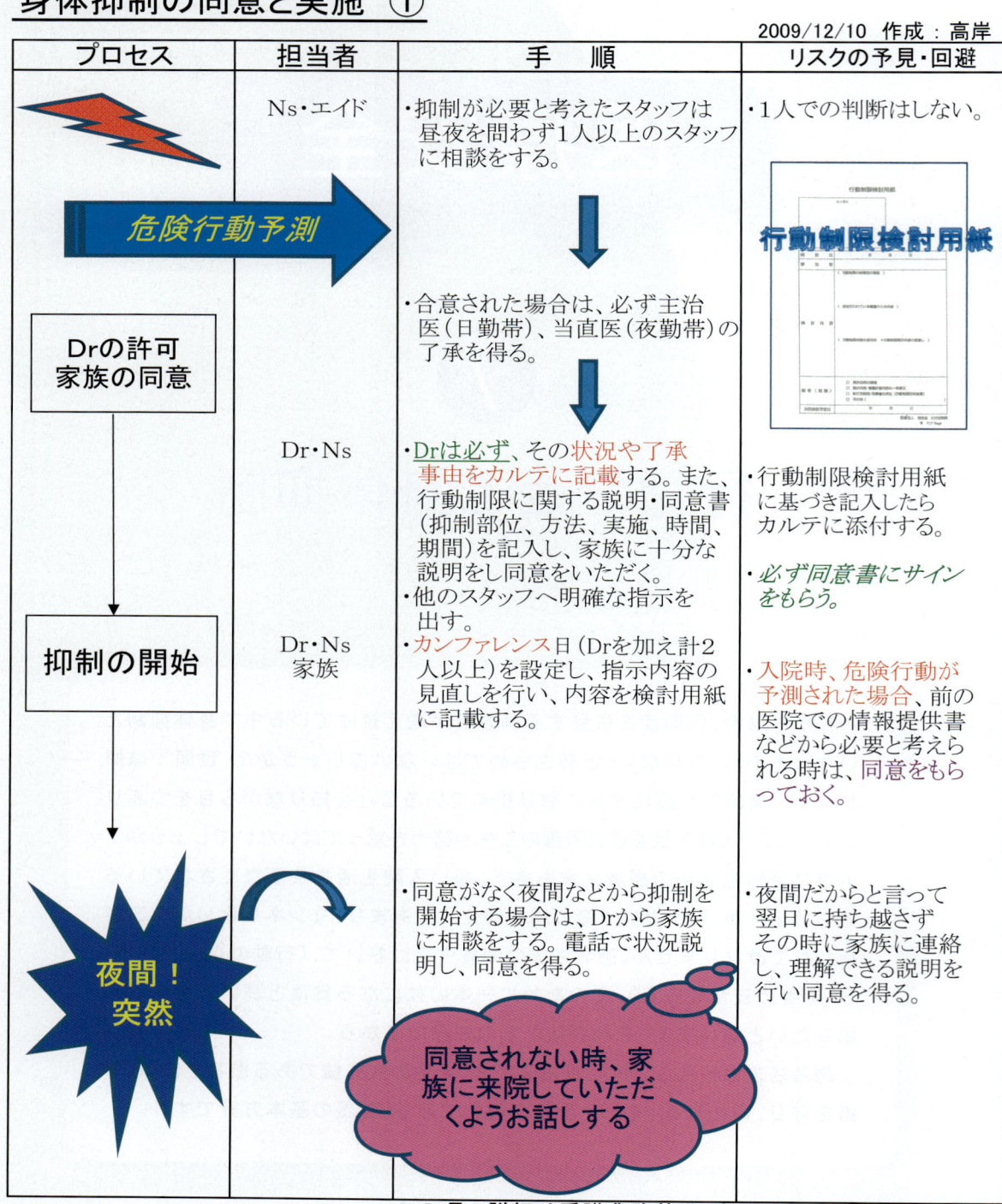

身体抑制の同意と実施 ①

2009/12/10　作成：高岸

プロセス	担当者	手　順	リスクの予見・回避
危険行動予測	Ns・エイド	・抑制が必要と考えたスタッフは昼夜を問わず1人以上のスタッフに相談をする。	・1人での判断はしない。
Drの許可 家族の同意		・合意された場合は、必ず主治医（日勤帯）、当直医（夜勤帯）の了承を得る。	行動制限検討用紙
	Dr・Ns	・Drは必ず、その状況や了承事由をカルテに記載する。また、行動制限に関する説明・同意書（抑制部位、方法、実施、時間、期間）を記入し、家族に十分な説明をし同意をいただく。 ・他のスタッフへ明確な指示を出す。	・行動制限検討用紙に基づき記入したらカルテに添付する。 ・必ず同意書にサインをもらう。
抑制の開始	Dr・Ns 家族	・カンファレンス日（Drを加え計2人以上）を設定し、指示内容の見直しを行い、内容を検討用紙に記載する。	・入院時、危険行動が予測された場合、前の医院での情報提供書などから必要と考えられる時は、同意をもらっておく。
夜間！突然		・同意がなく夜間などから抑制を開始する場合は、Drから家族に相談をする。電話で状況説明し、同意を得る。 同意されない時、家族に来院していただくようお話しする	・夜間だからと言って翌日に持ち越さずその時に家族に連絡し、理解できる説明を行い同意を得る。

この項の詳細は看護業務基準（事故防止：行動抑制）を参照

行動評価と身体抑制

身体抑制の同意と実施 ②

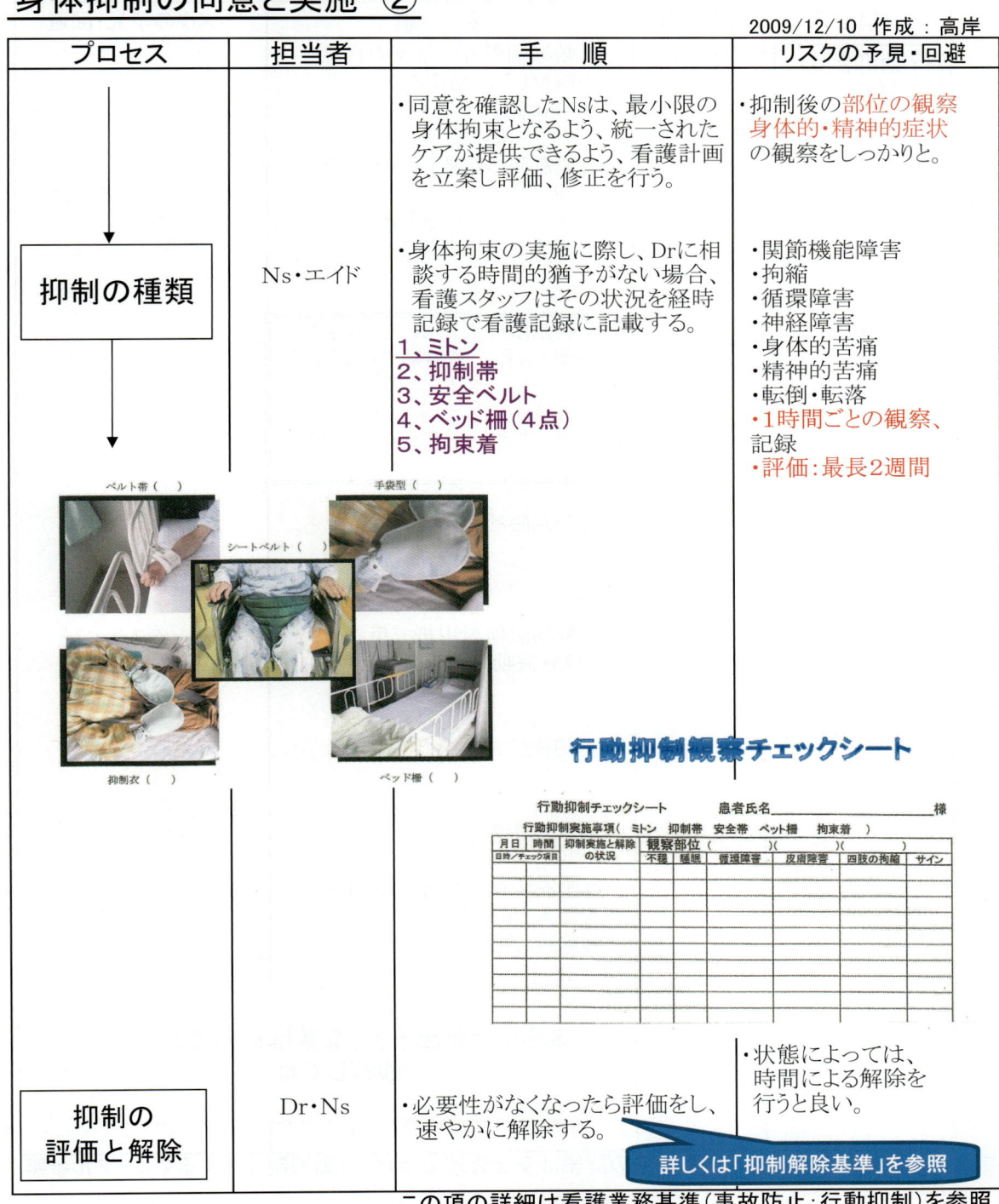

2009/12/10　作成：高岸

プロセス	担当者	手　順	リスクの予見・回避
↓ 抑制の種類 ↓	Ns・エイド	・同意を確認したNsは、最小限の身体拘束となるよう、統一されたケアが提供できるよう、看護計画を立案し評価、修正を行う。 ・身体拘束の実施に際し、Drに相談する時間的猶予がない場合、看護スタッフはその状況を経時記録で看護記録に記載する。 1、ミトン 2、抑制帯 3、安全ベルト 4、ベッド柵（4点） 5、拘束着	・抑制後の部位の観察 身体的・精神的症状 の観察をしっかりと。 ・関節機能障害 ・拘縮 ・循環障害 ・神経障害 ・身体的苦痛 ・精神的苦痛 ・転倒・転落 ・1時間ごとの観察、記録 ・評価：最長2週間
抑制の評価と解除	Dr・Ns	・必要性がなくなったら評価をし、速やかに解除する。	・状態によっては、時間による解除を行うと良い。 詳しくは「抑制解除基準」を参照

ベルト帯（　）　　手袋型（　）　　シートベルト（　）　　抑制衣（　）　　ベッド柵（　）

行動抑制観察チェックシート

行動抑制チェックシート　　患者氏名　　　　　　　　様
行動抑制実施事項（　ミトン　抑制帯　安全帯　ベット柵　拘束着　）

月日 日時/チェック項目	時間	抑制実施と解除の状況	観察部位（　　　　　　　）					サイン
			不穏	睡眠	循環障害	皮膚障害	四肢の拘縮	

この項の詳細は看護業務基準（事故防止：行動抑制）を参照

行動評価と身体抑制

行動抑制患者の評価と解除の基準

2010／1／22　作成：阪本

プロセス	担当者	手　順	リスクの予見・回避
行動抑制の評価	Dr・Ns エイド	・行動抑制患者の日々の状態を観察し、行動抑制チェックリストに記入する。 　（2〜3時間ごとに観察） ・行動制限の必要性の根拠を明確にする。 ・現在行われている看護介入の内容を明確にする。 ↓ ・行動制限検討用紙で患者さまの行動・言動を多職種で検討する （患者の状態変化で検討を随時行うが、状態変化があまりない患者は2週間〜1ヵ月ごとに検討） ・行動制限検討用紙に記入する。	・日常の行動抑制状況をチェックして解除や検討の参考にします。
行動抑制の解除の基準	Dr・Ns エイド リハビリ	・行動制限検討用紙で患者の行動・言動を検討・評価する。 ・抑制以外の看護介入で身体生命維持でき、身体の安全が守られると評価された時、抑制解除する （1人以上のスタッフとDrで） ・行動制限検討用紙に検討内容を記入・解除を記入する。 ・解除後も観察を続ける。	・1人以上のスタッフとDrで評価検討する。 ・本当にはずしていいの？

> ふらつきが出るような薬は飲んでない？
> 観察してね

この項の詳細は安全管理の指針：行動抑制に関するマニュアル参照

行動評価と身体抑制

認知症評価手順

2010/2/1 作成：多田

プロセス	担当者	手　順	リスクの予見・回避
＜評価対象＞ 脳血管患者すべて整形患者65歳以上			・整形疾患患者さまにおいて認知症が疑われた患者さまのみ担当セラピストの判断で評価を行う。
リハビリ処方	主治医		・療養病棟のリハビリ処方のない入院患者さまに関してはNsが評価を実施。評価後、看護記録へ評価用紙を挟む。
初期評価	リハビリ (PT・OT・ST)	・初期評価時対象疾患に当てはまる患者さますべてに評価を行う(HDS-RまたはMMSEを使用)。	・コミュニケーションが困難な場合、ADL場面からの評価が必要。
解釈	リハビリ (PT・OT・ST)	・担当セラピストは評価を行い、評価結果に基づき、認知症の程度、リスク等を把握する。	患者さまによっては、拒否や怒りだしてしまう患者さまもいるはず。様子をみて、場合によっては関係がとれてから行うのでもよいのでは
記録	リハビリ (PT・OT・ST)	・必要であればカルテに評価結果リスク等を記載する。	
カルテへ挟み込み	リハビリ (PT・OT・ST)	・評価用紙をカルテ内の所定の場所に挟み込む。 ※診療録管理マニュアル参照！	カルテへ挟み込みを忘れずに！ 評価用紙への名前、日付等の記入漏れがないかチェック！
最終評価	リハビリ (PT・OT・ST)		・入院時、退院時以外で、認知の低下が疑われた時は適宜再評価を行いましょう。

この項の詳細はリハビリ課：認知症評価マニュアル参照！

行動評価と身体抑制

日常生活評価（FIM） ①

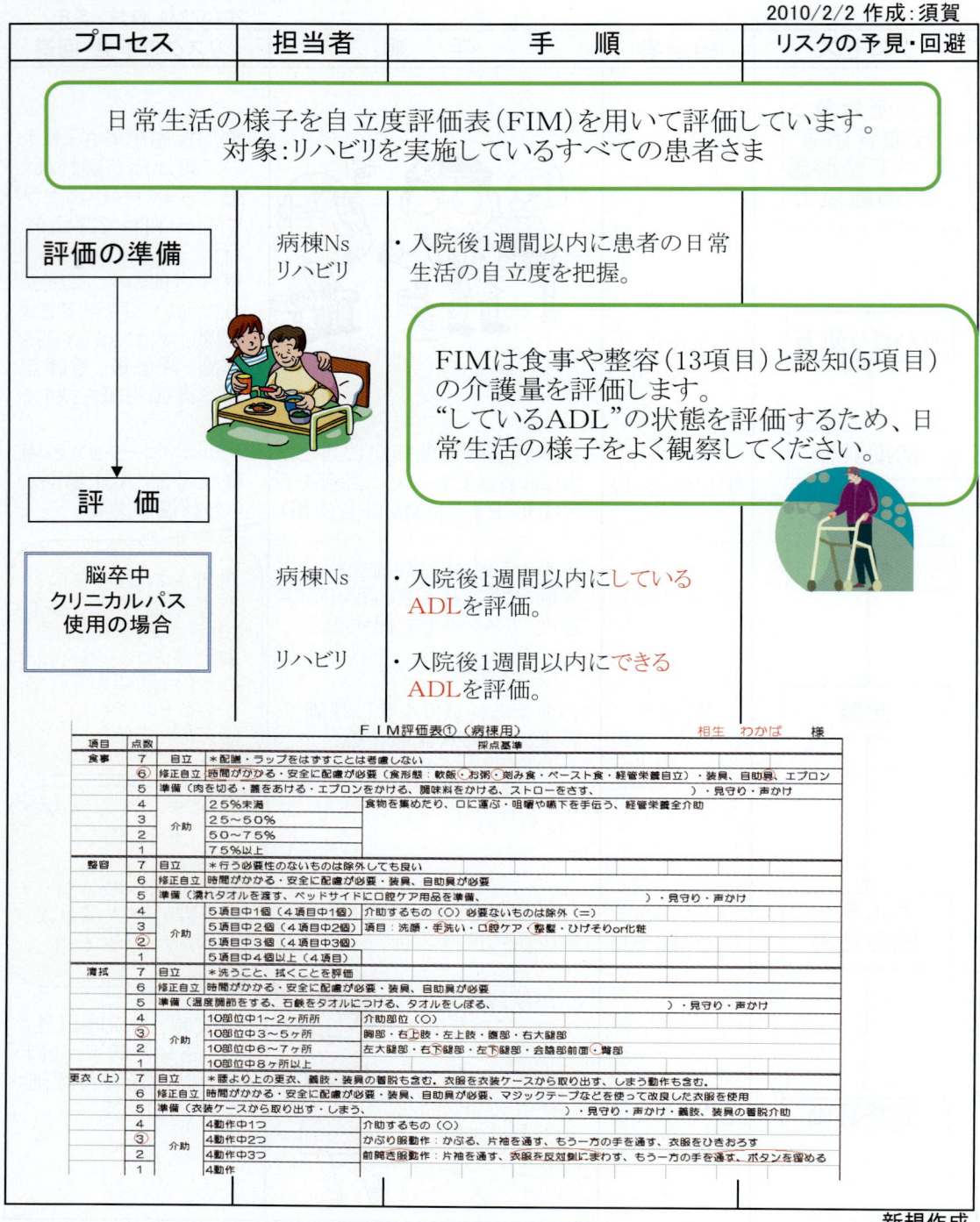

2010/2/2 作成：須賀

プロセス	担当者	手　順	リスクの予見・回避

日常生活の様子を自立度評価表（FIM）を用いて評価しています。
対象：リハビリを実施しているすべての患者さま

評価の準備

病棟Ns
リハビリ

・入院後1週間以内に患者の日常生活の自立度を把握。

FIMは食事や整容（13項目）と認知（5項目）の介護量を評価します。
"しているADL"の状態を評価するため、日常生活の様子をよく観察してください。

評　価

脳卒中
クリニカルパス
使用の場合

病棟Ns

・入院後1週間以内にしているADLを評価。

リハビリ

・入院後1週間以内にできるADLを評価。

FIM評価表①（病棟用）　　相生　わかば　様

項目	点数		採点基準
食事	7	自立	＊配膳・ラップをはずすことは考慮しない
	⑥	修正自立	時間がかかる・安全に配慮が必要（食形態：軟飯・お粥・刻み食・ペースト食・経管栄養自立）・装具、自助具、エプロン
	5	準備	（肉を切る・蓋をあける・エプロンをかける、調味料をかける、ストローをさす、　　　）・見守り・声かけ
	4	介助	25％未満　食物を集めたり、口に運ぶ・咀嚼や嚥下を手伝う、経管栄養全介助
	3		25〜50％
	2		50〜75％
	1		75％以上
整容	7	自立	＊行う必要性のないものは除外してもよい
	6	修正自立	時間がかかる・安全に配慮が必要・装具、自助具が必要
	5	準備	（濡れタオルを渡す、ベッドサイドに口腔ケア用品を準備、　　　）・見守り・声かけ
	4	介助	5項目中1個（4項目中1個）介助するもの（○）必要ないものは除外（＝）
	3		5項目中2個（4項目中2個）項目：洗顔・手洗い・口腔ケア・整髪・ひげそりor化粧
	②		5項目中3個（4項目中3個）
	1		5項目中4個以上（4項目）
清拭	7	自立	＊洗うこと、拭くことを評価
	6	修正自立	時間がかかる・安全に配慮が必要・装具、自助具が必要
	5	準備	（温度調節をする、石鹸をタオルにつける、タオルをしぼる、　　　）・見守り・声かけ
	4	介助	10部位中1〜2ヶ所　介助部位
	③		10部位中3〜5ヶ所　胸部・右上肢・左上肢・腹部・右大腿部
	2		10部位中6〜7ヶ所　左大腿部・右下腿部・左下腿部・会陰部前面・背部
	1		10部位中8ヶ所以上
更衣（上）	7	自立	＊腰より上の更衣、義肢・装具の着脱も含む。衣服を衣装ケースから取り出す、しまう動作も含む。
	6	修正自立	時間がかかる・安全に配慮が必要・装具、自助具が必要、マジックテープなどを使って改良した衣服を使用
	5	準備	（衣装ケースから取り出す・しまう、　　　）・見守り・声かけ・義肢、装具の着脱介助
	4	介助	4動作中1つ　介助するもの（○）
	③		4動作中2つ　かぶり服動作：かぶる、片袖を通す、もう一方の手を通す、衣服をひきおろす
	2		4動作中3つ　前開き服動作：片袖を通す、衣服を反対側にまわす、もう一方の手を通す、ボタンを留める
	1		4動作

新規作成

行動評価と身体抑制

日常生活評価(FIM) ②

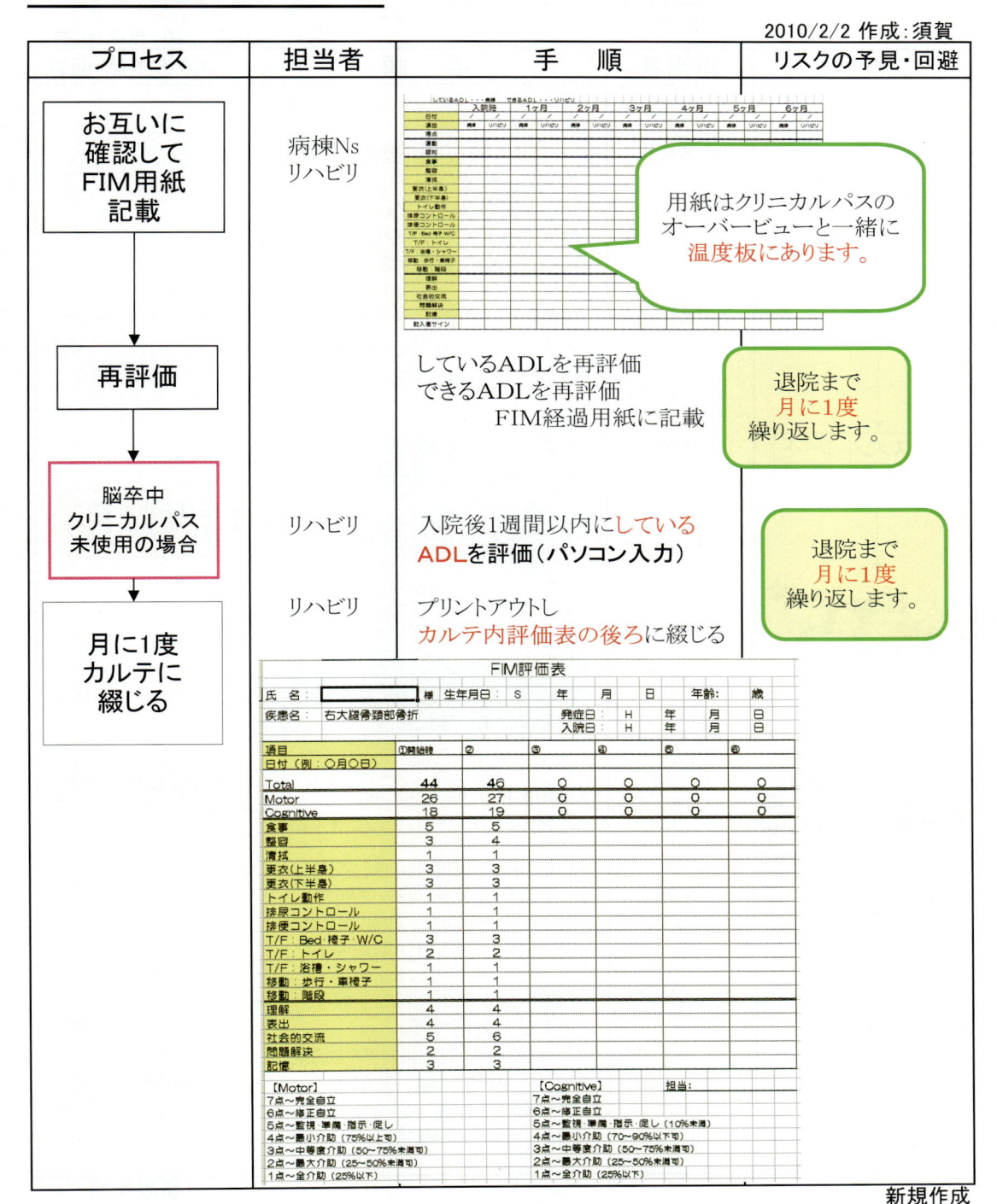

2010/2/2 作成：須賀

プロセス	担当者	手　順	リスクの予見・回避
お互いに確認してFIM用紙記載	病棟Ns リハビリ	（FIM経過用紙表）	用紙はクリニカルパスのオーバービューと一緒に**温度板にあります。**
再評価		しているADLを再評価 できるADLを再評価 　　FIM経過用紙に記載	退院まで**月に1度**繰り返します。
脳卒中クリニカルパス未使用の場合	リハビリ	入院後1週間以内にしている**ADLを評価（パソコン入力）**	退院まで**月に1度**繰り返します。
月に1度カルテに綴じる	リハビリ	プリントアウトし**カルテ内評価表の後ろに綴じる** （FIM評価表）	

新規作成

行動評価と身体抑制

リスク（転倒・転落危険度）評価手順

2010/1/10　作成：田村

プロセス	担当者	手　　順	リスクの予見・回避
リハビリ依頼　↓　情報収集	リハスタッフ	・リハビリ依頼後、担当スタッフはカルテ、画像（X-P、CTなど）から情報収集をする。また、病棟スタッフや主治医などからも情報収集を行う。	
評価	リハスタッフ	・患者さまに問診、バイタルサイン、身体評価、認知面、ADLの評価を行い、リスク因子を予測する。	・注意点などあれば随時、主治医や病棟スタッフと相談し、対応していく。
アセスメントシートによる評価	リハスタッフ	・依頼日に転倒・転落アセスメントシートを使用して評価する。 ・アセスメントシートは初日に記載し、その後は1ヵ月ごとに再評価する。状態変化があった時はその時点で再評価する。 ・結果はパソコンで入力、印刷しカルテに綴じこむ。翌月からも**同様の手順で行う。**	評価日を忘れずに記載して下さい！
		・危険度判定後、<u>ADL表の「危険度」の記載枠に入力する。</u>	入力は忘れずに！
	リハスタッフ 他部署スタッフ	・結果から危険度別の対応策に沿って予防策をスタッフ間で検討する。検討後、他部署スタッフと予防策の共有化・実施を行う。	
↓　治療開始	リハスタッフ	・評価結果からリスクに注意し、リハビリを実施する。 ・リハビリ開始時は前日の状態をカルテ、看護記録、主治医、病棟スタッフ、本人などに確認してから実施する。	・気になることは主治医に確認する。 ・申し送り時は状態とともにリスク管理についても申し送る。

新規作成

医療安全

⑧ 救急処置

　病院内ではいつ、どこで患者さまの病状が急変するか分かりません。当院でも院内における急変時の対応として、コードブルー放送があり、たび重なる訓練を行ってきました。しかし、訓練内容は現場にかけつけるところまでが中心であり、その後の処置に必要なことまで考えた行動に至ることがなく、実際に発生した場合には医療事故につながってしまう可能性がありました。
　今回の基準・手順では、ＣＰＲ研修内容やそれをふまえたコードブルー訓練のマニュアルを修正することによって、急変時の対応や救急カートの薬品・物品が全職員に把握され、実際に急変が起きても、迅速かつ適切な対応・処置ができるように、院内職員への理解と周知徹底を目的として作成しました。キーワードはフロアーによって「異なる形状の救急カート」の安全な使用に視点を当て、効果的な「写真」の掲載に注目してください。

救急処置

救急カート管理手順 ①

2010/1/30 作成：平石

プロセス	担当者	手順	リスクの予見・回避
物品　物品の使用	Dr・Ns	・必要時、急変時などに救急カート内の物品を使用する。	
使用後の物品請求	Ns	・使用した物品を中材に請求する。	
使用後の物品消毒	Ns	・再度利用可能の物品を使用した場合、中材にて洗浄し消毒・滅菌する。	詳細は洗浄・消毒・滅菌のポケットマニュアルを見てね！スポルディング分類も添付してあります！
物品補充	総務課・Ns	・新しい物品がきたら、Nsが速やかに定位置に補充する。	
物品使用期限・定数チェック	Ns・救急委員	・毎日1回　設置してあるすべての救急カート内の物品の使用期限と定数を確認し、期限切れの近い物品は使用頻度の高い一般病棟の物と交換する。　救急委員は1カ月に1回カート内チェックを行う。	・各階によって物品・個数が違うので使用する場合は注意しましょう！ ・喉頭鏡のライトはつく？

チェック用紙（2F救急カート内常備品チェック表）

チェックしている時破損・故障を見つけたら・・・
取り換え可能なものは中材で交換してもらう
修理等が必要な場合は、破損伝票を記載し総務課へ依頼する

この項の詳細は医療安全総合対策「救急カート使用マニュアル」を参照

救急処置

救急カート管理手順 ②

2010/2/1作成:島田

プロセス	担当者	手順	リスクの予見・回避
薬品 薬剤の使用	Dr・Ns	・急変時など、急を要する場合にDrの指示により、救急カート内の薬剤を使用する。 ・急変時はDrより口頭にて指示があるため、時間、薬剤、投与量を記録する。	・使用本数、規格、投与量を正確に！ ・声出し確認を忘れずに ボスミン1A　はい！ボスミン1A！ Dr　Ns
使用後の処方箋発行	Dr	・使用した薬剤を指示簿・処方箋に記載し処方箋を打ち出す。 （※50%ブドウ糖は医薬品請求）	・使用した薬剤名・使用量は正確に！
薬剤補充	薬剤師・Ns	**日勤帯** ・処方箋を確認し、薬剤師が不足薬剤を速やかに補充する。 **夜勤帯** ・夜勤帯で使用した場合、次回の使用に備えて、Nsが状況を見て速やかに補充する。 ⇒（医薬品安全管理マニュアル薬剤師不在時の供給方法参照）	・急変はいつ起こるかわからない。 ・いつでも対応できるように、次の準備を必ずしてください。
薬剤使用期限・定数チェック	薬剤師・Ns	・1回/月（薬剤師） 設置してあるすべての救急カート内にある薬剤の使用期限と定数を確認し、期限切れの近い薬剤は新しい薬剤と入れ替えるとともに薬剤の保管状況を確認する。 ※薬剤が不足している場合は使用の確認を行う。 ・1回/日（Ns） 各病棟に設置してある救急カート内にある薬剤の使用期限と定数を確認し、期限切れ薬剤・破損・過不足があった場合には、薬剤課に連絡し補充する。	・期限が切れている薬剤は急変時使えません。 ・きちんと処方箋や医薬品請求伝票を発行して補充していれば不足は、破損のみ。 あとは、盗難？？

この項の詳細は医療安全総合対策「救急カート使用マニュアル」を参照

救急処置

救急カート一覧 ①

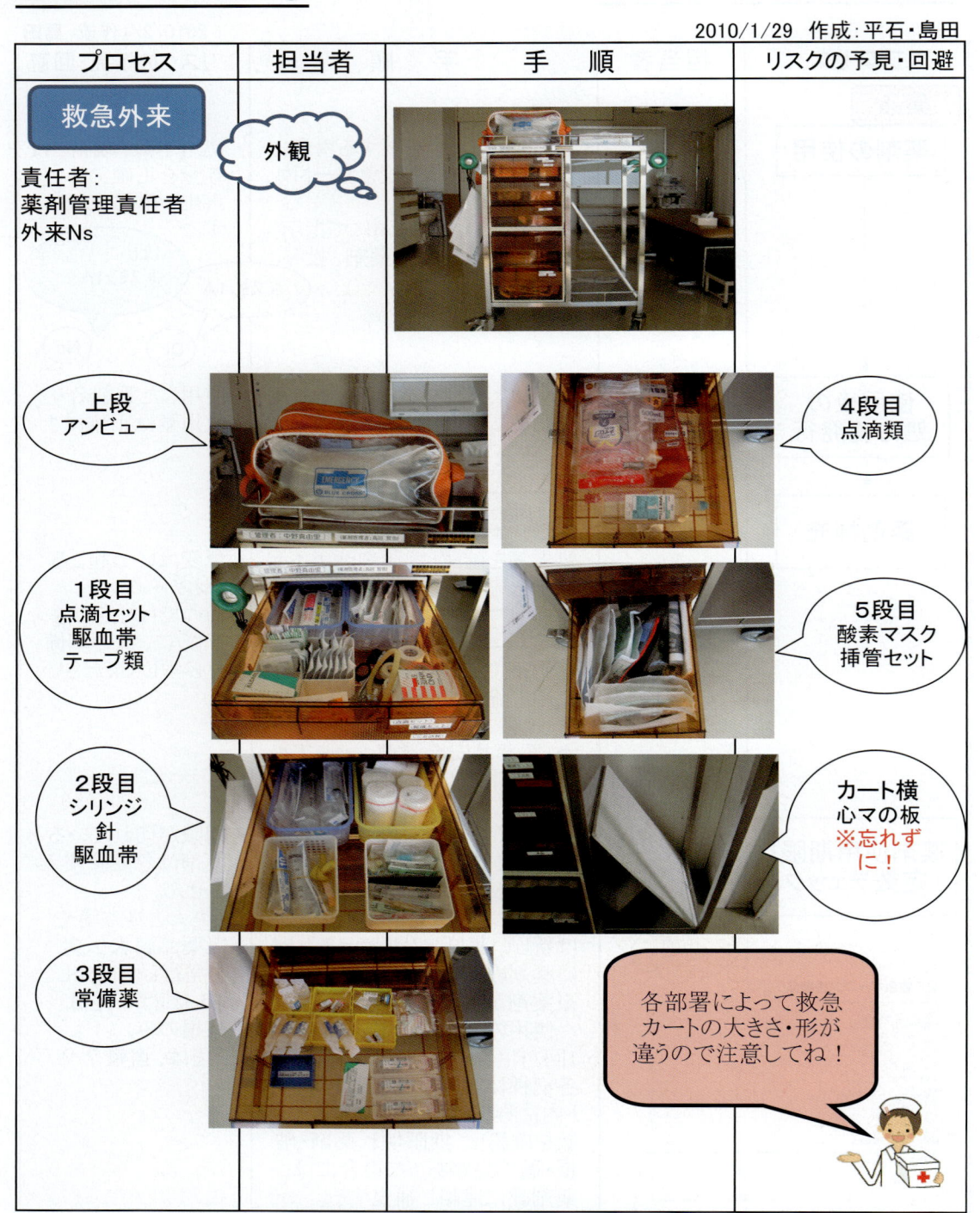

2010/1/29 作成：平石・島田

プロセス	担当者	手　順	リスクの予見・回避
救急外来　責任者：薬剤管理責任者　外来Ns	外観		
	上段　アンビュー		4段目　点滴類
	1段目　点滴セット　駆血帯　テープ類		5段目　酸素マスク　挿管セット
	2段目　シリンジ　針　駆血帯		カート横　心マの板　※忘れずに！
	3段目　常備薬		各部署によって救急カートの大きさ・形が違うので注意してね！

この項の詳細は医療安全総合対策「救急カート使用マニュアル」を参照

救急処置

救急カート一覧 ②

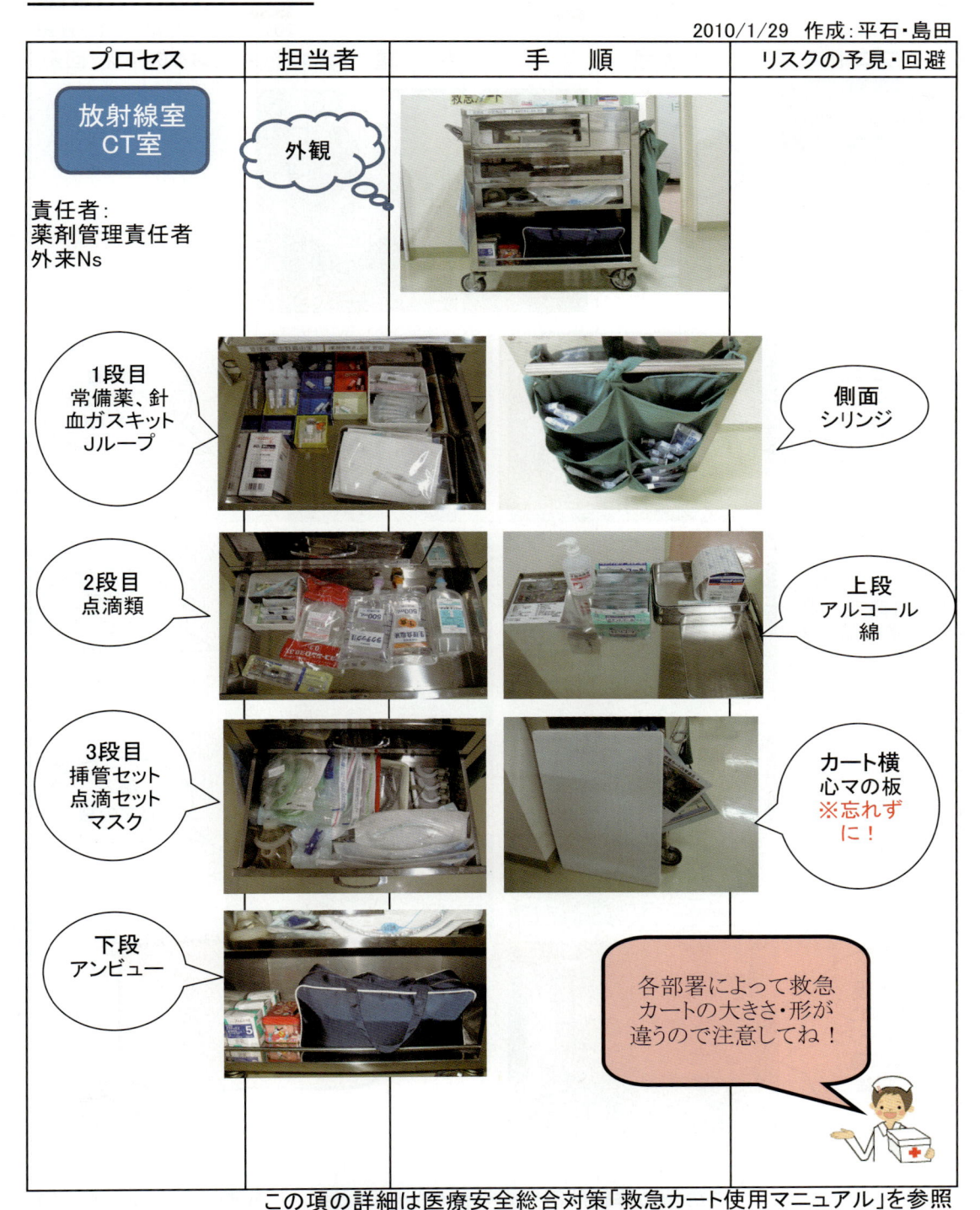

2010/1/29　作成：平石・島田

プロセス	担当者	手　順	リスクの予見・回避
放射線室 CT室　責任者：薬剤管理責任者 外来Ns	外観		
1段目 常備薬、針 血ガスキット Jループ			側面 シリンジ
2段目 点滴類			上段 アルコール綿
3段目 挿管セット 点滴セット マスク			カート横 心マの板 ※忘れずに！
下段 アンビュー			各部署によって救急カートの大きさ・形が違うので注意してね！

この項の詳細は医療安全総合対策「救急カート使用マニュアル」を参照

救急処置

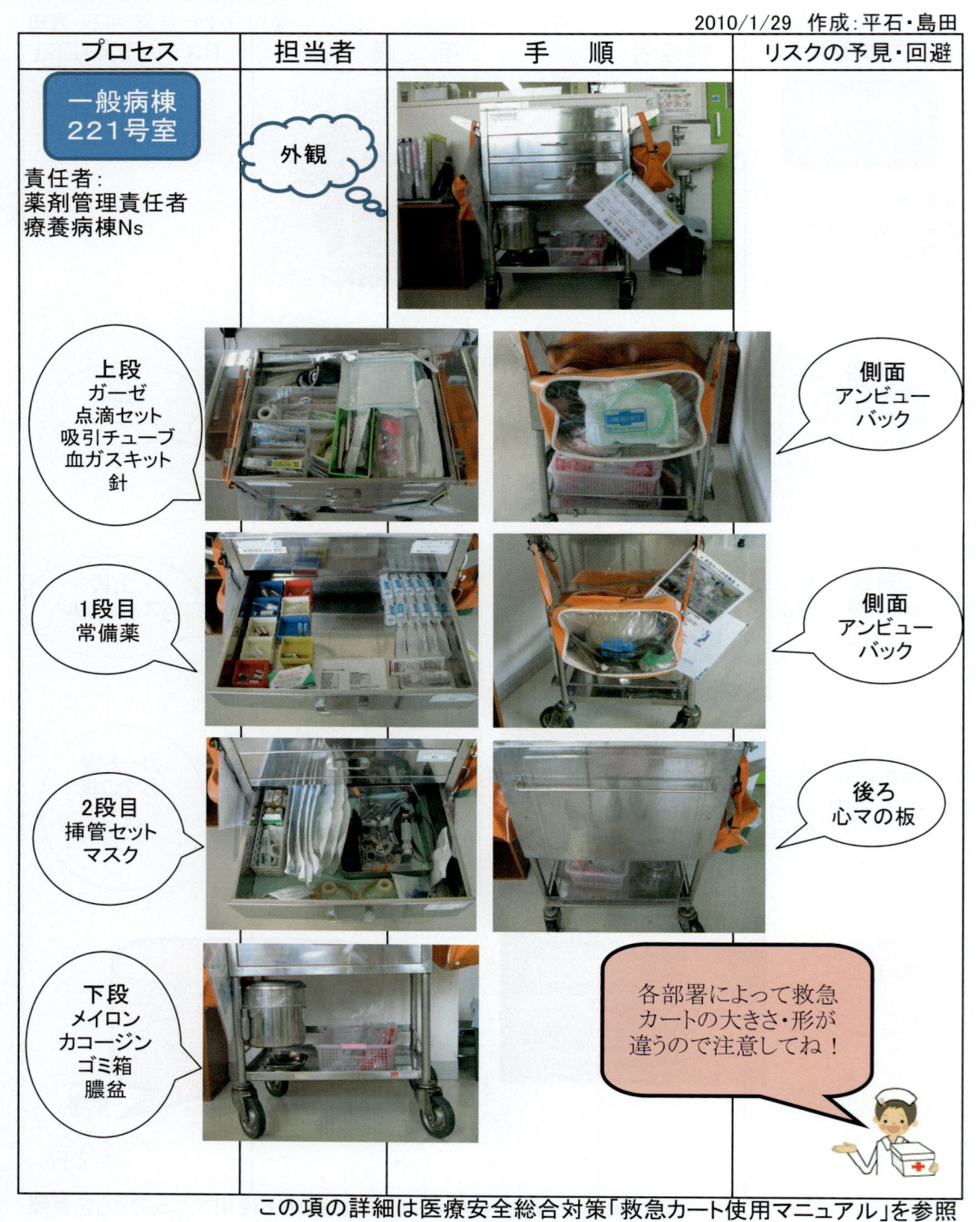

救急カート一覧 ③

2010/1/29 作成：平石・島田

プロセス	担当者	手　順	リスクの予見・回避
一般病棟 221号室 責任者： 薬剤管理責任者 療養病棟Ns	外観		
上段 ガーゼ 点滴セット 吸引チューブ 血ガスキット 針			側面 アンビューバック
1段目 常備薬			側面 アンビューバック
2段目 挿管セット マスク			後ろ 心マの板
下段 メイロン カコージン ゴミ箱 膿盆			各部署によって救急カートの大きさ・形が違うので注意してね！

この項の詳細は医療安全総合対策「救急カート使用マニュアル」を参照

救急処置

救急カート一覧 ④

2010/1/29 作成：平石・島田

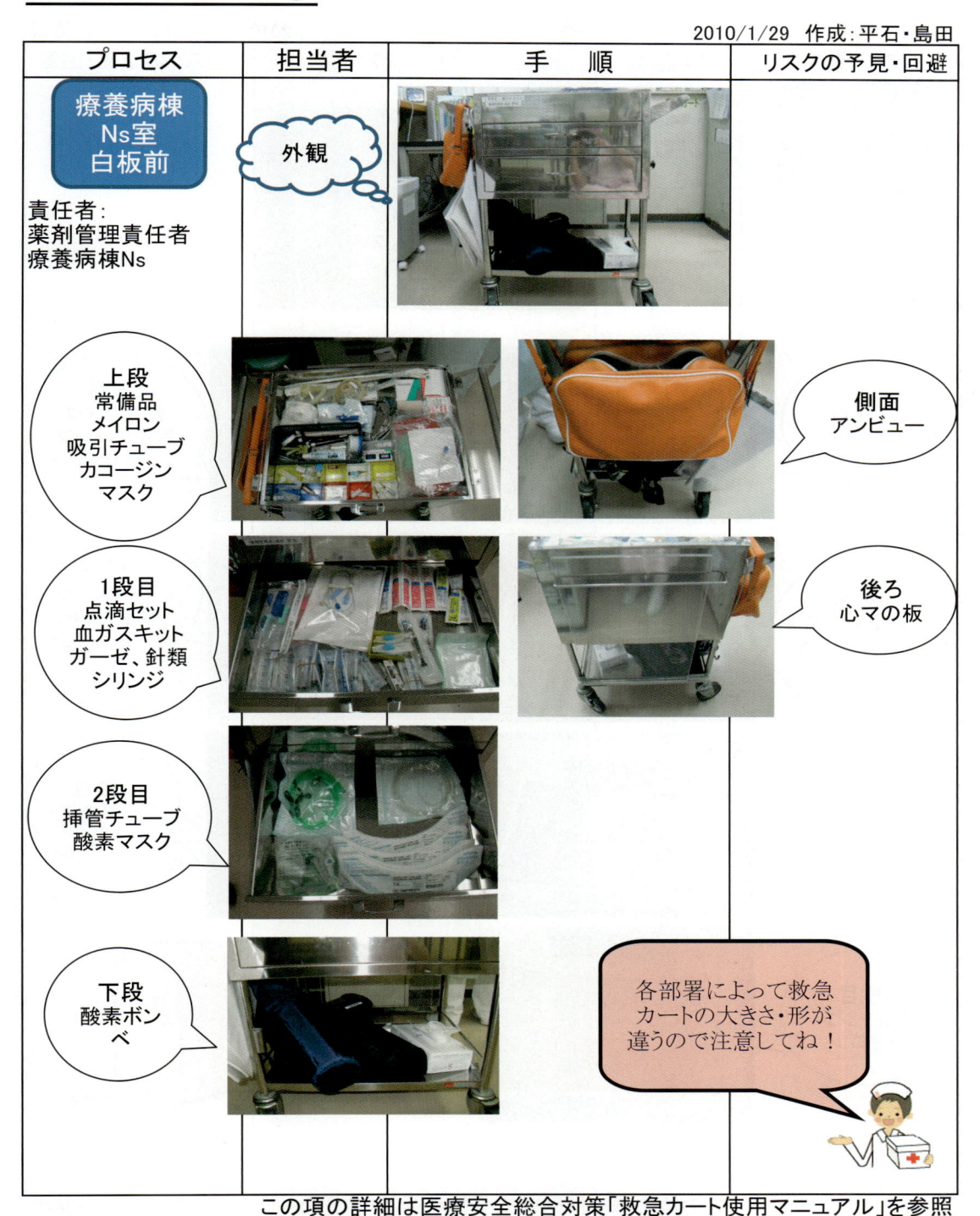

プロセス	担当者	手　順	リスクの予見・回避
療養病棟 Ns室 白板前 責任者： 薬剤管理責任者 療養病棟Ns	外観		
上段 常備品 メイロン 吸引チューブ カコージン マスク			側面 アンビュー
1段目 点滴セット 血ガスキット ガーゼ、針類 シリンジ			後ろ 心マの板
2段目 挿管チューブ 酸素マスク			
下段 酸素ボンベ			各部署によって救急カートの大きさ・形が違うので注意してね！

この項の詳細は医療安全総合対策「救急カート使用マニュアル」を参照

救急処置

救急カート一覧 ⑤

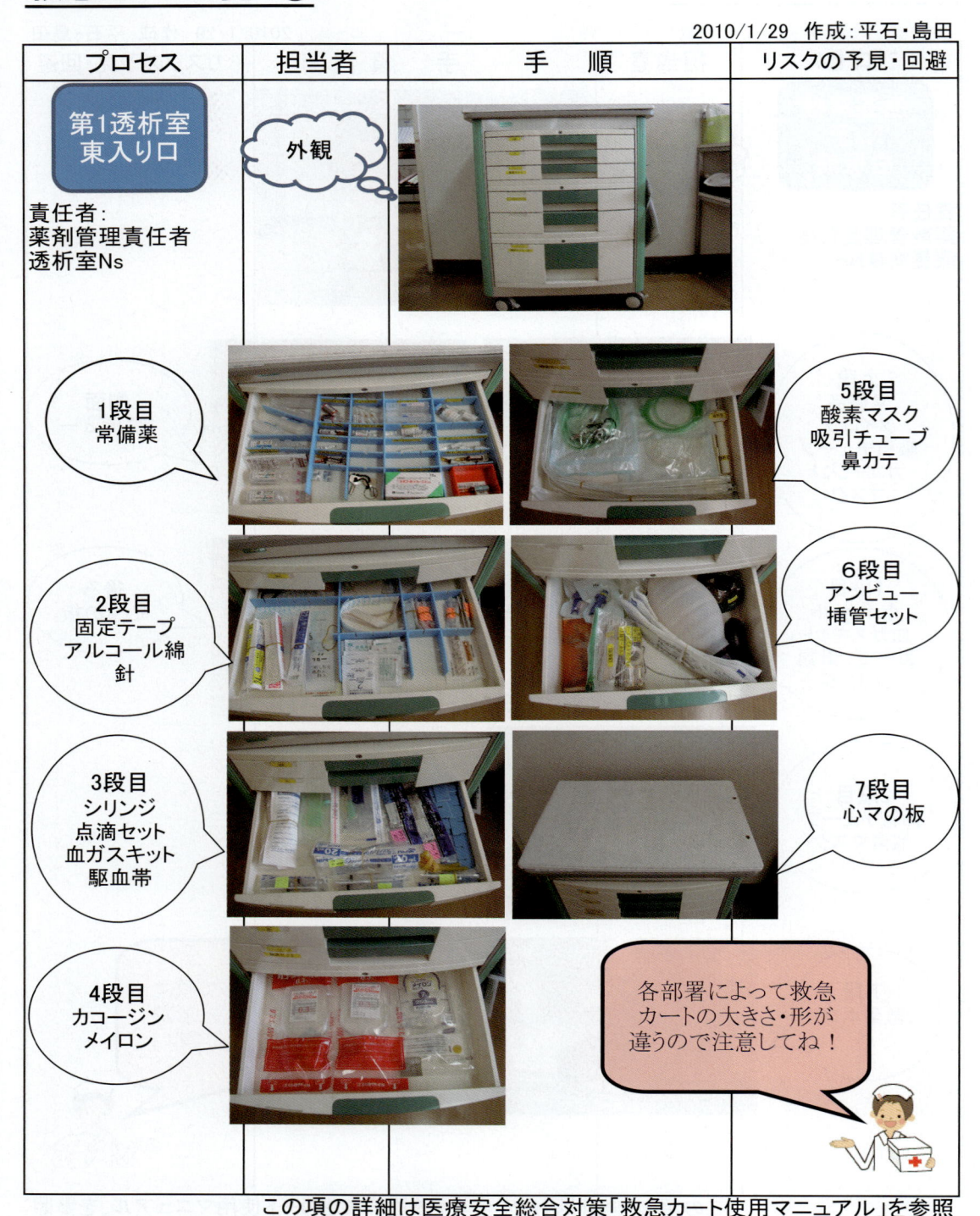

2010/1/29　作成：平石・島田

プロセス	担当者	手　順	リスクの予見・回避

第1透析室 東入り口

責任者：
薬剤管理責任者
透析室Ns

外観

1段目
常備薬

2段目
固定テープ
アルコール綿
針

3段目
シリンジ
点滴セット
血ガスキット
駆血帯

4段目
カコージン
メイロン

5段目
酸素マスク
吸引チューブ
鼻カテ

6段目
アンビュー
挿管セット

7段目
心マの板

各部署によって救急カートの大きさ・形が違うので注意してね！

この項の詳細は医療安全総合対策「救急カート使用マニュアル」を参照

意識レベル判定基準

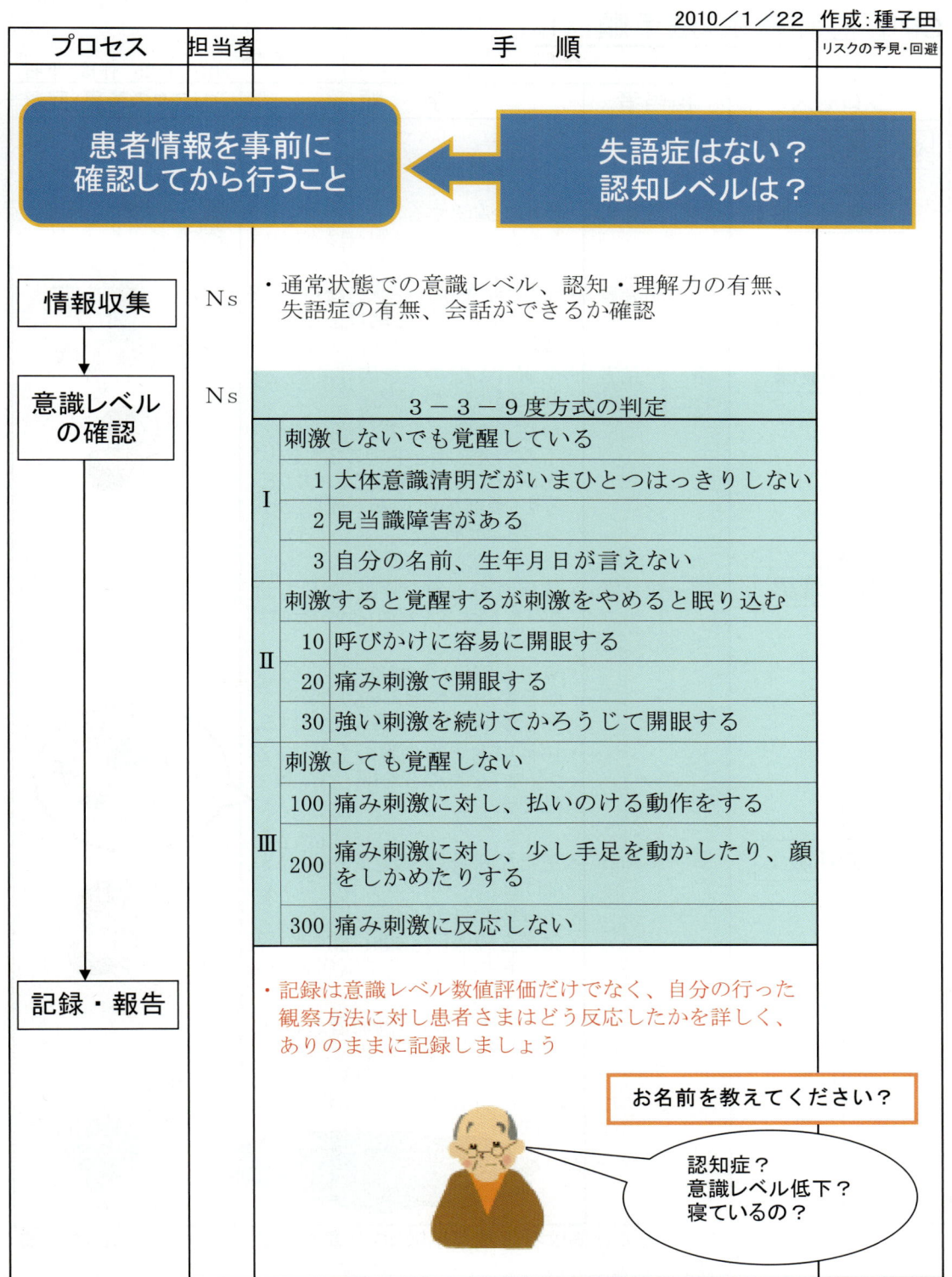

救急処置

2010／1／22　作成：種子田

プロセス	担当者	手　順	リスクの予見・回避

患者情報を事前に確認してから行うこと ← **失語症はない？ 認知レベルは？**

情報収集 — Ns
- 通常状態での意識レベル、認知・理解力の有無、失語症の有無、会話ができるか確認

意識レベルの確認 — Ns

３－３－９度方式の判定

Ⅰ	\	刺激しないでも覚醒している
	1	大体意識清明だがいまひとつはっきりしない
	2	見当識障害がある
	3	自分の名前、生年月日が言えない
Ⅱ	\	刺激すると覚醒するが刺激をやめると眠り込む
	10	呼びかけに容易に開眼する
	20	痛み刺激で開眼する
	30	強い刺激を続けてかろうじて開眼する
Ⅲ	\	刺激しても覚醒しない
	100	痛み刺激に対し、払いのける動作をする
	200	痛み刺激に対し、少し手足を動かしたり、顔をしかめたりする
	300	痛み刺激に反応しない

記録・報告
- 記録は意識レベル数値評価だけでなく、自分の行った観察方法に対し患者さまはどう反応したかを詳しく、ありのままに記録しましょう

お名前を教えてください？

認知症？
意識レベル低下？
寝ているの？

この項の詳細は看護業務基準・看護業務手順（NO, 2）を参照

救急処置

CPR（心肺蘇生）法手順 ①

2010/1/25　作成：平石

プロセス	担当者	手　順	リスクの予見・回避
救急患者発生 → 発見	第一発見者	・反応を確認する 　『大丈夫ですか？』と肩を叩く!!	
応援要請	第一発見者	・反応がない場合、大きな声で『誰か来てください』と助けを呼ぶ。 ➡ コードブルー要請マニュアル参照	
気道の確保	第一発見者	・傷病者の喉の奥を広げて空気を肺に通しやすくする。 ⇒片手を額に当て、もう一方の手の人差し指と中指の2本をあご先に当てて、頭を後ろにのけぞらせ（頭部後屈）、あご先を上げる（あご先挙上）	
呼吸の確認	第一発見者	・傷病者が正常な呼吸（普段どおりの息）をしているかどうかを確認する。 ・気道を確保した状態で、自分の顔を傷病者の胸に向けながら、頬を傷病者の口・鼻に近づける。 ・10秒以内で胸や腹の上がり下がりを見て、息の音を聞いて、頬で息を感じる。	「見て」「聞いて」「感じて」確認する
人工呼吸	第一発見者	・正常な呼吸（普段どおりの息）がなければ、マウス to マウスの人工呼吸を行う（省略可）。 ・気道を確保したまま、額に当てた手の親指と人差指で傷病者の鼻をつまむ。 ・口を大きく開けて傷病者の口を覆い、空気が漏れないようにして、息を約1秒かけて吹き込み、胸が持ち上がるのを確認する（2回）。	簡易型の感染予防具があると心配なし!!!

この項の詳細は看護業務手順NO.1「急変時の対応マニュアル」を参照

救急処置

CPR（心肺蘇生）法手順 ②

2010/1/25 作成：平石

プロセス	担当者	手　順	リスクの予見・回避
心臓マッサージ ↓ 応援到着	第一発見者 第一発見者 駆けつけ職員	・2回の呼吸が終わったら、あるいは人工呼吸を省略することにしたら、ただちに胸骨圧迫を開始し全身に血液を送る。 ・胸の真ん中を重ねた両手で『強く、速く、絶え間なく』圧迫 胸の真ん中に片方の手の付け根を置く。 他方の手をその手の上に重ねる 両手の指を組むとより力が集中。 ・肘をまっすぐに伸ばして手の付け根の部分に体重をかけ、傷病者の胸が4～5cm沈むほど強く圧迫する（30回）。 ・圧迫と圧迫の間は胸がしっかり戻るまで十分に圧迫を解除する。 胸骨圧迫30回：人工呼吸2回 ・救助者が2人以上になった場合は交代しながら、絶え間なく行う。 ・心肺蘇生法を中止するのは？	1分間に100回のペースで行う 傷病者がうめき声を出したり、普段どおりの息をし始めた時は一度止めて呼吸や脈拍、反応の確認をしましょう！

この項の詳細は看護業務手順NO.1「急変時の対応マニュアル」を参照

救急処置

コードブルー要請手順

2009/10/25　作成：平石

プロセス	担当者	手　順	リスクの予見・回避
緊急事態発生 救急患者発生 ↓ 発見	第一発見者	・状況を確認し、急患または人手が必要な状況かを判断する ・急患で心肺停止の場合は早急にCPRを行う。	CPR法手順参照
↓ コードブルー要請	第一発見者	・近くにいる職員を呼びコードブルーを要請する。	・近くにいない場合は自らいちばん近い部署へ行きコードブルー要請。
↓ 受付に連絡	職員	・コードブルー放送を依頼。 **内線104,105に連絡**	・104,105が通じない **PHS 501に連絡**
↓ コードブルー放送	医事課	・コードブルー○○、コードブルー○○ ※場所を的確に伝える	・場所の不的確を防ぐために繰り返し確認を行う。
↓ 応援出動	全職員	・各部署リーダーが応援人数、残る人数を状況を見て指示する。	・患者さまに不安感を与えないように残った職員は普段どおりの仕事を行う。 ・動揺している患者さま・家族の対応を行う
↓ 発生場所に集合	全職員	・状況を確認し行動する。 ・救急カート、ストレッチャー等が用意されているかを確認。	設置場所確認して！ 救急カート （救外、放射線一般病棟、療養病棟、透析室） ストレッチャー （救外、一般病棟、療養病棟）
↓ 処置・対応	Dr・Ns	・Dr・Nsの指示で処置・対応を行う。	
↓ Drの指示で搬送	職員	・Drの指示に従い、速やかに移動（救急外来・病棟等）。	

この項の詳細は医療安全総合対策「緊急放送コード使用マニュアル」を参照

コードブルー訓練評価項目

評価は、よくできた:5、できた:4、まあまあできた:3、あまりできなかった:2、できなかった:1の5段階評価で行う

	1回(/)	2回(/)	3回(/)
反応を確認する			
助けを呼ぶ(コードブルー要請)			
迅速なコードブルー要請(受付に連絡)			
気道確保をし呼吸の確認を行う			
人工呼吸(省略可能)			
迅速な心臓マッサージ			
迅速なコードブルー放送(要請から)			
救急カート要請			
救急カート用意			
救急カート内物品把握			
酸素ボンベ要請			
酸素ボンベ用意			
酸素ボンベを取り扱える			
バッグ・マスク法による人工呼吸			
挿管(Dr)			
ルート準備			
ルート確保			
記録の要請			
記録をする			
血圧計要請			
血圧計用意			
モニター要請			
モニター用意			
SpO_2要請			
SpO_2用意			
DC要請			
DC用意			
ストレッチャー要請			
ストレッチャー用意			
ストレッチャー移乗			
声を掛け合っていた			
チームワークは良かったか			
人数過多の場合自部署に戻る			
現場周辺にいる方への配慮			

救急処置

救急搬送受け入れ対応手順（外来） ①

2010/1/28　作成：諸橋

プロセス	担当者	手　順	リスクの予見・回避
救急搬送より病院に連絡が入る	医事課	・医事課から担当Drに連絡。Drからソーシャルワーカーへソーシャルワーカーから外来へ連絡が回る。	スタッフ内の申し送りをしっかりと！
対応準備	Ns	・救急外来室にて。 ・救急カート・救急セット準備。	
救急搬送より再度連絡	医事課	・救急隊より"あと○分で着きます"と連絡が入るのでDrと外来へ連絡を回す。	連絡がしっかり伝わるように！
救急車の到着	Ns	・患者さま到着。 ・担当Drに連絡する。	家族・付き添いがいる場合は医事課へ案内し、病棟に一緒に行ってもらう
診察	Dr・Ns	〜診察〜 （終了後、救急隊持参の'救急搬送用紙'をDrにサインしてもらい医事課へ案内する）	救急隊の方はサインをもらわないと、帰れません。病院控え用紙も忘れず受け取りましょう
検査	Ns 放射線課 検査課	・診察後、検査指示が出た場合は各部署に連絡し検査に回る。検査終了後は速やかに病室へ案内する。 ※緊急を要する場合は、外来で処置せず一般病棟ICUへ直接連絡し速やかに移動する （入院を必要としない場合は、外来受診扱いになる）	

※物品配置場所については次紙（外来物品見取り図）参照　新規作成

救急処置

救急搬送受け入れ対応手順（外来） ②

2010/1/28　作成：米花

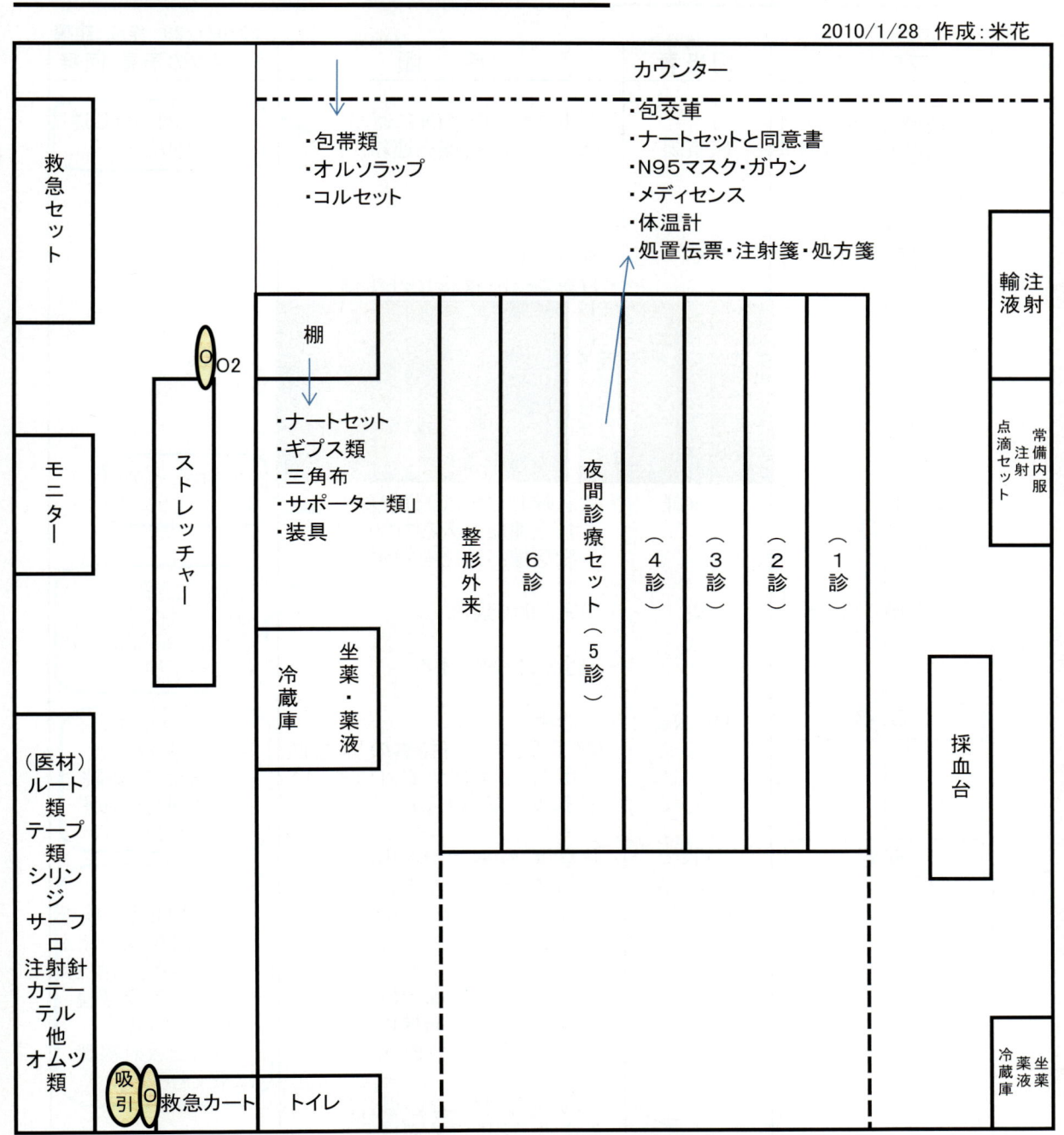

```
┌─────┬──────────────────────────────────────────────┐
│救急  │                    カウンター                │
│セット│─ ─ ─ ─ ─ ─ ─ ─ ─ ─ ─ ─ ─ ─ ─ ─ ─ ─ ─ ─ ─ ─ ─│
│      │              ・包帯類      ・包交車         │
│      │              ・オルソラップ ・ナートセットと同意書│
│      │              ・コルセット   ・N95マスク・ガウン│
│      │                             ・メディセンス   │
│      │                             ・体温計         │
│      │                             ・処置伝票・注射箋・処方箋│
│      ├──O2─┬──┬──棚──────────────────────┬────────┤
│      │ ストレッ│  │・ナートセット                │輸液 注射│
│モニター│ チャー │  │・ギプス類                    │        │
│      │       │  │・三角布                      │点滴セット│
│      │       │  │・サポーター類」              │常備内服 注射│
│      │       │  │・装具                        │        │
│      │       ├──┤                              │        │
│      │       │冷蔵│坐薬・薬液│整│6│夜間│(4│(3│(2│(1│        │
│（医材）│       │庫  │          │形│診│診療│診)│診)│診)│診)│        │
│ルート類│       │    │          │外│ │セット│  │  │  │  │採血台  │
│テープ類│       │    │          │来│ │(5診)│  │  │  │  │        │
│シリンジ│       │    │          │  │ │    │  │  │  │  │        │
│サーフロ│       │    │          │  │ │    │  │  │  │  │        │
│注射針  │       │    │          │  │ │    │  │  │  │  │        │
│カテーテル他│   │    │          │  │ │    │  │  │  │  │        │
│オムツ類│       │    │          │  │ │    │  │  │  │  │        │
│      │吸引O│救急カート│トイレ│                        │冷蔵庫 坐薬 薬液│
└─────┴──────────────────────────────────────────────┘
```

救急処置

休日・夜間救急搬送受け入れ対応手順 ①

2010/1/28 作成:諸橋

プロセス	担当者	手　順	リスクの予見・回避
救急搬送より病院に連絡が入る	医事課	・医事課から担当Drに連絡。Drから一般病棟へ連絡が回る	スタッフ内の申し送りをしっかりと！
対応準備	Ns	・救急外来室にて。 ・救急カート・救急セット準備。	
救急搬送より再度連絡	医事課	・救急隊より"あと〇分で着きます"と連絡が入るのでDrと一般病棟へ連絡を回す	連絡がしっかり伝わるように！
救急車の到着	Ns	・患者さまの到着 ・担当Drに連絡する。	家族・付き添いがいる場合は医事課へ案内し、病棟に一緒に行ってもらう
診察	Dr・Ns	・〜診察〜 （終了後、救急隊持参の'救急搬送用紙'をDrにサインしてもらい医事課へ案内する）。	救急隊の方はサインをもらわないと、帰れません。病院控え用紙も忘れず受け取りましょう
検査	Ns 放射線課 検査課	・診察後、検査指示が出た場合は各部署に連絡し検査に回る検査終了後は速やかに病室へ案内する。 ※緊急を要する場合は、外来で処置せず、一般病棟ICUへ直接連絡し速やかに移動する （入院を必要としない場合は、外来受診扱いになる）	※注意 休日・夜間時は検査課と放射線課が閉まっている為、当直者にポケベル要請連絡をしてもらい、検査課と放射線課に来てもらう

※物品配置場所については次紙（外来物品見取り図）参照　新規作成

救急処置

休日・夜間救急搬送受け入れ対応手順 ②

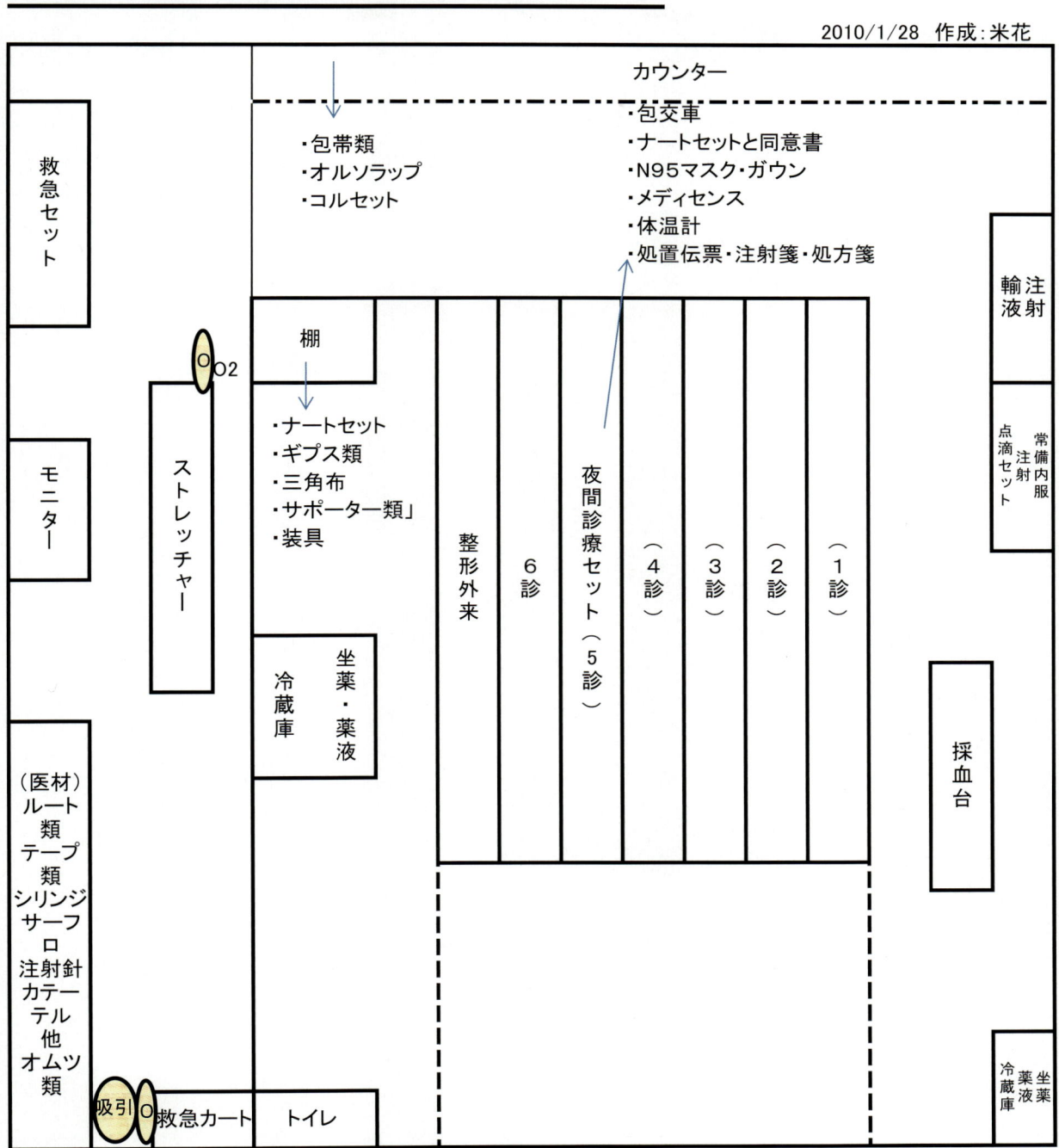

2010/1/28 作成：米花

カウンター

- 包帯類
- オルソラップ
- コルセット

- 包交車
- ナートセットと同意書
- N95マスク・ガウン
- メディセンス
- 体温計
- 処置伝票・注射箋・処方箋

救急セット

O2

ストレッチャー

棚
- ナートセット
- ギプス類
- 三角布
- サポーター類」
- 装具

モニター

坐薬・薬液 冷蔵庫

整形外来

6診

夜間診療セット（5診）

（4診）
（3診）
（2診）
（1診）

注射 輸液

常備内服 注射 点滴セット

採血台

（医材）
ルート類
テープ類
シリンジ
サーフロ
注射針
カテーテル他
オムツ類

吸引O 救急カート　トイレ

冷蔵庫 薬液 坐薬

医療安全

❾ 院内感染対策

　感染対策は実践されなければ意味がありません。2009年の新型インフルエンザで実感したところです。"飛沫感染対策を実施"と院内発令があっても、「ん？」、「どうするんだっけ？」と電話のラッシュ。一方ではマニュアルを見つめため息をついています。現場第一の信条で、ラウンドでの草の根も続けつつ、マニュアルの見直しや院内感染管理認定者試験を実施してきたのですが、いざ実践となると、これまたマニュアルが開けなかったり、「スタンダードプリコーション？・PPE？」となってしまう現状です。
　感染対策は自分の身を守るためのもの、みんな興味はあるはずです。短い文に感染対策の基本と、スタッフを守り、患者を守るためのプロセスを込めたからこそ凝縮されたページになっています。まずは読んでみる、聞いてみる、やってみる、提案してみる、という実践につながるものと思います。

院内感染対策

洗浄・消毒・滅菌の手順

2009/1/29 作成：吉原

プロセス	担当者	手順	リスクの予見・回避
洗浄	Ns・エイド	・汚染を物理的に取り除くこと、消毒、滅菌のための準備段階。	・消毒、滅菌効果がない。
消毒	Ns・エイド	・微生物を殺滅する、量を減らすこと。	・薬剤では濃度、時間に注意。
滅菌	Ns・エイド 委託	・微生物がまったく存在しないこと。	・高圧蒸気滅菌、ガス滅菌がある。
スポルディング分類	Ns・エイド	（下表参照）	
中央材料部	Ns・エイド 委託業者スタッフ	・払い出し物品、数の確認。 ・委託業者と払い出し物品、納品の確認。 ・委託業者は一次洗浄、消毒後、専用ボックスにて回収。 ・CI、BIによるリコール（メディカルベアより電話連絡）。 ・オートクレーブにかけたが、滅菌ができていなかった際にリコールがかかる。リコール時は物品の使用を中止し、再滅菌をすること。	・払い出し、納品票の記入。 ・洗浄時はPPEの着用。 ・滅菌がされていないと、感染する危険性がある。
シングルユース製品	Dr・Ns	・シングルユースは再使用しない ・再使用の指示がある場合は、危険性を十分検討する。	・再利用により、感染拡大の危険がある。

リスク分類	定義	感染リスク	器材の例
クリティカル（滅菌）	組織内（無菌の領域）に挿入するもの	高い	手術器材 針 清潔操作の器材
セミクリティカル（高水準消毒）	損傷のない粘膜または創傷のある皮膚と接触するもの	低い	レスピの回路 吸入器具 酸素マスク
ノンクリティカル（低水準消毒または洗浄）	創傷のない皮膚と接触するもの	ほぼない	聴診器 体温計 床

この項の詳細は院内感染防止マニュアル（院内対策）を参照

医療器具のスポルディングの分類に基づいた処理法

外部委託業者名：（株）〇〇〇〇

分類	定義	器具	洗浄方法 （洗浄は中材で行うこと）	消毒・滅菌 （指示のない限り ミルクポンは0.02%）	備考
クリティカル	無菌の組織や血管に挿入するもの	手術用具（セッシ、剪刀、ゾンデ等）	各部で血液を洗い流し、中材へ （滅菌：メディカルベア）	オートクレーブ滅菌	（全ての洗浄・消毒・滅菌過程において） ・PPEの着用 ・洗浄後は目視点検
		内視鏡の生検鉗子	洗浄後、中材へ（滅菌メディカルベア）	EOG滅菌	
		清潔操作の器材（セッシ、剪刀等）	各部で血液を流して専用ボックス→中材へ （滅菌：メディカルベア）	オートクレーブ滅菌	
		万能ツボ	洗浄後、中材へ（滅菌：メディカルベア）	オートクレーブ滅菌	↓
セミクリティカル	創傷のない粘膜（口腔、眼、消化器）、創傷のある皮膚に接触するもの	内視鏡	自動洗浄機で洗浄・消毒	自動洗浄機で洗浄・消毒	
		人工呼吸器回路	ディスポーザブルとする、2週に1回交換 目に見える汚染のある時交換		
		アンビュー本体・弁	中性洗剤で洗浄	ミルクポン60分消毒	
		喉頭鏡のハンドル	目に見える汚染は洗浄	アルコール綿で清拭、消毒	
		喉頭鏡のブレード	豆電球を外して中性洗剤で用手洗浄	アルコール綿で清拭、消毒	
		エアウェイ	中性洗剤で用手洗浄	ミルクポンで30分消毒	
		バイドブロック	中性洗剤で用手洗浄	ミルクポンで30分消毒	
		スタイレット	中性洗剤で洗浄	アルコール綿で清拭、消毒	
		酸素バブル加湿器	加湿瓶は中性洗剤で洗浄、乾燥 精製水を入れる時は残水を捨ててから入れること		
		酸素マスク	血液等は落として中材へ（滅菌：メディカルベア） 汚染のひどいものは廃棄する	EOG滅菌	
		吸入器具	薬杯カップ、マスク：中性洗剤で用手洗浄 ジャバラ：水洗い	ミルクポンで60分消毒	
		吸引カテーテル	シングルユースとする		

平成22年 相生会わかば病院感染対策委員会

医療器具のスポルディングの分類に基づいた処理法

分類	定義	器具	洗浄方法 （洗浄は中材で行うこと）	消毒・滅菌 （指示のない限り ミルクポンは0.02%）	備考
ノンクリティカル	創傷のない皮膚と接触するもの	聴診器、パルスオキシメーター、駆血帯、体温計、杖	血液付着の場合は中性用手洗剤洗浄	アルコール綿で清拭、消毒	
		膿盆	中性洗剤で用手洗浄、乾燥		ビニールをかけて使用
		吸引瓶	中性洗剤で用手洗浄	ミルクポンで60分消毒	
		薬杯、経管栄養物品	中性洗剤で用手洗浄	ミルクポンで次回使用時まで消毒	
		ガーグルベース	中性洗剤で用手洗浄	ミルクポンで30分消毒	
		ステンレストレイ	水洗い、乾燥		
		便器、尿器、蓄尿瓶	中性洗剤で用手洗浄	0.1%ミルクポンで30分消毒	
		氷枕、湯たんぽ	水洗い	アルコール綿で清拭、消毒	
		抑制帯	使用後に洗濯		
		床頭台、ドアノブ、衣装ケース、手すり、ドアノブ	汚染がある所は水拭き後エタノール清拭	エタノール清拭	
		床	埃の除去が一番、紙モップ→水モップ		モップは1日1回洗濯
		カーテン	6カ月毎に洗濯		汚染時は洗濯
		ベッドマットレス	1年に1回クリーニング 退院後に日光干し		チェック表参照
		エアマット ウレタンマット	退院後に水拭き、日光干し		
		リネン	週に1回シーツ交換		

平成22年 相生会わかば病院感染対策委員会

院内感染対策

感染経路別予防策

2009/1/29作成：吉原

プロセス	担当者	手　順	リスクの予見・回避
接触感染予防 手袋・ガウン 直接に患者さまに触れることで感染拡大する。	感染対策委員会 全スタッフ 患者・家族	・「感染表示」 　感染予防策が必要な患者さまであることを、全スタッフ・家族・面会者に周知する。 ・「個室管理」 個室同意不要 　周囲の免疫力低下、スタッフの予防策では不十分。空気感染。 ・「コホーティング」 　同一微生物が検出されている患者さまを同室にする。 ・「ゾーニング」 　患者指導を行い、大部屋でカーテンで仕切る。	・倫理的配慮 ・患者さま教育 → ノロウィルス 　インフルエンザ 　結核、麻疹、疥癬 → MRSA（他耐性菌） 　インフルエンザ → MRSA（他耐性菌） 　インフルエンザ
飛沫感染予防 マスク・ガウン・ゴーグル・手袋 飛沫粒子が飛散して粘膜等に付着、感染する。		・一処置一手洗い 　　　＋ヒビスコールジェル 　手洗い後に手指消毒をする。 ・PPE 外す順番 　手袋→ガウン→ゴーグル→マスク ・処置前に手袋を着ける。 　退室時には室内で手袋を外す 　はずし方 　　外側を包むように外す	・私の手が 　　感染源となる ・いちばん汚れている手袋を先に外す。 ・ポケットに入れない。 ・医療廃棄物に捨てる。
空気感染予防 マスク （結核：N95） 空気中に粒子が浮遊し空気の流れで感染する。 PPEの一例		・ガウン(青)→処置室 　処置前にガウンを着ける 　退室時は室内でガウンを外す 　はずし方 　　腰まで外す外側を包み丸める ・血圧計　体温計 　　消毒不可のものは専用とする ・リネン 　汚染のものは水洗いをしてビニール袋へ「血液」等と書く。 疥癬：家族指導：80℃湯に浸け 　　　　　通常の洗濯。	・患者さまへ十分な説明。 ・医療廃棄物に捨てる。 ・アルコール清拭、散布による消毒。

この項の詳細は院内防止マニュアル（院内対策）を参照

院内感染対策

微生物サーベイランス

2010/2/8 作成：仁司

プロセス	担当者	手　順	リスクの予見・回避
微生物検査依頼時 → 結果記入	技師	・微生物依頼が出たらノートに提出部署、日付、材料、患者情報等を記入する。 ・結果が返ってきたらノートに赤字で検出菌、日付を記入する。 ・最終報告以外の伝票は記入後破棄する。最終報告書は微生物検査報告書ファイルに保管。	・材料の性状、量などが適正かどうか確認する。 ・緊急を要する結果が返却されたら主治医に連絡する。
月報集計		・1ヵ月の検出菌を集計する。患者情報、依頼部署、採取日、検出菌、検出日を微生物集計表に記入する。 ・部署別検体数、検体種類、検出菌種類、部署別検出菌を一覧表にまとめる。 ・1ヵ月単位でグラフにする。	・MRSA以外の多剤耐性菌が検出されたら主治医、ICTに連絡する。
MRSA集計		・1ヵ月のMRSA検出者を表にまとめる。 ・検出日とその患者からMRSAが初めて検出された日付を記入する。 ・持ち込み検出率と院内感染率を計算する。1年間の検出率をグラフにする。	・感染率が異常に上昇したらICTに報告する。
材料別検出菌		・半年ごとに材料別検出菌上位5菌種をグラフにする。 ・1年間の材料別検出菌上位5菌種をグラフにする。	
緊急報告		・血液培養から菌が検出されたらDrに電話連絡するか、直接結果伝票を渡す。	・本来、無菌材料から菌が検出されたら同様にする。
結核菌検出時		・結核菌が検出されたら主治医、感染対策委員長に連絡する。	
月報報告		・月報、MRSA、材料別検出菌を感染対策委員会にて報告する。	

新規作成

院内感染対策

ICTサーベイランス ①

2010/2/2　作成：リハビリ課　舘越

プロセス	担当者	手　順	リスクの予見・回避
ICTサーベイランスの実施	ICT委員	<サーベイ目的> ・感染対策委員会の実働組織として、院内サーベイを行い各部署の状態を適確に把握し、問題点を挙げ感染対策がスムースに実行されること <誰がするの？> 各部署より選出された11人のICT委員 Ns.　　　　：3人 検査技師　　：1人 薬剤師　　　：1人 放射線　　　：1人 事務　　　　：2人 NS.エイド　　：1人 相談室　　　：1人 リハビリ　　：1人 <サーベイ手順> ①4グループに分かれ、毎月1回各フロアをサーベイする ②ICT委員はICTチェック表に基づき、サーベイを実施する。 <サーベイ内容> ・標準予防策 ・感染経路別予防策(接触予防策、飛沫予防策、空気予防策) ・医療器具関連感染サーベイランス ・微生物サーベイランス ・洗浄、消毒、滅菌 ・ファシリティマネジメント 　(清掃、医療廃棄物管理、リネンの取り扱い、空調とゾーンニング) ・感染予防教育 ・職業感染防止対策 (⇒詳細は別紙ICTチェック表を参照) <サーベイ評価法> ・大項目は1～5段階評価 ・小項目はa/b/c評価 ・小項目でcが1つ以上ある場合は大項目での評価は自動的に2以下となる	各部署はサーベイ時にすぐに提示できるよう、感染対策研修や手洗い指導などの記録を残しておきましょう サーベイ結果は客観的指標で提示します。感染対策に関する取り組みの進捗状況を分かりやすくするためです

ICT委員はサーベイ内容や感染対策の知識が必要！勉強してね。

この項の詳細は院内感染防止マニュアル－院内対策－17「ICT活動について」参照

院内感染対策

ICTサーベイランス ②

2010/2/2　作成：リハビリ課　舘越

プロセス	担当者	手順	リスクの予見・回避
サーベイ結果の各部署へのフィードバック	サーベイグループ代表者 ICT委員	・サーベイ結果をICT委員会内で報告する。院内全体で改善が必要な場合は、委員会で改善策を検討し、感染対策委員会に報告する。	各部署の一人ひとりが感染対策に関する問題を認識して、改善策に取り組めるように、広報活動をすることも大切です。
	ICT委員長	・サーベイ結果や検討内容を感染対策委員会に報告する。	
	ICT委員、各部署スタッフ(リンクNs等)	・各委員は、所属部署にサーベイ結果を持ち帰り、改善策を検討する	
改善策の実施	ICT委員、各部署スタッフ(リンクNs等)	・検討した改善策を実施する	前回のサーベイ結果を踏まえて、改善がされているかもチェックします。
ICTサーベイ実施	ICT委員		

この項の詳細は院内感染防止マニュアル－院内対策－17「ICT活動について」参照

院内感染対策

個人防護用具の正しい使用方法（マスク）　①

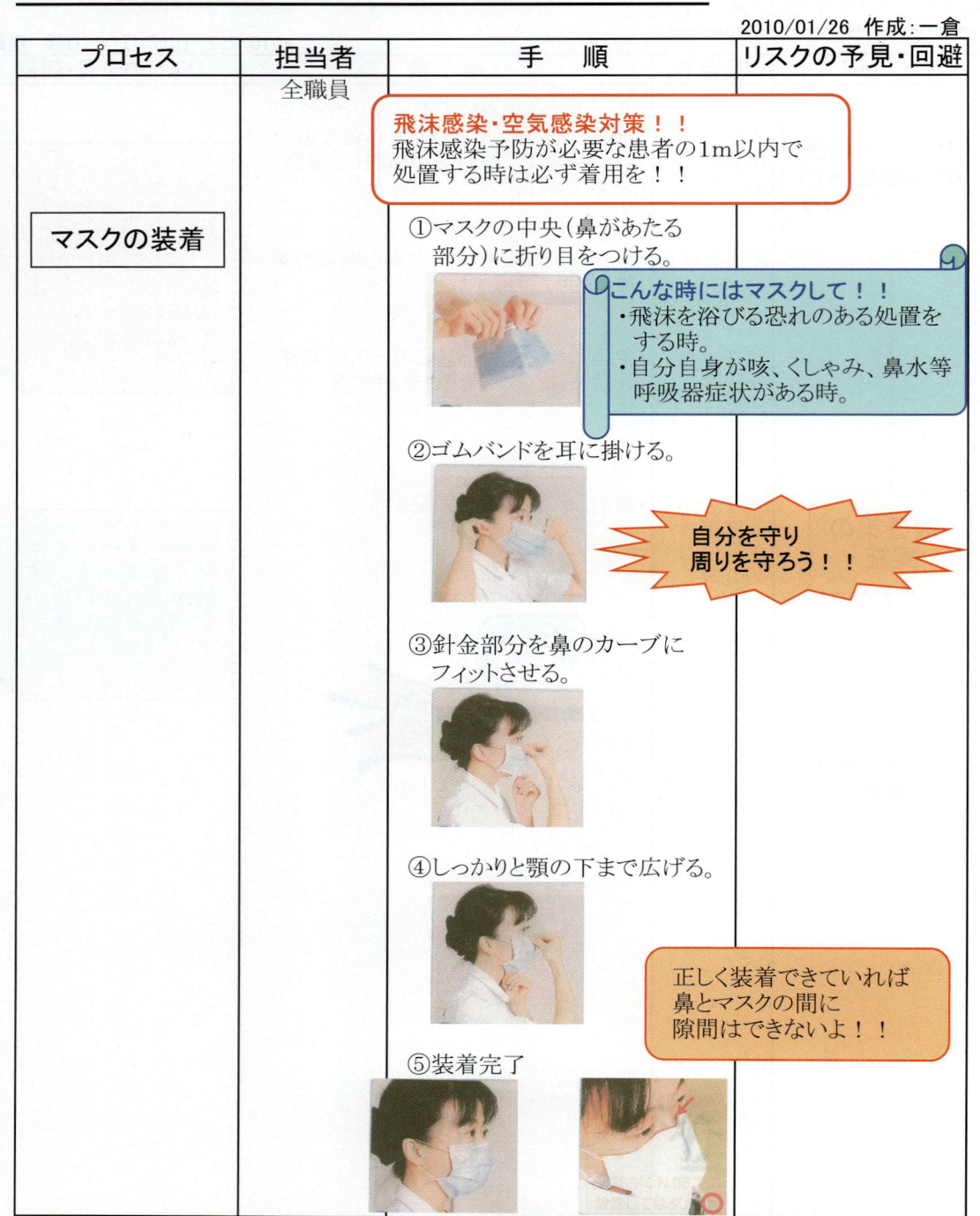

2010/01/26　作成：一倉

プロセス	担当者	手　順	リスクの予見・回避
マスクの装着	全職員	**飛沫感染・空気感染対策！！** 飛沫感染予防が必要な患者の1m以内で処置する時は必ず着用を！！ ①マスクの中央（鼻があたる部分）に折り目をつける。 ②ゴムバンドを耳に掛ける。 ③針金部分を鼻のカーブにフィットさせる。 ④しっかりと顎の下まで広げる。 ⑤装着完了	**こんな時にはマスクして！！** ・飛沫を浴びる恐れのある処置をする時。 ・自分自身が咳、くしゃみ、鼻水等呼吸器症状がある時。 自分を守り周りを守ろう！！ 正しく装着できていれば鼻とマスクの間に隙間はできないよ！！

この項の詳細は院内感染防止マニュアルを参照

院内感染対策

個人防護用具の正しい使用方法（マスク）②

2010/01/26　作成：一倉

プロセス	担当者	手　順	リスクの予見・回避
マスクの外し方	全職員	・汚染面に触れないよう紐の部分を持って外す。 ・紐の部分を持ち、そのまま廃棄処理をする。	体液で汚染されたマスクは**感染性廃棄物容器へ！！** ★マスクは使用の都度使い捨てる。 ★汚染したマスクをしたまま、一般食堂等の共有スペースには出ないで！！

感染防止！！
感染源を
まきちらさないで！！

この項の詳細は院内感染防止マニュアルを参照

院内感染対策

個人防護用具の正しい使用方法（グローブ）①

2010/01/26　作成：一倉

プロセス	担当者	手　順	リスクの予見・回避
	Dr・Ns ME	PTA,ルーメン挿入時等清潔操作を必要とする時着用	必ず手洗いしてから着用！！指の間、爪の間もしっかりと！！

滅菌手袋のはめ方

感染防止は確かな手技から！！

①流水のもとで手を洗う。

②滅菌手袋を取り出す。

滅菌物に触れないよう、端を持ってパックを開く。

③手袋をはめる。

1) 手袋の端の折り返し部分を右手でつかむ。

2) 左手を手袋の中に入れる。折り返し部分を掴んでいる右手で手袋を引っ張りあげる。

3) 手袋をはめた左手の指をもう一方の手袋の折り返し部分に入れる。

4) 右手を左手の時と同様に入れる。

5) 両手の折り返し部分を上に伸ばす。

6) 指のまたの部分をしっかりフィットさせる。

この項の詳細は院内感染防止マニュアルを参照

院内感染対策

個人防護用具の正しい使用方法（グローブ）②

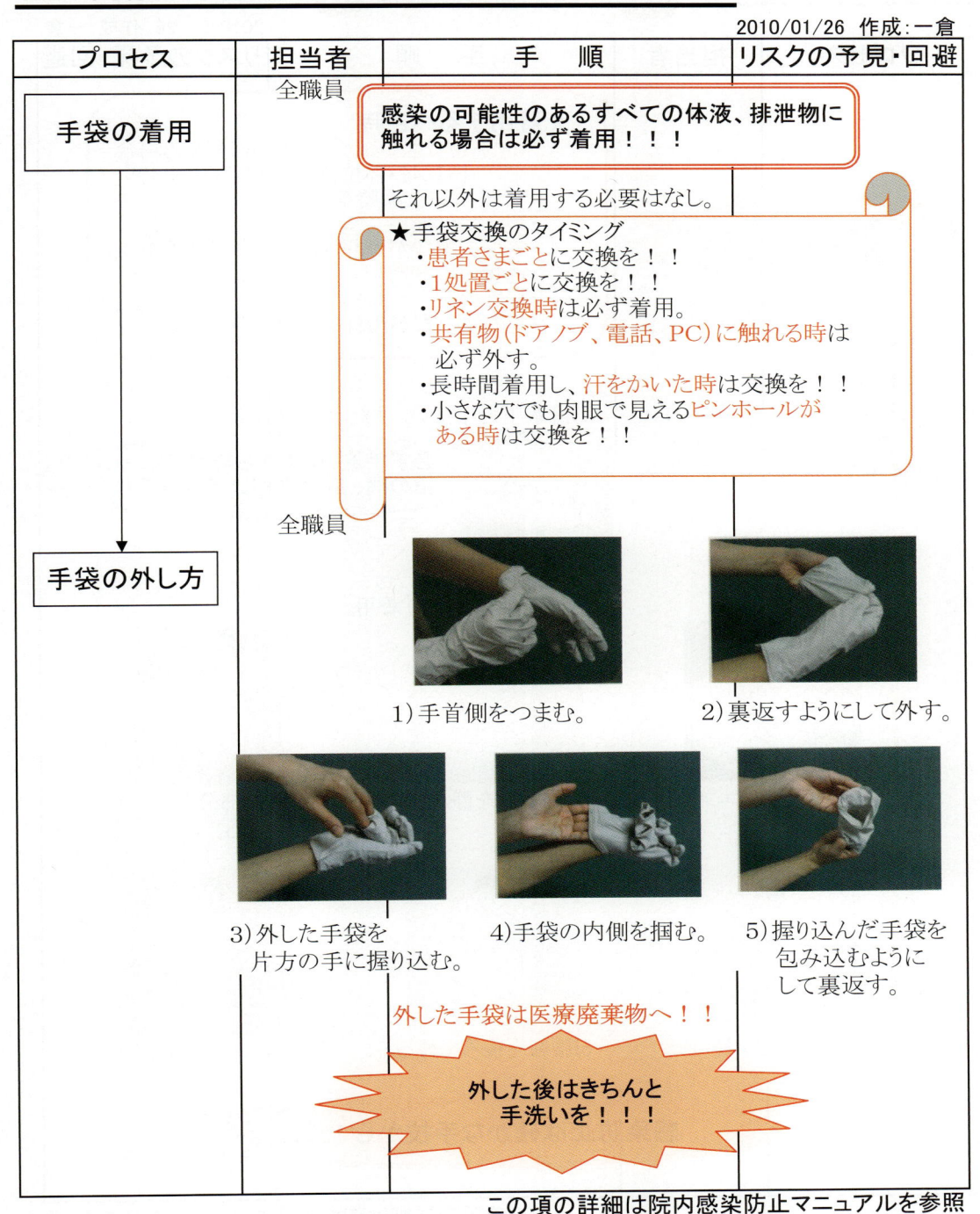

2010/01/26　作成：一倉

プロセス	担当者	手　順	リスクの予見・回避
手袋の着用	全職員	感染の可能性のあるすべての体液、排泄物に触れる場合は必ず着用！！！	
↓		それ以外は着用する必要はなし。 ★手袋交換のタイミング ・患者さまごとに交換を！！ ・1処置ごとに交換を！！ ・リネン交換時は必ず着用。 ・共有物（ドアノブ、電話、PC）に触れる時は必ず外す。 ・長時間着用し、汗をかいた時は交換を！！ ・小さな穴でも肉眼で見えるピンホールがある時は交換を！！	
手袋の外し方	全職員	1) 手首側をつまむ。　　2) 裏返すようにして外す。 3) 外した手袋を片方の手に握り込む。　4) 手袋の内側を掴む。　5) 握り込んだ手袋を包み込むようにして裏返す。 外した手袋は医療廃棄物へ！！ 外した後はきちんと手洗いを！！！	

この項の詳細は院内感染防止マニュアルを参照

院内感染対策

個人防護用具の正しい使用方法(ガウン) ①

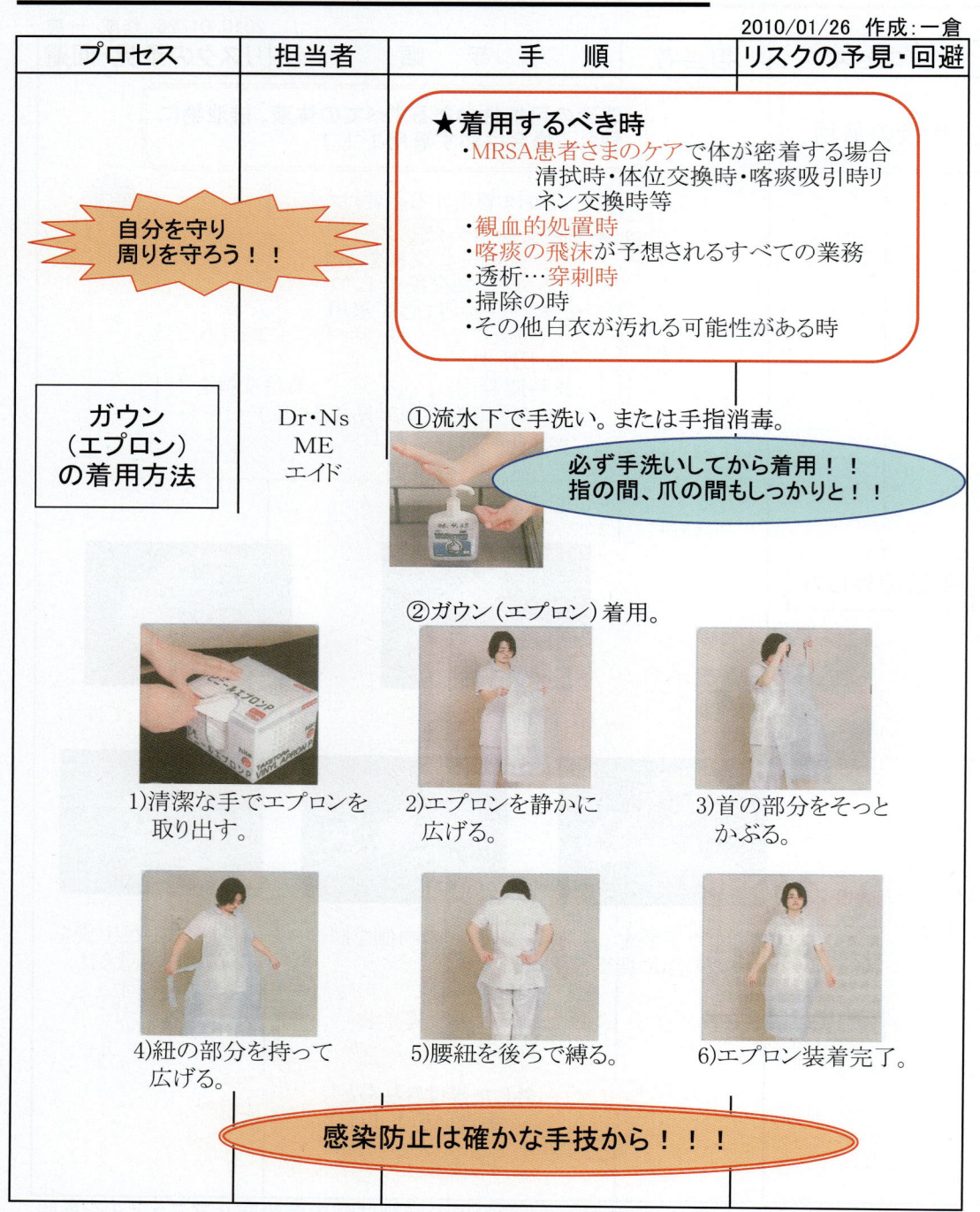

2010/01/26　作成：一倉

プロセス	担当者	手　順	リスクの予見・回避
		★**着用するべき時** ・MRSA患者さまのケアで体が密着する場合 　清拭時・体位交換時・喀痰吸引時リネン交換時等 ・観血的処置時 ・喀痰の飛沫が予想されるすべての業務 ・透析…穿刺時 ・掃除の時 ・その他白衣が汚れる可能性がある時	
ガウン （エプロン） の着用方法	Dr・Ns ME エイド	①流水下で手洗い。または手指消毒。 ②ガウン（エプロン）着用。 1)清潔な手でエプロンを取り出す。 2)エプロンを静かに広げる。 3)首の部分をそっとかぶる。 4)紐の部分を持って広げる。 5)腰紐を後ろで縛る。 6)エプロン装着完了。	自分を守り周りを守ろう！！ 必ず手洗いしてから着用！！ 指の間、爪の間もしっかりと！！ 感染防止は確かな手技から！！！

この項の詳細は院内感染防止マニュアルを参照

院内感染対策

個人防護用具の正しい使用方法（ガウン） ②

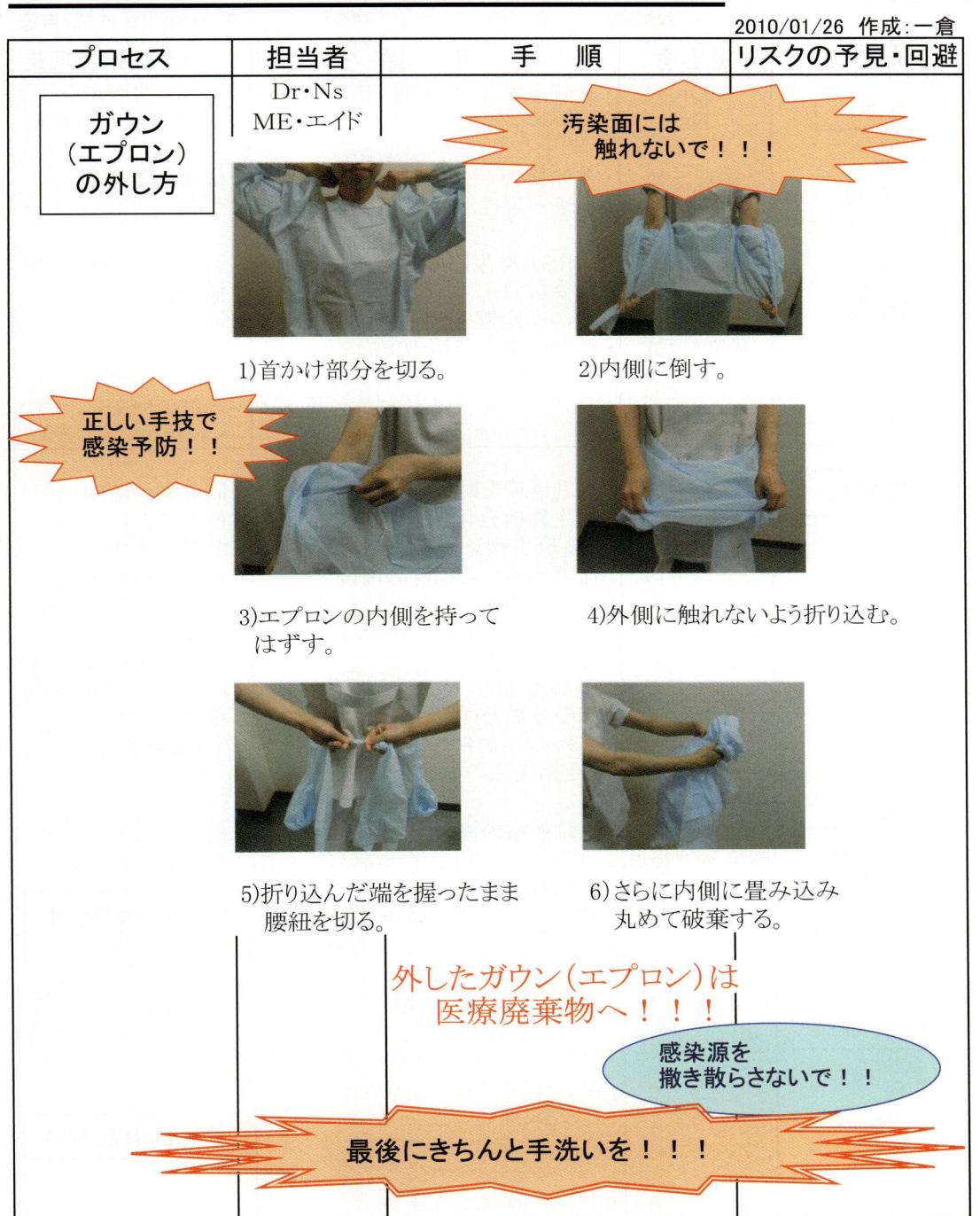

2010/01/26　作成：一倉

プロセス	担当者	手　順	リスクの予見・回避
ガウン（エプロン）の外し方	Dr・Ns ME・エイド	1)首かけ部分を切る。　　2)内側に倒す。　　**汚染面には触れないで！！！**　　3)エプロンの内側を持ってはずす。　　4)外側に触れないよう折り込む。　　5)折り込んだ端を握ったまま腰紐を切る。　　6)さらに内側に畳み込み丸めて破棄する。　　**外したガウン（エプロン）は医療廃棄物へ！！！**　　**感染源を撒き散らさないで！！**　　**最後にきちんと手洗いを！！！**	**正しい手技で感染予防！！**

この項の詳細は院内感染防止マニュアルを参照

院内感染対策

MRSA感染防止（新規発生・持ち込み）

2009/02/03 作成：吉原

プロセス	担当者	手　順	リスクの予見・回避
外来	Dr Ns	・入院患者さまは全員MRSAスクリーニング。	・基本は鼻腔培養　場合により尿・創部
検査課	検査技師	・外注検査 　血培が陽性：Dr・Nsへ至急連絡。	・伝票確認
病棟	Dr・Ns エイド 患者・家族	・MRSA発生届の提出→感染対策委員会。 ・Nsコール盤のシグナル表示。 ・接触感染予防策の実施。 　コホーティング、ゾーニング ・バクトロバンは使用しない（基本）	・新規発生・持ち込み欄の記入を忘れずに!! ・鼻腔のMRSAはすぐに復活してしまう
新規発生	全スタッフ 感染対策委員	・院内感染を疑う。 ・微生物検査報告書の感受性の確認、抗生物質の変更。 ・血液培養にて陽性の場合 　血管留置カテーテル刺入部の感染チェック（発赤や腫脹）。 ・感染対策委員 　薬剤感受性パターンから見た菌株の分類を行う。 ・スタッフへの情報提供 　手指衛生の徹底、PPEの活用。	・同室者のMRSA保持患者さま、担当スタッフの把握 ・ICTは院内感染防止のためラウンド評価 ・同一パターンを示す時は、同一菌株の可能性がある ・手洗い＋ヒビスコール
持ち込み	全スタッフ 感染対策委員	・入院病室の検討。 　コホーティング・ゾーニング ・接触感染予防策 　他の患者さまに感染させない。 ・薬剤感受性パターンの把握。	・化学療法中の病室やICUは避ける 　MRSAは簡単には消えません
MRSAの基本	全スタッフ 患者・家族	・感染症法　5類感染症。 ・メチシリン耐性黄色ブドウ球菌。 ・私たちの手が感染源となる。 ・保菌：菌を持っているが症状が出ていない。 ・感染症：症状がある状態 　バンコマイシンなど。 ・アルコールなどが有効。	手洗い ヒビスコール ジェル 　保菌を治療しない

この項の詳細は院内感染対策マニュアル（院内対策）を参照

主な感染症一覧

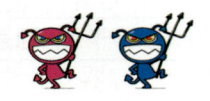

感染症名	主な症状	感染経路	備考
あ			
インフルエンザ	発熱、感冒症状	飛沫：マスク	
A型肝炎	消化器症状、黄疸、倦怠感	接触：手袋	便
MRSA		接触：手袋	
黄色ブドウ球菌	食中毒症状	接触：手袋	便、吐物
O-157(腸管出血性大腸菌感染症)	食中毒症状	接触：手袋・ガウン	便、吐物
か			
疥癬	特に夜間の掻痒感	接触：手袋・ガウン	
結核(TB)	呼吸器症状	空気：N95マスク	
さ			
C型肝炎(HCV)	消化器症状、黄疸、倦怠感	接触：手袋	血液、性感染
シラミ症	掻痒感	接触：手袋	
水痘	発疹、発熱	空気：マスク	
た			
手足口病	水泡性発疹	飛沫・接触	
な			
ノロウィルス感染症	下痢、嘔吐(噴水様)、食中毒症状	接触・空気	便、吐物
は			
梅毒(W氏)	感染部の硬結、発熱、倦怠感	接触	滲出、血液
B型肝炎	消化器症状、黄疸、倦怠感	接触	血液、性感染
百日咳	感冒症状、咳嗽	飛沫	
風疹	発熱、発疹、リンパ節腫脹	空気	
ま			
麻疹	発熱、発疹、下痢、腹痛	空気	
や			
ら			
流行性耳下腺炎	唾液腺の腫脹・圧痛、嚥下痛、発熱	飛沫	
緑膿菌		接触	
ロタウィルス	食中毒症状	接触	便、吐物

院内感染対策

誤刺事故防止 ①

2010/1/30 作成：松田

プロセス	担当者	手　順	リスクの予見・回避
点滴の場合	Ns	・翼状針の場合は、抜針後、セフティーシールド尾部を押さえながらチューブを引く。 ・サフロー針で穿刺した場合は、針を抜き抜いた針をワンタッチで針を中に入れ感染性廃棄物容器に廃棄する。 ・トレーに終了後の点滴ボトルを載せ点滴ボトルに点滴チューブがついている物は切らずに医療廃棄ダンボールに捨てる。 点滴ボトルのみの場合は名前シールをはいで一般ゴミへ捨てる。	・針捨て容器を必ず持参する。 ・使用済の針はその場で直ちに使用者が責任をもって処理する。施行者以外は手を出さない。 ・針を人に渡さないで自分で処理する。 ・リキャップはしない。 ・ガラス瓶は医療廃棄物として捨てる。
注射の場合	Ns	・注射終了後はリキャップせずトレーに入れて感染性廃棄物容器に廃棄する。	・患者さまが採血や注射に身体を動かしたりしないよう説明して協力を求めることも大事。
採血の場合	Ns	・注射器での採血ではスピッツをスタンドにたて血液を注入する。注入後は感染性廃棄物容器に捨てる。	・スピッツを手に持って血液を注入しない。
事故後の対応	全職員	・直ちに流水で受傷部位をできるだけ速やかに血液を絞り出し、局所を大量の流水で十分に洗浄する。 ・誤刺事故時の処置、報告書フローチャートに従い対応する。 ①師長に口頭にて報告。 ②医事課にて労災カルテを作成。 ③Drの指示に従い採血をする。 ④誤刺事故報告書を記入、師長に提出する。	・患者さまの処置が優先で手が離せないときはスタッフ同士で声をかけあい、できるだけ早く処置ができるようにする。 ・フローチャートは各部署に掲示してあるので普段からどこにあるのかみておこう！

この項の詳細は院内感染防止マニュアルを参照

誤刺事故防止 ②

院内感染対策

2010/1/30 作成：松田

プロセス	担当者	手　順	リスクの予見・回避
事故後の対応	職員全員	・被災者が抗原抗体ともに陰性の場合は、誤刺直後、1ヵ月後、2ヵ月後、3ヵ月後、6ヵ月後、1年後の肝機能検査、およびHCB抗原抗体検査を行い、感染および肝炎の発症がないかどうか確認する。 ・被災者が抗原抗体のいずれか陰性である場合は誤刺直後1ヵ月後、2ヵ月後、3ヵ月後、6ヵ月後に同様に検査する。 ・HCV感染に対しては特異的な予防方法がないため現状では事実を記録としとどめる。 ・対応として、誤刺直後、1ヵ月後、2ヵ月後、3ヵ月後、6ヵ月後の肝機能検査およびHCV抗体などの検査を行い、感染および肝炎の発症がないか確認する。 ・万一発症した場合は6～12ヵ月間経過を見て、慢性化の可能性がある場合は治療を考慮する。 ・その他の感染症（梅毒）や感染症が不明な場合、陰性の場合は誤刺直後、1ヵ月後、2ヵ月後、3ヵ月後、6ヵ月後に梅毒では梅毒検査を追加して検査する。	・針刺しによる感染率 　HBV‥30％以下 　HCV‥10％以下 　HIV‥5％以下 ・発症しても30～40％が自然治癒する可能性がある。 （その後の検査で経過を追うことが重要）

この項の詳細は院内感染防止マニュアルを参照

院内感染対策
肺炎予防の口腔ケア

2010/2/3　作成：加藤

プロセス	担当者	手　順	リスクの予見・回避
準　備		嚥下障害のある患者さまは肺炎になるリスクがある！口腔ケアを行うことで、肺炎の予防を図る！ **必要物品** ・緑茶の粉・ペットボトルの容器・ ・ガーゼ・歯ブラシ・歯磨き粉・ ・吸引チューブ（必要時）・吸引器 ・ビニール袋 ・緑茶の粉をペットボトル容器に スプーンに大さじ1杯半・水500ml に対して作る。 ・ビニール袋にガーゼを入れて 緑茶を染み込ませる。	**緑茶ガーゼは、使用する前に準備する！雑菌予防！！**
方　法 自分で歯を磨けない患者さまの口腔ケア方法	NS・エイド	・プラスチック手袋をはめ患者さまの口腔内に義歯があれば外す。 ・人差し指にガーゼを巻きつけ患者さまの口腔内をマッサージするように拭く。また自歯がある場合は歯ブラシを使用し磨く。この時に水分を誤嚥させないように、吸引しながら行うとよい。 ・吸引はNsしか行えないため、歯ブラシを使用し水で口腔内を洗い流す場合はNs援助となる。 ・義歯を流水にて洗浄する。この時、強くこすりすぎない。洗浄後は患者本人持ちの義歯ケースに入れて保管する。	**歯茎を傷つけない優しく・丁寧に！！痛くないようにね！** **こすり過ぎによる歯茎の損傷に十分に注意** **ガラスの戸棚にしまう**

この項目は院内感染対策マニュアル：口腔ケアマニュアルを参照

院内感染対策

感染症患者の食器取り扱い基準

2010/1/28　作成:中西

プロセス	担当者	手　順	リスクの予見・回避
感染症患者発生	病棟Ns (師長)	・感染症患者(疑わしい場合も含む)が発生したら、直ちに栄養士PHS:510に連絡する(栄養士不在時は直接、厨房117へ連絡する)。	・連絡忘れで感染拡大…しっかり連携をとって感染拡大を防止しましょう。
発生状況の確認	栄養 厨房スタッフ	・感染患者人数、隔離部屋の確認を行う。	何人の患者が、どのような症状でどこにいるのか確認しよう

委託給食会社対応手順

プロセス	担当者	手　順	リスクの予見・回避
配膳業務		○ 配膳車の受け渡しはエレベーター前まで(通常時と同様)。 ○ 発症者の食事の食器・箸・スプーンはすべてディスポ容器で対応する。 ○ 食事は通常どおり温冷配膳車で配膳し、病棟にて専用のお盆に移し替えて患者へ配膳する	箸もスプーンもすべて使い捨て。食品からの感染拡大を防ぎます。
下膳業務		○ 下膳車の受け渡しはエレベーター前まで(通常時と同様)。 ○ <u>発症者の食事の残飯、使用後の食器は病棟にて処分する</u> 　(ビニール袋に入れて口を縛り、感染性廃棄物として破棄する)。 ○ 専用のお盆は下膳せず、病室で保管する。	厨房への菌の持ち込みを防ぐため、重要事項です
感染陰性の連絡	病棟Ns (師長)	・感染患者さまの感染菌が陰性となったら、再度栄養士へ連絡する(栄養士不在時は直接、厨房へ連絡する)。	連絡を忘れないで!陰性なのにそのままの対応をしているのは無駄です!!

＊ここでいう感染症とは、ノロウイルス・A型肝炎・プリオン病とする。その他の感染症は通常の食器対応とする。

この項の詳細は食中毒防止マニュアルを参照

院内感染対策

医療廃棄物処理手順

2010/1/31作成:清水

プロセス	担当者	手　順	リスクの予見・回避
容器準備	エイド	・特別管理医療廃棄物保管場所から未組立の医療廃棄物用ダンボールを持ってくる。（各部署指定場所に設置する）	指定場所をきちんと守ろう！！
	看護学生 エイド	・医療廃棄物用ダンボールを組み立て、底の部分をガムテープでとめ白色ビニール袋（45ℓ）を入れ、専用蓋をセットする。	・足で踏んで蓋が開くかを確認しよう！
	NS 看護学生 エイド	・黒プラ容器を専用ホルダーにセットする。使用した医療廃棄物は医療廃棄物分別表に沿って破棄する。 ＊黒プラ 　危険性、感染性の高いもの ＊医廃ダンボール 　危険性は少ないが感染性の高いもの。	注射・採血時は注射針用容器を持参 ・針用容器は8割溜ったら黒プラ容器へ破棄する ・名前の記載されている物は医療廃棄物として処理します！！
梱包	看護学生 エイド	・各病室の医療廃棄物を収集する（毎日） ・医療廃棄物段ボールは、ガムテープでとめ、しっかり梱包する。	手袋を着用し手は入れない
搬出		・黒プラ容器・針用容器は8割溜まったところで蓋をする ・梱包した段ボール・黒プラ容器を台車で運ぶ	対角線上に四隅をしっかり押して止める
廃棄		・事務室から鍵を持っていく ・特別管理医療廃棄物保管場所の鍵をあけ、廃棄箱別に整頓して廃棄する（廃棄した個数の新しい容器を持っていく） ・鍵を施錠し、事務室に返却する	鍵の施錠をもう一度確認しよう！！

この項の詳細は医療廃棄物処理マニュアルを参照

院内感染対策

マットレス洗濯基準・手順

2010／1／22作成：松田

プロセス	担当者	手順	リスクの予見・回避
院内すべてのベッドマットレスは1回/年クリーニングを行う	エイド	①退院時 ②尿・便汚染時 ③主観的に汚れ、悪臭がある時	・長期間使用した物や汚染したマットをそのままにしておくと感染源になります！ 汚染時は直ちにクリーニングに出す
ベッドマットクリーニング依頼	エイド 業者	①マットレスをベッドからはずす ②クリーニング伝票の記入 　1)部署名　2)病院名 　3)ナンバー　4)日付 　5)サイン（確認した2人） ③伝票は3枚複写のうち、下2枚をクリアケースに入れ、マットと一緒に提出する ＊伝票は私物納品伝票を使用 ④ベッドマットクリーニング管理表の記入 　1)マット番号を確認し、管理表のマット番号欄に記入する 　2)2度目のクリーニングの際は、番号の書いていない紙に記入する ⑤東洋リネンサプライに依頼する 　（月水金　回収納品）	・マットレスは各部署管理です ・ナンバーをしっかり確認しましょう！ 　一般病棟1、2、3… 　療養病棟1、2、3… 　伝票がすべて記載されていないとトラブルのもとになります！ ・個人クリーニングの伝票とは別にマットレス専用の伝票用紙を使用します。
マットレス返却	エイド 総務担当	①戻ってきたマットレスと伝票を確認する ②伝票記入 　1)返却日　2)サイン（2人） 　3)戻ってきた伝票は医事課ボックスに入れる ③マットレス管理表記入 　1)返却日　2)返却状況 ＊クリーニングトラブルがあった場合は現品と伝票を合わせて総務課へ報告する。	・退院時は前回クリーニングから1年経過していない場合は日光消毒とします。 ・1年以上クリーニングに出されていないマットは順番に出します。

この項の詳細はマットレス洗濯基準を参照

院内感染対策

病室内清掃手順 ①

2010/1/22 作成:渡辺

プロセス	担当者	手　順	リスクの予見・回避
ベッド周りの環境整備（毎日行う）	Ns エイド 患者	患者さまが安全、安楽に入院生活を送ってもらうために身の回りの整理整頓や感染防止に努める。また患者さま自身にも必要以上の物を持ち込まないように話し協力していただく。 患者さまの同意を得てから行う。 必要物品 　ワイプオール・アルコールに浸す容器 　テキパキグローブ・マスク・アルコール 　ベッド用払いほうき ・ワイプオールをアルコールにひたす。 ・ベッド上をほうきで払い床頭台、ベッド周りを清掃する。 ・患者さまの布団を整理する。 ・清掃マニュアルに基づき必要物品を準備する。	清掃しないと院内感染の元になる 患者さまの安らぎを邪魔しないようにする ・感染症の患者さまの床頭台などは最後に清掃する。 ・血液汚染があるベット周り床等の清掃は0.5～1%次亜塩素ナトリウムで拭き取る。
病室清掃（床）（毎日行う）	エイド	必要物品 　紙モップ・布モップ・水きり機 　テキパキグローブ・マスク 　ほうき・ちりとり・ ・紙モップで床を掃きゴミを集める。 ・布モップで水拭きをする。 ・清掃後のモップは洗濯機で洗う。 　①各部署は、専用のネットに入れた。 　　モップを一階洗濯機（職員出入り口） 　　に入れチェックする。 　②担当部署は洗濯機を 　　準備しスィッチを入れる。 　　終了後各部署に配る。 ・洗濯用クリップにて天日干し 　　乾燥後取り込む。 　　（冬場はボイラー室にて乾燥） 詳細は清掃マニュアル参照。	・水拭きモップ時濡れたままで患者さまが転倒しないようにする。 ・布モップはきちんと乾燥させる。 （臭いや菌の増殖を防ぐ） ・院内感染しないように清掃前と清掃後には必ず手洗いする。

この項の詳細は標準予防策と感染経路別予防策を参照

院内感染対策

病室内清掃手順 ②

2010/1/22 作成:渡辺

プロセス	担当者	手　順	リスクの予見・回避
患者さま退院後の環境設備	エイド	必要物品 　ワイプオール・アルコールに浸す容器 　テキパキグローブ・マスク・アルコール 　ベッド用払いほうき ・ 必要に応じてベッドマットを天日干し または 　クリーニングに出す。 　　　（ベッドマットクリーニング手順参照） ・ 患者さまの使用していた ベッド・ベッド柵 　床頭台・衣装ケースをアルコール清掃する。 ・ 次の患者さまに備えてベッドメイクする。	・患者さまの忘れ物がないように(床頭台の中　衣装ケースの中　棚の中)チェックする。 ・清掃忘れのないようにエイドノートにチェックする。

この項の詳細は標準予防策と感染経路別予防策を参照

院内感染対策

浴室・浴槽の清掃・消毒手順

2010/1/22 作成：小渕

プロセス	担当者	手　順	リスクの予見・回避
浴槽・特浴ストレッチャー・シャワーチェアー清掃　↓　特浴ストレッチャーの掃除　↓　消毒基準	Nsエイド	・防水エプロン・長靴・マスク・手袋を着用し浴室の窓を開ける。 ・スイッチが切れているか確認。 ・栓を抜き、お湯を払う。 ・バブルレバーを開く。 ・フィルターを取り出し髪毛・汚れ等を洗い流し乾燥させる。 ・スポンジに浴槽洗剤を付け浴槽内・外（上昇させ）を洗う。特浴ストレッチャーは背部・足受台を上げて裏側・枕・安全ベルトを洗う。マット・踏み台・ゴムマットを取り外し、シャワーチェアーも洗う。 　＊汚れの強い時のみ浴槽洗浄剤SA-1使用 ・洗剤・汚れを洗い流す。 ・浴槽ハンドシャワーのスイッチを止め、残りのお湯を出す。 ・ストレッチャーのスイッチを切り専用充電器にセットし充電器のスイッチを入れる。 ・床に落ちている髪毛・汚れ等を流す ・浴槽の床に浴槽洗剤を散布しデッキブラシで磨く。 ・排水溝の蓋を開け、髪毛、汚れを取り除き洗い蓋を閉める ・浴室内の浴槽洗剤を洗い流す ・水切りワイパーで水を掃き乾燥させる。 ・浴槽・ストレッチャー・シャワーチェアー浴槽の掃除後、ピューラックスSを散布する。 ・カビに対しては、適宜にカビキラーを使用し取り除く。 ・エプロンは、水曜日に洗濯する。 ユニット・一般浴室も同様な手順で行う。	＊浴槽内・排水溝の髪毛等を取り除く。 ＊フィルターは6、12月に交換する。 ストレッチャーの裏側の髪毛・汚れを確認。 浴槽の汚れの部分に源液をスプレーまたは、スポンジで塗布し、10～15分放置後スポンジで軽く洗い流す。 充電されてないと次回、使用ができない。 ＊洗剤の流し忘れがあると滑ります。 ＊500mlの水に対しピューラックスS0.1% 酸性タイプの製品と一緒に使うと（まぜる）と有害な塩素ガスが出て危険！！また、においが病室にいかないように処置をする。

お風呂はきれいに洗って消毒も忘れないで！！

この項の詳細は浴槽清掃マニュアルを参照

院内感染対策

職員のHBs予防接種手順（定期健康診断時）

2010/2/1　作成：都賀

プロセス	担当者	手順	リスクの予見・回避
定期健康診断	各職員 各部署	・定期健康診断の受診。	
HBs結果	検査課	・三菱化学メディエンスより結果が届く。 ・値が8未満の場合、接種推奨。 ・値が16の場合、希望者は有料接種。	
結果報告	総務課	・健康診断個人表にて結果報告。	
接種希望の確認	総務課	・基準値以下の職員・数値16の職員の集計、接種希望表を作成し各部署へ配付。希望の確認。	
薬局へ連絡	総務課 薬剤課	・接種希望者の集計・リスト作成 薬剤課へ人数の連絡、ワクチンの在庫確認または発注依頼。	
問診表の配付	総務課	・ワクチン確保後に問診票と「接種の流れ」配付、接種開始の連絡 接種対象者リストを薬剤課・医事課に配付。	・希望後に接種取り消しの連絡を受けたら薬剤課・医事課へ連絡。
接種開始	希望職員 外来 病棟	・問診表に記入し窓口にて受付 外来または病棟にて接種。 ・第1回接種日より1ヵ月後に第2回の接種。	・日程管理は各職員にて行う。 ・1回接種のみの職員は終了。
採血	希望職員 （2回接種者）	・2回接種の1ヵ月後に採血。	・日程管理は各職員にて行う。
検査結果の報告	総務課	・検査結果がでたら1部コピーし保管、原本は左半分はカルテに鋏み右半分は本人に渡す。	
3回目接種希望の確認	総務課 希望職員 外来 病棟	・2回で抗体がつかなかった場合3回目を希望するか確認（有料）希望であれば問診表を配布し上記の順で接種してもらう。採血はなし。	
追跡調査	総務課	・接種の滞っている職員には催促。	・医事課に接種者リストを出してもらう。

新規作成

感染対策の基本
手洗い・手指消毒

まずは「手洗い」

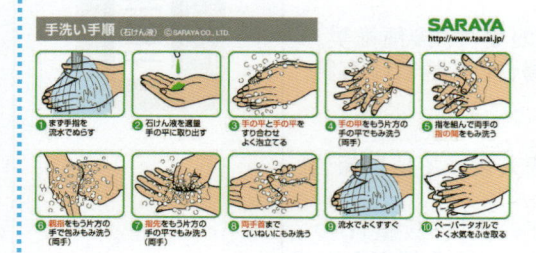

手洗い手順（石けん液） SARAYA http://www.tearai.jp/
1. まず手指を流水でぬらす
2. 石けん液を適量手の平に取り出す
3. 手の平と手の平をすり合わせよく泡立てる
4. 手の平をもう片方の手の甲でもみ洗う
5. 指を組んで両手の指の間をもみ洗う
6. 親指をもう片方の手で包みもみ洗う（両手）
7. 指先をもう片方の手の平でもみ洗う（両手）
8. 両手首までていねいにもみ洗う
9. 流水でよくすすぐ
10. ペーパータオルでよく水気をふき取る

♪きらきら星で手を洗おう♪（30秒）

　　手のひら 洗おう
　　手のこう 洗おう
　　　指の間と
　　　親指 洗おう
　　　手首も 洗い
　よく 流しましょう

続いて「手指消毒」

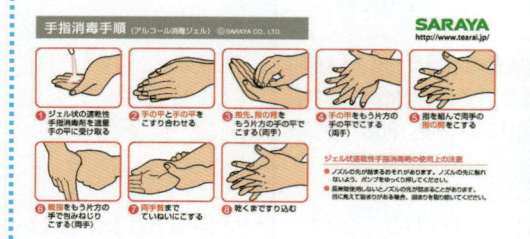

手指消毒手順（アルコール消毒ジェル） SARAYA http://www.tearai.jp/
1. ジェル状速乾性手指消毒剤を適量手の平に受け取る
2. 手の平と手の平をこすり合わせる
3. 指先、爪の間をもう片方の手の平でこする（両手）
4. 手の平をもう片方の手の甲でこする（両手）
5. 指を組んで両手の指の間をこする
6. 親指をもう片方の手で包みねじりこする（両手）
7. 両手首までていねいにこする
8. 乾くまですり込む

※ジェル状速乾性手指消毒剤の使用上の注意
ノズルの先に雑菌をおそれがあります。ポンプをゆっくり押してください。
長期間使用しないとノズルが詰まることがあります。目に見えて汚れがある場合、頭部ごと取り替えてください。

手にはたくさん菌が付いています
見た目に汚れのない時は消毒剤でOK

クリームは消毒効果を下げてしまいます
病院に置いてあるものを使ってください
手荒れする人は感染対策委員に相談を

> 患者さんも手洗いしましょう
> 特に便から菌が出ている時は要注意
> （クロストリディウムディフィシル等）
> MRSA対策も基本は手洗い・手指消毒

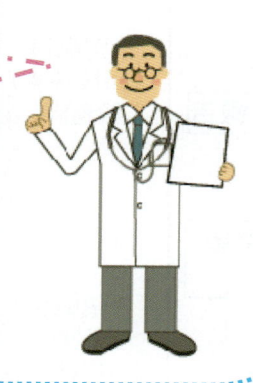

院内感染対策

結核職業感染防止手順（患者・職員）

2010/1/25 作成:塚越

プロセス	担当者	手順	リスクの予見・回避
結核患者発病 ↓	外来	・マスクを着用し一般外来患者さまとは別室で待機。 ・西群馬病院紹介。	・患者さまはサージカルマスク 職員は**N95マスク** 間違うと大変！！
	病棟	・個室転室、空気予防対策、標準予防策に準じて行う。 ・主治医と総務課へ連絡。	・換気は**1時間に6回以上**行う あわてないで！
	Dr	・医事課へ連絡→診断後2日以内に保健所に発生届けを提出。 ・西群馬病院へ連絡	・直ちに転院できるとは限らない。
院内で対応をする場合 ↓	病棟職員	・標準予防策に準じて行う。可能な限り専用とする。	・リネンは**ビニールに入れパッキン**してから業者へ。
		<清掃法> 標準予防策と空気感染予防を行う。	・標準予防策と空気感染予防策を知らないと大変なことになるよ。
		<消毒法> 次亜塩素酸ナトリウム 洗濯物は1％次亜塩素酸ナトリウムに30分間浸す。	・次亜塩素酸ナトリウムは当院では**ミルクポン**。
接触者	対象者全員	・接触者リストに必ず2日以内に記入（接触者リストは総務課から届く）。	接触時マスクを装着していたか否かが大切です。
N95	総務課	・保健所から届いた対象者名簿に従い検査を行う。 ・QFT陽性の場合半年ごとに検査を行う。 ・N95マスクは、外来は夜間セット、中材はマスクの棚にある。	**QFTの結果が大切** 自分のことは自分で守ろう。 退職しても検査はしなければなりません。

この項目の詳細は感染対策マニアル（結核）を参照

院内感染対策

結核職業感染防止手順（行政報告） ①

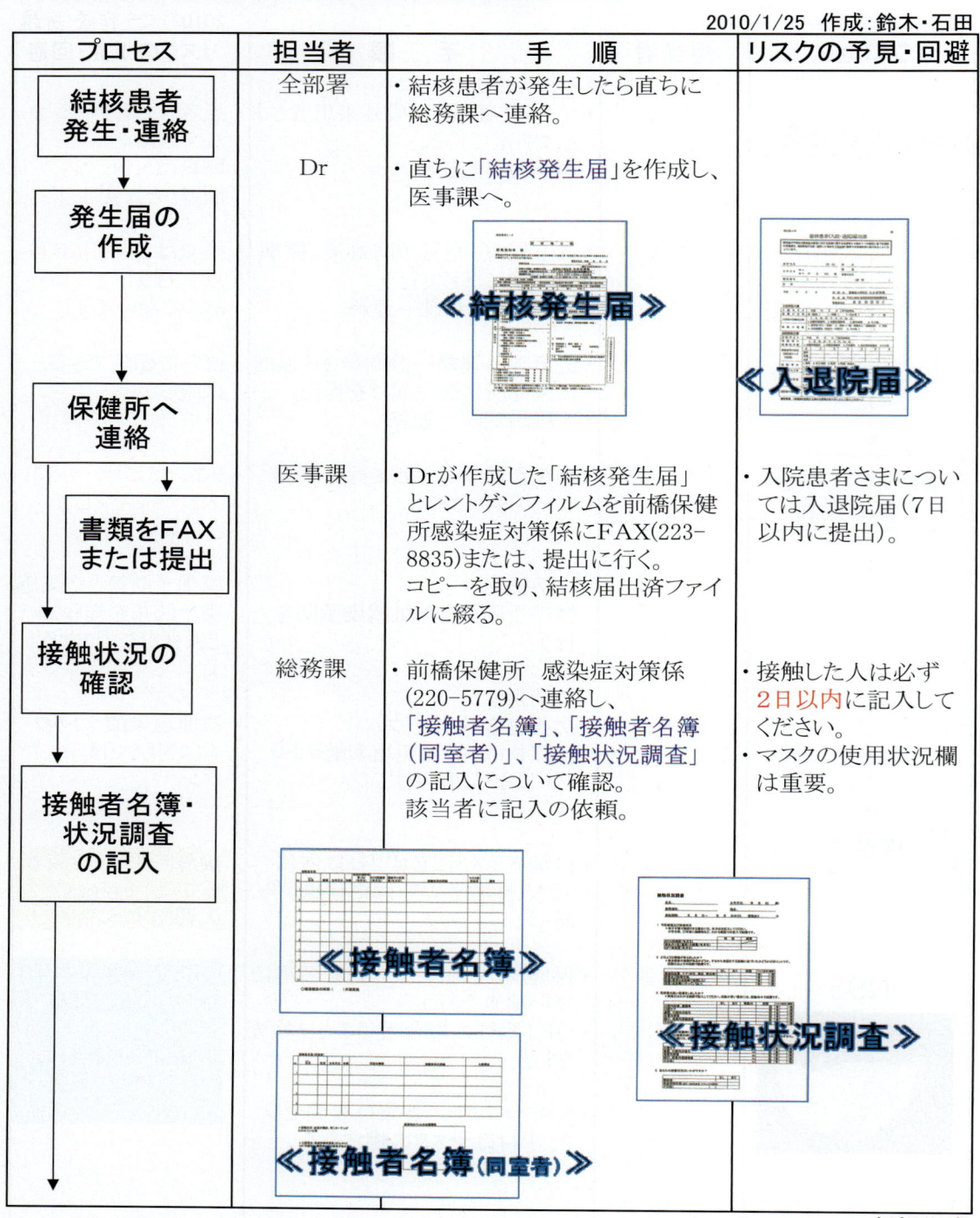

2010/1/25　作成：鈴木・石田

プロセス	担当者	手順	リスクの予見・回避
結核患者発生・連絡	全部署	・結核患者が発生したら直ちに総務課へ連絡。	
発生届の作成	Dr	・直ちに「結核発生届」を作成し、医事課へ。《結核発生届》	《入退院届》
保健所へ連絡／書類をFAXまたは提出	医事課	・Drが作成した「結核発生届」とレントゲンフィルムを前橋保健所感染症対策係にFAX(223-8835)または、提出に行く。コピーを取り、結核届出済ファイルに綴る。	・入院患者さまについては入退院届（7日以内に提出）。
接触状況の確認／接触者名簿・状況調査の記入	総務課	・前橋保健所 感染症対策係（220-5779）へ連絡し、「接触者名簿」、「接触者名簿（同室者）」、「接触状況調査」の記入について確認。該当者に記入の依頼。《接触者名簿》《接触者名簿(同室者)》	・接触した人は必ず2日以内に記入してください。・マスクの使用状況欄は重要。《接触状況調査》

新規作成

院内感染対策

結核職業感染防止手順（行政報告） ②

2010/1/25 作成：鈴木・石田

プロセス	担当者	手　順	リスクの予見・回避
保健所へ提出　↓	総務課	・接触者全員の記入が終わったら前橋保健所感染症対策係へ提出に行く。 ≪前橋市保健所≫　衛生検査課　感染症対策係 〒371－0014 前橋市朝日町3－36－17 TEL：027－220－5779 FAX：027－223－8835	
保健所の指示で健康診断実施	総務課	・保健所で健康診断の要否を検討し、約1ヵ月経過後、保健所より健康診断（QFT）の対象者名簿が届く。 ・保健所とQFTの日時を決める。	
	総務課	・QFTの結果、擬陽性または陽性の人は6ヵ月ごとにレントゲン検査等2年間行う。	・退職しても2年間は要検査。

新規作成

院内感染対策

ユニホームの安全な取り扱い

2010/1/26　作成：都賀

プロセス	担当者	手　順	リスクの予見・回避
入職時、制服の支給	総務課	・入職時に各職種の制服を貸与 ・サイズの確認 ・病院名・名前の記入 　袖丈・ズボン丈は各自で調整	病院名・名前の記入 ・クリーニング未返却時、納品後に引き取りがない際に必要。
クリーニングの提出業者：東洋リネン	各自	月・水・金　業者が引き取り クリーニング台帳に提出物の記入 ポケット内の確認 提出物（制服類）は緑の袋に、破損エプロンは衣装ケースに。	ポケット内の確認 ・忘れず取り出しを！
クリーニングの納品・引取	各自	月・水・金　業者が納品 月→水→金→月で納品されます。 ハンガーはハンガーラックへ。	1週間以内に各自の制服の引き取りを ・消毒室・空調機械室は保管場所ではありません。
制服の未返	総務課	・2週間過ぎても納品されない場合は速やかに連絡を。 （提出日・サイズ・制服の種類要） 未返却の連絡を業者に入れます。 提出日より1ヵ月過ぎても返却されない場合は業者より弁償。	未返却の際は連絡 ・遅くても1ヵ月以内に連絡して下さい。 クリーニング台帳の記入 ・未返却品の業者連絡の際、提出日が必要。
制服の破損	総務課	・業者修理の場合は1ヵ月前後かかります。総務課にミシンが有るので必要な方は連絡をください。	破損連絡は早めに ・クリーニング時の破損の場合は早急に持参してください。
制服の交換	総務課	・サイズ・消耗・種類等による交換 交換後、旧品は返却してください。	
退職時・休職時に制服の返却	総務課	・貸与された職種・枚数の制服の返却。	制服は貸与品 ・返却時に貸与数の返却がない場合は弁償職員間で貸与制服の授受はしない。
放置制服の整理	総務課	・空調機械室に放置された氏名不明の制服は年度末に処分します。	病院名・名前の記入 1週間以内に各自の制服の引き取りを

新規作成

医療安全

⑩ 危機管理意識

　危機管理意識を向上させるということは、「安全文化の醸成」のための業務を遂行するということです。もっと具体的にいうと「安全対策の組織づくり」、「基準・マニュアルづくり」、「啓蒙活動」などいくつかありますが、中でも最も基本となるものは「医療安全に関する医療従事者教育」があげられると思います。

　一つには、インシデント報告制度の確立と収集やその分析検討の実際、そして必要な対策が講じられその実践を評価し修正していく過程の徹底です。

　二つには、医療記録の充実、適切な医療や看護の実践行為が日頃からきちんと誰にでも理解できるように記載され整備すること、そういうことも重要な危機管理なのです。

　医療機器の整備・安全点検や電気系統点検、医療ガス管理、緊急連絡網といったことだけが危機管理ではないという意識づけを促しています。

危機管理意識

患者誤認防止

2010/1/28 作成：大木

プロセス	担当者	手　順	リスクの予見・回避
入院時	Dr・Ns	・患者さまの認知レベルの確認 ・HDS－Rを実施している場合は参考とする。 ・患者自身が自分の名前を言えるかどうか、理解できるかどうかを確認する。 ・言語障害の有無の確認 ・発語が可能かどうか。	
同意	Dr・Ns	・リストバンド着用の同意を患者さま、または家族から得る。	同意書へのサインを忘れずに！！
リストバンド作成	Ns	・患者さま、家族と一緒にリストバンドに記入する名前を確認する。 同姓同名の患者がいる場合は赤字でリストバンドに記入する。	リストバンドに記入する名前は必ず漢字でフルネームで記入！
リストバンド装着	Ns	・リストバンドは手首に指1本が入るくらいの余裕をもたせ装着する。 ＊疾患や治療上支障がある場合はこの限りではない。	リストバンドの記載事項が不明瞭になった時は、その時点で再作成する。
患者さま確認	Dr・Ns エイド	・患者さまの確認は必ずリストバンドで行う。 ・リストバンドの使用時は、患者さまや家族に声をかけて実施する。 ・患者さまはフルネームで確認。	リストバンドの提示をお願いしよう！
退院時	Ns	・リストバンドは外す。 ・個人情報保護のため、外したリストバンドは名前が判読できないようにカットする。	

新規作成

電話口頭指示受け手順

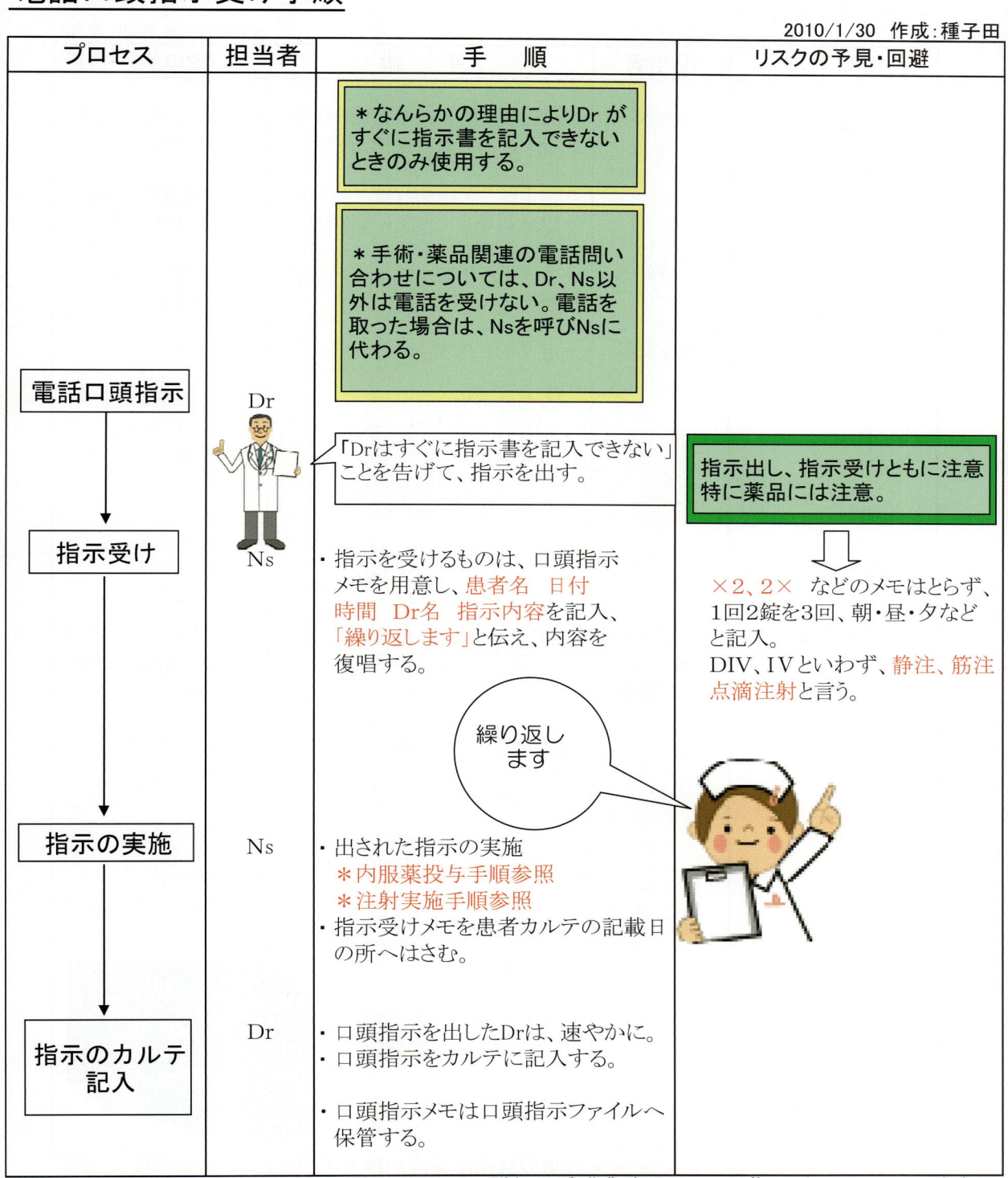

危機管理意識

2010/1/30　作成：種子田

プロセス	担当者	手　順	リスクの予見・回避
電話口頭指示	Dr	＊なんらかの理由によりDrがすぐに指示書を記入できないときのみ使用する。 ＊手術・薬品関連の電話問い合わせについては、Dr、Ns以外は電話を受けない。電話を取った場合は、Nsを呼びNsに代わる。 「Drはすぐに指示書を記入できない」ことを告げて、指示を出す。	
指示受け	Ns	・指示を受けるものは、口頭指示メモを用意し、患者名　日付　時間　Dr名　指示内容を記入、「繰り返します」と伝え、内容を復唱する。 繰り返します	指示出し、指示受けともに注意特に薬品には注意。 ×2、2×　などのメモはとらず、1回2錠を3回、朝・昼・夕などと記入。 DIV、IVといわず、静注、筋注点滴注射と言う。
指示の実施	Ns	・出された指示の実施 ＊内服薬投与手順参照 ＊注射実施手順参照 ・指示受けメモを患者カルテの記載日の所へはさむ。	
指示のカルテ記入	Dr	・口頭指示を出したDrは、速やかに。 ・口頭指示をカルテに記入する。 ・口頭指示メモは口頭指示ファイルへ保管する。	

この項の詳細は看護業務手順　口頭指示受けマニュアルを参照

危機管理意識

記録監査手順 ①

2009/12/20 作成：永井

プロセス	担当者	手　順	リスクの予見・回避
形式監査	担当Ns	・決められた形式で記録されているか日々の業務でチェックする。 ・完全性、記録漏れはないか？ ・記録基準を守っているか？	・わかばの記録基準を守ってますか？ ・**記録基準を守るのは当たり前です！**
	プライマリーNs	・受け持ち患者さまの日々の記録をチェックする。	・他のスタッフは書いてくれてるかな？
	記録委員	・定期的に監査日を決める。	
		・監査の実施 　記録監査表に基づき行う。 ・監査のまとめ 　部署ごとの傾向をさぐる。 ・まとめは各部署フィードバックする。	"監査されるのも大人" 評価的態度の 影響を考えよう！
質的監査 基礎情報 ↓ 問題リスト ↓ 看護計画 ↓ 経過記録	担当Ns プライマリーNs 記録委員	・患者さまの属性、個別的な情報は記載できているか？ ・優先順位でナンバリングできているか！ ・患者さまのニーズに合っているか？ ・問題をあげているか？ ・患者さまのニーズに合っているか？ ・各勤務帯のケアに継続して活用・修正してあるか？	・アナムネって重要！ **正確に見やすい字** でお願いします プライマリーNsは <u>患者さまと家族と</u> <u>話し合って、問題を</u> <u>あげているかな？</u> ・トンチンカンに なっていませんか？ 「D-P」診療計画 「T-P」治療計画 「E-P」教育計画

この項の詳細は看護記録基準（看護記録監査の項）を参照

記録監査手順 ②

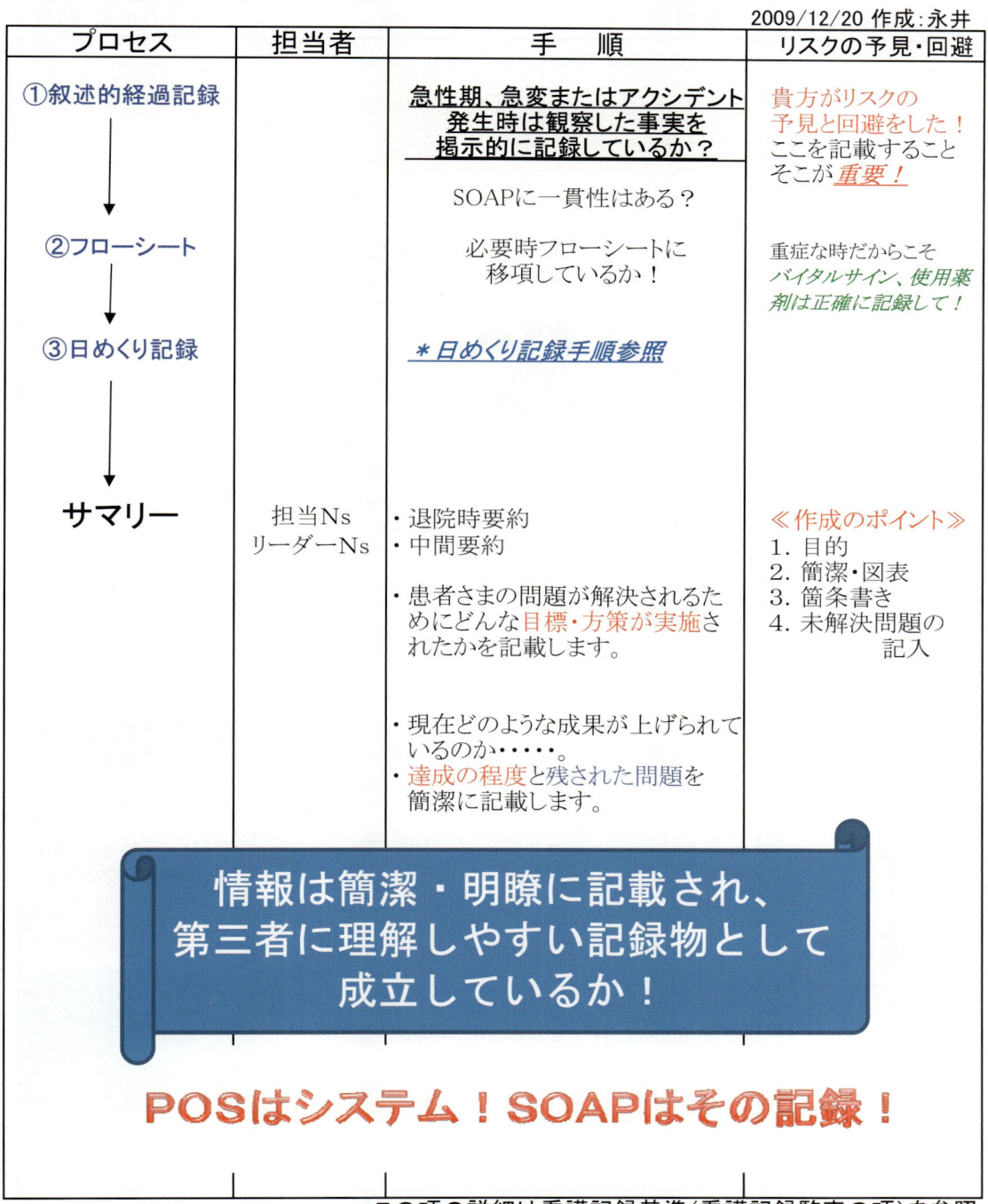

危機管理意識

2009/12/20 作成：永井

プロセス	担当者	手　順	リスクの予見・回避
①叙述的経過記録　↓　②フローシート　↓　③日めくり記録　↓		**急性期、急変またはアクシデント発生時は観察した事実を掲示的に記録しているか？** SOAPに一貫性はある？ 必要時フローシートに移項しているか！ *日めくり記録手順参照	貴方がリスクの予見と回避をした！ここを記載することそこが<u>重要！</u> 重症な時だからこそバイタルサイン、使用薬剤は正確に記録して！
サマリー	担当Ns リーダーNs	・退院時要約 ・中間要約 ・患者さまの問題が解決されるためにどんな目標・方策が実施されたかを記載します。 ・現在どのような成果が上げられているのか‥‥‥。 ・達成の程度と残された問題を簡潔に記載します。	≪作成のポイント≫ 1. 目的 2. 簡潔・図表 3. 箇条書き 4. 未解決問題の　　　記入

> **情報は簡潔・明瞭に記載され、第三者に理解しやすい記録物として成立しているか！**

POSはシステム！SOAPはその記録！

この項の詳細は看護記録基準（看護記録監査の項）を参照

危機管理意識

インシデント・アクシデントレポート記載手順 ①

2010/2/3　作成：田村

プロセス	担当者	手　順	リスクの予見・回避
レポート記載		**レポートはすべて赤ペンで記載！！** **基本的には事故発生日に記載する！**	
患者基本情報記載とチェック項目の記入	当事者	・氏名、年齢、ID、主病名、性別、麻痺程度、意識障害、認知症を記載する。	・必ず漏れのないよう記載する。
報告者基本情報記載とチェック項目の記入	当事者	・氏名、職務歴、所属、部署移動、発生日時、報告日、発生場所を記載する。	・必ず漏れのないよう記載する。 ・職務歴は現在まで働いてきた年数です
タイトル記載	当事者	・事例内容が把握できるようなタイトルを記載。	
問題発生の経過と内容の記載	当事者	・どのような患者（年齢・病態など）さまに、どのような状況（業務の流れや状況）に、どこで、何が起きたのかを詳細に記載。	経時的にできるだけ詳細に記載する。 内容が伝わるか再度読み返してみてください。
所属長へ提出	当事者	・所属長は内容をチェックする。	内容が不十分な場合は再提出を促してください。
各部署リスクマネージャーへ提出	各部署リスクマネージャー	・アクシデントレベル、裏面を記載する。 ・すべての内容を記載後、パソコン入力を行う。 ・鍵のかかる場所で保管する。	

この項の詳細は安全管理の指針を参照

危機管理意識

インシデント・アクシデントレポート記載手順 ②

2010/2/3 作成：田村

プロセス	担当者	手　順	リスクの予見・回避

＜医療事故の分類＞

【インシデント】
　間違いがあっても事故に至る前に気づいたりしたことで「ヒヤリ」としたり「ハッ」としたこと。

【アクシデント】
　医療事故とも呼ばれ医療にかかわる場所で、医療の全過程において発生する人身事故に使用している言葉です。アクシデントには患者さまばかりでなく医療従事者が被害者である場合も含み、また、廊下で転倒した場合のように医療行為とは直接関係しないものも含んでいます。

アクシデントは下記に示すように5段階に分けています。

レベル1　　　事故が生じたが患者への実害なし。ただし心情面で配慮が必要。
レベル2　　　事故が生じたが治療の必要なし。観察強化必要または検査が必要。
レベル3　　　事故により障害が発生、治療が必要。治療や医療行為を施したとき
レベル4　　　事故により、生活に影響する高度の後遺症が残る可能性が生じた場合
レベル5　　　事故が死因となった場合

【レベル3】以上は
別紙の医療事故報告書を大至急所属長へ提出してください！

この項の詳細は安全管理の指針を参照

危機管理意識

インシデント・アクシデント報告書の取り扱い手順 ①

2009/8/31 作成：田村

プロセス	担当者	手　順	リスクの予見・回避
インシデント・アクシデント発生	当事者 Ns・Dr	・処置・対応	
インシデント・アクシデントレポート記載	当事者 各部署リスクマネージャー	・発生後、速やかに『インシデント・アクシデントレポート』を記載し、所属長へ提出する。 ・※レベル3以上では『医療事故報告書』を記載する。	・レポートはすべて<u>赤ペン</u>にて記載する。 ・<u>アクシデントレベル</u>と<u>裏面</u>は各部署リスクマネージャーが記載する。
		インシデント　間違いがあっても事故に至る前に気づいたりしたことで「ヒヤリ」、「ハット」したことも含みます。 レベル1　事故が生じたが患者さまへの実害なし。ただし心情面で配慮が必要。 レベル2　事故が生じたが治療の必要なし。観察強化必要または検査が必要。 レベル3　事故により障害が発生、治療が必要。治療や医療行為を施したとき レベル4　事故により、生活に影響する高度の後遺症が残る可能性が生じた場合 レベル5　事故が死因となった場合	
アクセス集計に入力	各部署リスクマネージャー	・各部署リスクマネージャーがレポートの内容をパソコンに入力する。	・パスワードは他のスタッフには教えない。
各部署リスクマネージャーが集計	各部署リスクマネージャー	・各部署リスクマネージャーが1ヵ月の事例を集計し、『レポート表紙』に概要を記載する。	

この項の詳細は安全管理の指針を参照

危機管理意識

インシデント・アクシデント報告書の取り扱い手順 ②

2009/8/31　作成：田村

プロセス	担当者	手　順	リスクの予見・回避
リスクマネジメント委員会へ提出	各部署リスクマネージャー	・インシデントレポートとレポート表紙を委員長へ提出する。	・翌月の5日までに提出する。
事例の要因分析	リスクマネジメント委員	・報告事例の中で件数の多い事例、重要と思われる事例についてリスクマネジメント委員で分析を実施する。 ・<u>RCA分析</u>を用いて行う。	・状況把握のため、当該部署のリスクマネージャーは事前の情報収集を行う。
分析結果を各部署へフィードバック	各部署リスクマネージャー		（皆さまも、各自で分析できるように勉強してください！）
各部署にて対策の検討・実行	各部署スタッフ	・分析であげられた問題点と各部署で話し合った内容を基に改善策を立てて実施し、経過を追っていく。 ・必要に応じて、リスクマネジメント委員会Dグループも経過を追う。	
改善報告書の提出	各部署リスクマネージャー	・『インシデント改善報告書』をリスクマネジメント委員会に提出する。	
書類の提出	委員長	・レポート、議事録、改善報告書などの書類をまとめて看護部長へ提出する。	
書類の提出	看護部長	・看護部長から事務長へ。	
書類の提出	事務長	・事務長から院長へ。	
書類の提出	院長	・院長から委員長へ書類が返還される。	
関係書類の保管	委員長	・各月ごとに書類を保管庫に保管する。 （現在は放射線室に保管。）	・<u>鍵を必ずかけておくようにする。</u>

この項の詳細は安全管理の指針を参照

危機管理意識

医療事故の記録

2009/11/8　作成者：小宮

プロセス	担当者	手　順	リスクの予見・回避
重大医療事故発生　↓　記録方式の変更	Dr・Ns　医事　診療録管理士	【大原則】 ・重大事故が発生した場合には記録方式を経時的記録に変える。 ・時間に焦点を当て、その時間に見た所見や症状、処置、ケア等の記録を時間の流れに沿って詳しく記載していく。	・入院時まで遡って記録物の提出がある。 ・医療訴訟で証拠となることを認識する。 ・普段から情報開示を踏まえた記録をする
↓　初期対応時の記録	リーダーNs　Ns　記録担当者	・初期対応時の記録の担当は、その現場のリーダーが選定し指示する。 ＜記録の原則＞ ・初期対応時は、診療録・看護記録に次記録する。	・即、記録することが難しい場合は、担当者は一貫した事実を書きとめておく。
↓　時間の確認	病棟師長　Ns　臨床工学士	・日頃より基準となる時計を定める ・定期的に時間を合わせておく。 ・モニター時刻も保守点検時に合わせておく。	・時計が設置できないときは、基準となる時計を決める。
↓　記録の内容	Dr・Ns	◆治療・処置・ケアについて ・指示者の名前 ・実施者の名前 ・患者さまの反応　← いつ・どこで誰が・何をどのように実施したか ・患者さまの状態 ・家族への説明 客観的・経時的に記載する。	・処置を行う者は実施内容を関る全員のメンバーに聞こえるよう復唱する。
↓　初期対応後の記録	Dr・Ns　関った職員	初期対応時に関ったDrやNs等が全員で相互に事実の確認を行う。	「改ざん」と見なされる記録の例　⇩ ◆修正液で消すこと。 ◆意図的に線や点を加えること。
↓　記載者の署名	記録担当者　病院長　看護部長　事務長　診療録管理士	・署名は本人が特定できる書き方を行う。略字は書かない。 ・修正は修正前の記録が分かるように修正する⇒2線訂正。	

この項の詳細は診療録記載基準：＜新規作成＞を参照

患者満足

① 入院・退院サポート

　当院には、一般病棟（2階）と療養病棟（3階）を合せて108床の病床数があります。決して大きな規模の病院ではありませんが、入院患者さまの年齢層が比較的高い傾向からか、入院時に説明をきちんと行っているにも関わらず、ちょっとした行き違いが起こることがあります。そのため、入院前のＭＳＷによる相談や受付窓口での入院案内説明、さらに病棟での看護師によるオリエンテーションの実施と工夫を重ねてきた経緯がありますが、いつでも、どこでも、すべてのスタッフが患者さまの解決してほしい不安や疑問にお応えできるチームワークが患者さま満足には不可欠であると考えます。そのために各職種は横断的な知識と情報を備え、個々の患者さまに合った適切な対応が実践できない限り「質の高いサービス」は医療者側の自己満足でしかないことを全スタッフの共通認識にしていきたいと思います。

入院・退院サポート

紹介患者受け入れ手順

2009/12/20 作成：平井

プロセス	担当者	手　順	リスクの予見・回避
パターン① Drからの入院問い合わせ	事務 Dr	・電話をつなぐ。 ・入院の判断。 　【空床状況の確認】	**紹介患者受入方針** 内科・整形外科を基盤とした腎臓・リウマチ・脳血管疾患・呼吸器などの専門的医療を必要とする方、急性期の治療を終えられ回復期のリハビリを必要とされる方を中心として受け入れる。
パターン② SW・連携室からの入院の問い合わせ	MSW	・情報提供書を基にDrに受け入れの可否について判断。	
パターン③ 患者さまからの入院問い合わせ	受付 MSW・Dr	・受診の場合は手続き。 ・MSWへ連絡。 ・家族来院の場合は入院相談。 ・Drの診察により、または情報で入院について判断してもらう。	・情報提供書 ・ADL状況票 ・認知症の状況連絡票を用意してもらう ・当院で対応する病状かどうか判断
入院決定（入院指示）	Dr・MSW	・入院の指示。 ・患者家族との事前面談。患者さまの社会的背景・希望や今後の方向性など確認。 　【入院案内・保険証等のコピー】	
	MSW・病棟	・患者情報に基づき部屋を決める。	
	MSW	・相手病院と入院日の調整をする。	
	MSW	・情報提供書等のコピーを病棟・外来へ。 情報提供書等の原本を医事課へ。	情報提供から入院まで時間がかかったときはADL状況の再確認！
入院	受付	・入院カルテの作成。	

この項の詳細は紹介患者受け入れマニュアルを参照

入院・退院サポート

PSG入院予約手順

2010/1/28 作成：米花

プロセス	担当者	手順	リスクの予見・回避
入院決定	Dr	・入院指示書を記入	
	Ns	・PSG入院決定したら患者さまに希望日を聞く。 （群大の技師さんの都合日と合わせる。）	
入院日を決める	Ns	・検査課とMSWに連絡。 （MSWにベッド状況を確認し希望日に空きがなければ後日MSWより患者さまに電話し日程を決める）	群大の技師、ベッドの空き、当院検査課3条件揃わなければ決定できないので確認を忘れずに！
入院日を検査課MSWに連絡	Ns	・クリニカルパスを用いて検査内容、費用、入院に必要な物の説明。 ・検査費用と料金 ・食事を病院から出すか？持ち込みにするか？ ・入院に必要な物　パジャマ、スリッパ、洗面用具	
検査内容入院の説明	Ns	・患者用パスは渡し、職員用クリニカルパスは記載しカルテに挟む。	パスの記入もれ注意
医事課へ連絡	Ns 医事課	・カルテを会計に回す際医事課に入院の決定を知らせる。 ＊医事課より入院保証書、個室料金承諾書、入院オリエンテーションの書類を患者さまに渡す	忘れずにね！
パソコンに検査予約入力	Ns	・パソコンに検査予約日、再診日を入力する。 （PSG検査予約ページ）	

この項の詳細は看護業務手順No.1入院の項を参照

入院・退院サポート

入院までの手順 ①

2009/9/20 作成：石田

プロセス	担当者	手　順	リスクの予見・回避
入院検討	Dr・MSW	・病状や空床状況により入院検討 ・MSW宛に他院から転院の依頼があった時は、Drに受け入れが可能か確認をする。OKの時は相手病院と入院日の調整をする。	・当院で対応する病状かどうか判断。 ベッドがなければ話にならない！
入院決定（入院指示）	Dr	・Drが入院指示を出す。 　⇒『入院指示書』作成。	・主治医の決定。 ・必要検査等指示。
	MSW	・入院指示により、各部署（医事・外来・病棟・薬局・栄養など）に連絡（入院詳細情報）。 ・他院からの予約入院については家族と事前面接を実施。 ・入院の説明をする。‥‥‥【※】 （必要書類や入院費など） ※入院時に必要な書類 　○入院保証書 　○選定療養費(180日超入院)同意書 　○私費同意書 　○療養病棟入院の費用説明同意書 大事！	患者情報を事前に共有することで、スムーズな受け入れができる！ 入院案内 ・患者さまの家族背景や経済状況・退院後の希望などを把握 退院先の検討や支払いについて早めに対応
	医事課	・MSWからの事前情報を基に入院カルテを作成する。 （カルテ表書き・診察券・登録等） ・PC登録後、ダブルチェック！	・当日、再度要確認！ ◇名前の読みは？ ◇生年月日は？ ◇保険情報は？　など
	外来Ns	・入院指示より入院時検査伝票を用意する。	
	病棟Ns	・事前情報より、MSWと部屋割りを検討する。	

この項の詳細は入院業務：入院対応マニュアルを参照

入院・退院サポート

入院までの手順 ②

2009/9/20 作成：石田

プロセス	担当者	手　順	リスクの予見・回避
入院日 （受付）	医事課	・<u>紹介入院の場合は持参書類（紹介状・退院証明書・保険証）をコピーをとる。</u> 紹介状コピー 　⇒ 紹介状綴りに綴り、PCの《紹介患者一覧》に入力する。 退院証明書コピー 　⇒ 入院担当者に渡す。 保険証のコピー 　⇒ 外来・入院カルテの後ろに挟む。 ・<u>外来入院の場合は入院の説明</u>【※】同様（前ページ参照） ・入院患者さまが来院した旨を病棟Nsに連絡する。（PHS 520）	紹介状 退院証明書 保険証が いちばん大事！ 紹介患者データ （紹介率）
	外来Ns 病棟Ns	・《外来Ns》 　予定の検査等を実施 ・《病棟Ns》 　患者の状態（ADL）の確認と家族にアナムネをとり、<u>入院の説明（入院生活・費用等）</u> ここでの説明がいちばん、患者（家族）がよく聞いてくれる！ 検査を待っているうちに話せるので時間も短縮！	・検査の流れに熟知！ ・『あの部屋で　　大丈夫？』と、部屋割りと患者さまの状態の確認をする。
入　院 （病棟へ）	Dr 病棟Ns	・『入院診療計画書』を作成。Drの治療方針（計画）、Nsの看護計画を伝え、入院中の治療について説明し、入院生活が始まる。	

この項の詳細は入院業務：入院対応マニュアルを参照

入院・退院サポート

入院時説明手順 ①

2009/11/30　作成：鈴木

プロセス	担当者	手　順	リスクの予見・回避
入院患者の決定　↓　患者さま来院　↓	MSW　　　　医事課	・事前に入院患者さまの連絡を医事課にする。 ・その際、患者さまに入院説明をできる場合は説明をする。 ・患者さまから入院の書類を預かる ・まだ入院書類を持っていない患者さまに対し、説明を行う。 **1、入院費・個人情報について** ・月末で締め、翌月の10日前後に請求書ができ上がるということ。 ・個人情報の関係で請求書は各部屋にお配りしていないこと。 ・支払いは直接窓口でしてほしいので窓口の開いてる時間を案内する。 ・個人情報の必要性を話し、同意書にチェックをしてもらう。 **2、標準負担額について** ・他院含め180日以上の場合に標準負担額として1日当たり1500円かかるということ。 ・180日を超える頃、Drから再度話があるということを伝える。 **3、生活療養費について** ・一般病棟（2階）での積極的な治療が終了した後、療養病棟（3階）に転棟することがあること。 ・原則65歳以上の人が該当であるが、治療内容や所得状況で負担額が変わるということ。 ・<u>福祉を持っていても、生活療養費はかかること。</u> ・減額認定該当になるか、早めに市役所へ確認してもらうこと。	・支払いの際に保険証を持ってくるように伝える。 確認！が必要 ・他院も含めるので注意！！ ※６５歳以上でも、生活保護や新自賠など本人負担が発生しない場合もあるので要注意！ ・2と3の説明後、説明済のサインをもらう。

この項の詳細は入院業務マニュアルを参照

入院・退院サポート

入院時説明手順 ②

2009/11/30　作成：鈴木

プロセス	担当者	手　順	リスクの予見・回避
続き		4、自費分について ・紙おむつや病衣など衛生上、院内からお出しするものがあるということ。 ・自費となるものについてお支払いしてもらえるように話す。	・同意ならサインと印鑑をお願いする
		5、同意書の書き方 ・世帯主か、そうでないか確認。世帯主なら"同上"でよいと話すが、印鑑だけはそれぞれ押してもらう。 ・連帯保証人はなるべく所得のある方をお願いする。	・4枚の書類をそろえて受付に出してもらえるように話す
	MSW 医事課	6、MSW・売店の案内 ・不安なことはMSWに話しをしてみてくださいと案内する。 ・売店の営業時間と売っている物を案内する。	
		説明完了	
	Ns 医事課	・検査などで患者さまは各部署を回っていることが多いので必要があればNsに連絡し、確認をする。	
病棟へ案内	Ns	・患者さまを病棟へ案内する。	

この項の詳細は入院業務マニュアルを参照

入院・退院サポート

入院時検査案内手順（内科）

2009/11/10　作成：木暮

プロセス	担当者	手　順	リスクの予見・回避
入院カルテ到着	Ns	・Drに患者さまとカルテが到着したことを連絡。	ペグ手帳 ペースメーカー手帳はちゃんとある？
↓	Dr	・内科診察室にて診察後、入院指示を記載。 ＊ストレッチャーの場合は救外にて実施。	
↓	エイド	・診察終了後、患者さまを内科処置室に案内する。 ＊ストレッチャーの場合はそのまま。	杖歩行？車いす？
採　血	Ns	内科処置室にて採血する。 ＊ストレッチャーの場合は救外で採血。	名前確認！
検　査	エイド	・レントゲン、心電図、検尿、その他指示のあった検査に案内する。 　＊CTがある場合はレントゲンに必ず連絡する	転倒、転落に注意！検査を忘れないで！
病棟へ案内	Ns	・病棟Nsへベッドの確認をする。	
	エイド	・ベッドの確認ができたら、患者さまの体重を計測してから病室へ案内。体重は送り状に記入。	
	Ns	・病棟Nsへ申し送り。	

新規作成

入院・退院サポート

入院時検査案内手順（整形外科）

2009/11/10　作成：木暮

プロセス	担当者	手　順	リスクの予見・回避
入院カルテ到着	Ns	・Drに報告し検査に回ってよいか確認する。	
↓	エイド	・Nsの指示にて患者さまを内科処置室に案内する。	杖歩行？ 車いす？ ストレッチャー？
採血	Ns	・内科処置室にて採血し、食事形態の聞き取りをする。	名前確認！
↓ 検査	エイド	・レントゲン、心電図、検尿、その他指示のあった検査に案内する。 　＊CTがある場合はレントゲンに必ず連絡する	転倒、転落に注意！ 検査を忘れないで！
↓ 入院時説明	Dr	・救急外来にてDrより、患者さまと家族に入院時診察と説明をする。 　必要物品 　　レントゲン写真　心電図 　　（その他CT　骨密度結果など）	全部揃ってる？
↓ 病棟へ案内	Ns	・病棟Nsへベッドの確認をする。	
	エイド	・ベッドの確認ができたら、患者さまの体重を計測してから病室へ案内。体重は送り状に記入。	
	Ns	・病棟Nsへ申し送り。	

新規作成

入院・退院サポート

入院オリエンテーション手順 ①

2009/12/22 作成:塚越

プロセス	担当者	手順	リスクの予見・回避
事前の準備	Ns エイド Ns	**看護基準参照** ・診療情報提供書やADL表より患者さまのレベルに応じた除圧マットと床頭台・衣装ケース2個準備。 ・患者さまが受付にきたら確認に行く。 （情報に間違いがないか確認）	・シーツはピシッと！ね床頭台の中・テーブルは、誰が見てもきれい ・安心して入院できる体制で迎え入れよう 個室用／大部屋用
病棟内オリエンテーション	Ns Ns・エイド	**看護基準参照** ・病棟内の位置・病棟内の施設説明。 （テレビカード・売店・電話トイレ・浴室・洗面所・冷蔵庫）その場所へ行き患者さま・家族へ説明する。 ・テレビカードは15時間使用可能。	・個室と大部屋のテレビカードを間違えないで、使うと交換できないよ。 ・冷蔵庫の中身は名前がないとなくなるよ 名前必須！
アナムネ聴取	Ns	**看護基準参照** ・患者さま・家族等より行う。キーパーソンを確実に把握。 ・入院費支払い方法の説明（医事課と同じ説明をすること）請求書は月末に締め、翌月の10日に出ます。支払いは1Fの会計に行くように指導する。	・必ず連絡のつくところ2箇所を聞こう ・とても大事。情報は医事課・MSWと共有することを忘れないで。

この項の詳細は看護業務手順入院オリエンテーションを参照

入院・退院サポート

入院オリエンテーション手順 ②

2009/12/22 作成:塚越

プロセス	担当者	手　順	リスクの予見・回避
指示受け	Ns	看護基準参照 ・指示簿の打ち出しを医事課に打ち出してもらったら薬局へ届け、薬剤を上げてもらう。	・持ち込みの薬も忘れず届けたかな？

> さぁ〜て！ここからはNsとエイドの「きめ細かさ」が勝負だぞ！！

プロセス	担当者	手　順	リスクの予見・回避
転倒転落のアセスメント	Ns Ns・エイド	看護基準参照 ・評価したうえで、NCP立案、危険度に沿ったシグナルを貼り状態をスタッフが把握し適切な援助を行う。	・シグナル忘れないで ハイビスカス　：Ⅲ ヒマワリ　　　：Ⅱ コスモス　　　：Ⅰ
看護記録	Ns	看護基準参照 ・どんな些細なことでも、患者さまに起こっていることはきちんと記録する。エイド・学生・パラメディカルと情報共有。 ・温度板に身長・体重・食事の書類記入。 ・特殊薬・抗生剤・特定由来製剤の色分けを書き込む。	・記録を読み返すことで、知らなくても ・患者像が見えてくるよ ・患者の状態が把握しやすいよ

この項の詳細は看護業務手順入院オリエンテーションを参照

入院・退院サポート

入院オリエンテーション手順 ③

2009/12/22 作成:塚越

プロセス	担当者	手　順	リスクの予見・回避
褥瘡対策	Ns・エイド	・体交枕をずっと必要な患者さまはあらかじめ購入していただくように説明する。 （売店にあるような使いやすい物）	体交表は‥ ・体交表に沿い体交枕を使って正しい体位で褥瘡をつくらない悪化させない病棟目指せ！！
入院生活における注意事項	Ns Ns・エイド	看護基準参照 ・電気製品の持込禁止。 ・必要時は許可書を書いて提出。 ・テレビやラジオはイヤホンで聞く。 ・携帯電話は電話BOXで使用。 ・テレビ時間の説明。 ・21時まで。同室者に迷惑にならないようにすることを指導する。	・電気シェーバーは必需品だよ。1人1個 ・用紙を用いてでも根拠〜説明してください
貴重品	Ns・エイド	・貴重品・多額な現金は持ち込まないように指導。 ・床頭台の鍵の説明：床頭台と同じ番号の鍵・借用書提出。	大事なものは鍵をかけておこう

この項の詳細は看護業務手順入院オリエンテーションを参照

入院・退院サポート

入院オリエンテーション手順 ④

2009/12/22 作成:塚越

プロセス	担当者	手　順	リスクの予見・回避
持ち込み食品	Ns・エイド	・患者家族へ間食や持ち込みについて ・治療食や副食を取り入れたい。<u>必ずNsへ相談することを指導する。</u> ・DM・HDをしている人が多く食事療法を取り入れている人も多いので食べ物のやりとりは禁止していることの説明。 ・家族の飲食は病室内で、できないことを説明。 ・<u>好みを入れる選択メニュー</u>　栄養士と情報を共有。	・過剰摂取を防ぎ指示に沿った栄養管理はあなた次第！！ デイルームへご案内 栄養士さんお願い！
クリーニング	Ns・エイド	看護基準参照 ・<u>クリーニングの方法代金の説明</u> 曜日：月・水・金 代金：1ネット600円 病衣：1着100円 上着・下着だけでも100円	<u>回収受け持ちエイドフリーエイドと2人でのダブルチェック</u> 責任重大だね！
持ち物確認	Ns・エイド	・チェック用紙に患者家族と一緒に確認して最後に署名する 持ち物には名前をフルネームで書いてもらう。	入れ歯・補聴器 眼鏡・・・大丈夫？

この項の詳細は看護業務手順入院オリエンテーションを参照

入院・退院サポート
病棟患者他科受診手順

2010/12/10　作成：中野

プロセス	担当者	手　順	リスクの予見・回避
Drより他科受診指示	Dr	・初診の場合は新しい2号用紙に再診の場合は受診科の再診欄に紹介状を記載する。	紹介状はある？
外来へ予約する	病棟Ns	・外来の受診科に予約をし、日時の確認をする。	・患者さま、家族に説明し必要があれば当日家族にも来ていただく。
	外来Ns	・病棟、透析室より予約が入ったら予約ノートに記載し受診時の必要書類を連絡する。 ＜必要書類＞ 　カルテ、受診券、紹介状 　レントゲン袋、温度板、 　透析記録（透析者） 　＊循環器（担当Dr）に受診の場合は2週間以内の胸部X－PとECGが必要	
受　診	病棟Ns	・受診科の開始30分前までに、必要書類を揃えて外来へ下ろす。 ・この時、往診か受診可能かを外来Nsに伝える。	書類一式を揃えて外来へ下す
	外来Ns	・往診者はDrに伝え必要があれば往診に同行する。 ・受診可能者は病棟へ連絡して外来へ来ていただく。	・患者さまが返答できない場合は家族かNsが付き添う。
	外来Dr	・診察後カルテに診察内容や投薬指示、お返事、次回受診日次回受診日までの検査を記載する	
受診後の対応	外来Ns	・カルテに必要な項目が記載されているか確認し、不足があれば記載をお願いする。それを病棟Nsに申し送る。	カルテ記載に不足があれば病棟へ返せないのよ！
	病棟Ns	・白板予定表に次回受診日を記入し、検査内容を主治医に報告する。	・次回受診日までに実施する検査を落とさない。
	Dr	・指示簿に検査指示を記載する。	
	病棟Ns	・指示簿に従って検査を実施する。	

新規作成

入院・退院サポート

療養病棟への転棟検討手順

2009/12/15 作成：瀬戸

プロセス	担当者	手　順	リスクの予見・回避
一般病棟入院時	医事課	・療養病棟入院・転棟記録（以下転棟記録）を作成し、医事課担当者が保管。	
療養病棟転棟検討	Dr 病棟Ns MSW	・病床運営委員会で検討・または希望者、対象者がいた場合、医事課へ連絡。	・病床運営委員会はDr・Ns・医事リハビリ・MSWが出席し、リハビリ室にて月に1回開催。
	医事課	・医事課は、必要な記載事項を転棟記録に記入の上、医療福祉相談室（以下MSW）に回す。	医療区分や入院時生活療養費の金額記入を忘れずに！
	MSW	・MSWは、検討記録に援助状況を記載し、一般病棟へ回す。	・相談室にて入院状況一覧に対象者の名前を記載する。
	Ns	・一般病棟は、Drに確認し療養病棟転棟対象であれば、Drより家族に説明し、同意書にサインをもらう。	・サイン済みの同意書は、医事課がカルテに綴じる。 コピーを患者さまに渡し、原本をカルテへ
	Ns	・一般病棟Drより、療養病棟Nsに転棟について確認、申し送りし、転棟日調整。	・転棟検討中の転棟記録は一般病棟にて保管。
	Ns	・転棟日が決定したら、Dr・家族・各部署に確認、連絡を一般病棟Nsが行う。	各部署 ［リハビリ・栄養・薬局 　医事・透析室］
療養病棟転　棟		・療養病棟転棟	
	Ns	・転棟後、療養病棟Nsは、転棟記録の1枚目をカルテに綴り、2枚目（複写）を相談室BOXに入れる。	・相談室ボックスに入っていた転棟記録の2枚目は、MSWが事務室のファイルに綴じる。

この項の詳細は療養病棟入院・転棟検討マニュアルを参照

入院・退院サポート

外出・外泊手順 ①

2010/02/04作成：久保田

プロセス	担当者	手　順	リスクの予見・回避
入院患者 外出・外泊希望	Ns・エイド		・コンビニ、公園へ行く場合も外出になります。 ・病院敷地外の事故は責任取れませんよ リハビリスタッフとの歩行訓練は、届け出は必要ありません。
担当医に報告	Ns	・担当Drへその日の担当Nsリーダーより連絡する。	
担当医より許可	Dr	・許可証の用紙の主治医欄に担当Drサインをしてもらう。	・担当医のサインを見逃さないでね。
許可用紙の記入	Ns	・患者さまおよび家人に外出、外泊用紙の記入をしてもらう。	・行き先の連絡場所、携帯の記入も忘れず書いてね★
食止め伝票の記入	Ns	・食事伝票に記入し、栄養課、医事課に提出する。	・食事は1食単位でコスト計算されます。伝票出し忘れ注意
必要物品の準備手渡し	Ns	・内服薬および必要な物を聞き渡す。	・内服はきちんと持たせたかな？
外出・外泊	Ns・エイド	・出発する前、ナースステーションに来てもらい、外泊・外出許可願2枚目の下を切り取り、患者さまに渡す。 ・担当Nsはリーダーに外出外泊に出発したことを報告する。看護記録にも記載する。	・許可された外出外泊時間は必ず守る！やむを得ない理由で予定時間を変更する場合は早めに連絡してもらう。 ・患者さまの外出・外泊中は病棟日誌にも記録することを忘れずに！
帰　院	Ns	・帰院時、外泊・外出許可願いの2枚目下の用紙を提出してもらう。帰院時間を確認したNsは用紙に帰宅時間とサイン、印鑑を押し1枚目はカルテに閉じ、2枚目は医事課に提出する。	・帰院を確認したら看護記録にも忘れずに記録してね。

この項の詳細は看護業務手順NO.1外出・外泊取り扱いマニュアル参照

入院・退院サポート

外出・外泊手順 ②

2010/02/04作成：久保田

プロセス	担当者	手　順	リスクの予見・回避
		・帰院後、患者さまのバイタルを確認し、外出・外泊中に変わったことがないか確認する。	・帰院を確認したら、看護記録にも忘れずに記入し温度板にも帰宅時間を書こうね。

外出・外泊　許可願

病室番号　　　　階病棟　　　号室
患者様氏名　　　代筆者　　（続柄　）
理由
期間　平成　年　月　日～平成　年　月　日
　　　時間；　時　分～　時　分まで
連絡先　行き先住所　　　　　　　　　　（宅）
　　　　電話　（　）－（　）－（　）
　　　　携帯電話　（　）－（　）－（　）
医療法人　相生会　わかば病院
主治医　　　　　　　殿

注) 1. 入院中の外出・外泊は、特にやむを得ざる場合で、病状が許す場合必要最小限の期間を限って許可されます。
2. 外出・外泊理由は具体的に記入して下さい。
3. 期間は必要最小限の期間にして下さい。

- - - - - - - - - - - キリトリ - - - - - - - - - - -

外出・外泊　許可書

病室番号　　　　階病棟　　　号室
患者様氏名　　　代筆者　　（続柄　）
願いにより、外出・外泊を下記の通り許可する。
【期間】
平成　年　月　日～平成　年　月　日（　日間）
時間；　時　分～　時　分まで
医療法人　相生会　わかば病院
主治医
帰院確認　平成　年　月　日　時　分帰院
　　　　　確認看護師　　　　　　印

注) 1. 許可された外出・外泊時間は必ず守って下さい。やむを得ざる理由により、帰院予定時間にお帰りにならない場合は病院に連絡下さい。万一、無断で帰院予定時間にお帰りにならない場合は退院されたものとみなす場合があります。
2. 外出・外泊中の事故については、病院は責任を負いません。
3. 無届けの外出・外泊は固くお断りいたします。

この項の詳細は看護業務手順NO.1外出・外泊取り扱いマニュアル参照

入院・退院サポート

入院判定基準（療養病棟）

2009/11/5　作成：小宮

プロセス	担当者	手　順	リスクの予見・回避
基準の根拠		・患者さまの状態が安定した状況にある。 ・一般病棟での治療が完了している。 ・特殊な医薬品が必要でない。 ・ベッドに空がある。 ・その他、Drが入院可能と判断した場合。	
入院判定会議	Dr・Ns MSW 医事	◆病床運営委員会での患者情報を主治医・担当医は把握する ◆上記の基準をを満たす患者のカンファレンスを行う。 ◆入院判定会議は随時行われる。	
退院面談	Dr・MSW Ns	・主治医は対象患者さまおよびご家族に十分な「説明と同意」を得る ◇入院費の自己負担が変ることを詳しく説明する	・入院費は一般病棟に入院している時より高くなるので、その点の納得と同意が必要である。
一般病棟退院	Dr・Ns 医事	◆診療録・看護記録は継続して申し送る ◆退院時サマリーを記載し、残されている#を明確にして送る ※退院カルテ処理はしない。 ※申し送り事項はチェックリストに従い漏れのないように送る。	・透析患者さまは入院費は発生しない。 ⇩
療養病棟入院	病棟師長 家族	◆療養病棟への入院日には、原則として家族に来院してもらう	・この説明が不十分だとクレームにつながる
診療計画の説明		◆療養病棟の主治医は患者さま・家族に療養計画の説明を行い同意をいただく。	

この項の詳細は看護業務：退院時基準を参照

入院・退院サポート

一般病棟への転棟手順

2010/1/11　作成：角田

プロセス	担当者	手　順	リスクの予見・回避
転棟の根拠	Dr	・患者さまの病状悪化に伴い特殊な治療が必要な時、手術・特殊な処置を必要とする時、転棟を決定したDrが転棟先Drに連絡、Drとの面談を確認する。	・延命希望の有無を確認 ・手術・検査の同意書・伝票を確認
家族へ連絡	リーダーNs		・家族はすぐに来られるの？面談は、どこでどうする？
転棟連絡	リーダーNs	・転棟チェックシート確認。 　┌食事変更伝票に記入・提出 　│各部署への連絡　医事課・栄養 　└課・MSW・リハビリ・透析・薬局	・マット確認をして連絡しましたか？
	リーダーNs 部屋持ちNs または プライマリー	・必要書類確認。 　┌カルテ・カーデックス・温度板 　│看護問題の評価をする 　│医療区分・ADL区分表のサインをもらう 　│処方箋・指示簿・処置簿 　│ネーム・エンボス・X-p 　└下ろす薬を確認	（吹き出し）記載・サイン漏は？看護記録・カーデックス温度板をもう一度 ・定期薬は当日分もある？ ・頓服・冷蔵薬・貼付薬・インスリン・経管栄養用バッグ・経管内容・黄シリンジ・接続チューブ・忘れてない？
転　棟	Ns	・申し送り。 ・患者状態の把握。 ・病態変化・治療経過・今後の方針。 ・継続指示・処置の有無・ケア状態。	・転棟前に電話連絡を！！
	エイド	・患者転棟。 ・私物管理票を確認・オムツ表。 ・患者を搬送する。 （患者により搬送方法は異なる）	・忘れ物はない？ ・義歯・食事道具・エプロン・コップ・歯ブラシ・クリーニングの有無・床頭台・衣装ケース

この項の詳細は看護業務手順　転棟マニュアルを参照

入院・退院サポート

退院カルテ編綴手順

2009/12/2　作成：南雲

プロセス	担当者	手　順	リスクの予見・回避
退院カルテ返却	病棟クラーク	・退院後、病棟にて記載の漏れがないことを確認後、カルテ、レントゲンを下ろす。	
	医事課	・退院名簿と退院サマリー依頼一覧表に退院者を記入する。	・一緒に下りてきたレントゲンも確認！
カルテ綴り	医事課	・診療記録編綴マニュアルに従いカルテをチェックする。 ・記載の原則、記載基準の漏れ、必須項目の書類の有無、など確認をしながら綴る。 ・指示簿のみ、日付の新しいものが、いちばん上になるように綴る。	・指示簿が入院時から、退院時まで揃っていない場合、有無の確認をする。
ステルベン	医事課	・ステルベンのカルテは、外来カルテも一緒に綴り、表紙にマークを記入する。	・早めに綴り、早めにサマリー依頼をする。
サマリー依頼	担当Dr	・サマリーは退院後、2週間以内に作成をする。	
最終処理	医事課	・サマリーができ上がってきたら退院サマリー依頼一覧表に日付を記入し、処理をする。	
	医事課	・カルテをID順に棚に入れる。	・ステルベンは別の棚に置く。

チェックしてね！

この項の詳細は日直手順マニュアルを参照

患者満足

❷ クリニカルパス

　当院では、脳卒中・大腿骨頚部骨折地域連携クリニカルパスの慢性期の連携病院として平成19年より参加していますが、その運用方法等が全スタッフになかなか浸透していない現状があります。
　そのため、業務の流れを明確化し、院内でのパスに対する理解を深めることで、患者満足・地域医療への貢献を図っていこうと考えています。円滑な運用とチーム連携へとつながることを最終目標に掲げ、この手順書が作成されました。
　業務の円滑化は、クリニカルパスが本来持つ、業務の効率化・ケアの標準化・患者満足度向上という目的を充足することを可能とするはずです。
　また胃ろうネットワークでは、施設・在宅パスにつながる前段階として始められた『胃ろう手帳』の取り扱い手順をスタッフに周知するために作成され、患者さまとの共同管理の具体化を目指します。

クリニカルパス

地域連携パス書類取り扱い手順 ①

2009/11/30　作成：伊東

プロセス	担当者	手　順	リスクの予見・回避
入院前	MSW	・大腿骨頚部骨折パスおよび脳卒中パスにて転院予定が決まったら、事前資料（紹介状等）を関係部署へ配布する。	・事前に情報を共有することで、スムーズな入院の受け入れができるよね！
	病棟Ns	・事前資料を参考に、病室を決定し、入院準備をしておく。	
	医事課受付	・入院カルテにイントラ内にある『大腿骨パス』『脳パス』のフォルダから'印'のついた用紙を印字し綴じる。	・出し忘れると大変！ 病棟が大騒ぎ！
		大腿骨パス ① 患者用連携パスシート（入院診療計画書） ② 病院内パス NO.3 ③ バリアンスシート×5　　　**脳卒中パス** ① バリアンスシート ② 脳パスバリアンスシート（院内用）	
入院時	医事課受付	・入院時に患者さまより診療情報提供書等の書類を預かり、窓口保管用・担当用・パス保管用の3部をコピーする。 ◇○診療情報提供書　◇○オーバービュー　○同意書　◇○連携パスシートNo.1　○連携パスシートNo.2〔2枚あり〕　◇○検査結果他　◇○日赤リハ報告書　など ≪注意！≫ **オーバービューおよび脳パスバリアンスシート（日赤記載あり）はパスインデックスファイル内にて保管**	・最初が肝心。 ・パスごと、患者さまごとに持ってくる書類は異なるので、絶対必要な書類だけは確認すること ・入院中に書き損じや破損があったら困るので、原本は別に保管！
	外来Ns	・大腿骨パスの場合は、Drがパスの流れを説明した後に入院診療計画書に患者さまからサインをもらう。1部を患者さまへ。	サインを忘れずにね
	医事課担当	・パス用資料に不足がないか確認後、パス用ファイルへ綴じておく。	

新規作成

クリニカルパス

地域連携パス書類取り扱い手順 ②

2009/11/30　作成：伊東

プロセス	担当者	手　順	リスクの予見・回避
入院中	病棟Ns	・オーバービューコピーと脳パスの場合は、院内用のバリアンスシートについては、各患者さまの温度板の前に挟んで保管しておく。	・書類がどこに保管されてるか、周知徹底が大事
	Dr 病棟Ns リハビリ MSW	・入院中にバリアンスが生じた場合は、その都度、それぞれのバリアンスシートに記入をする。 →Dr指示は記入者が依頼。	バリアンスは生じた時に書かないと、忘れちゃうよ！
退院後	Dr	・オーバービュー原本に退院日とサインをする。大腿骨の場合は、指示記入もあり。	・とにかくすばやく正確に記入をすること！
	病棟Ns	・退院日中にオーバービューを仕上げる(コピーのほうに)。 →FIM、日常生活評価、排泄等	
	リハビリ	・オーバービュー(コピー)記入と退院日の翌日までにリハビリ報告書を作成し、医事課まで提出。 →リハビリ評価、報告書等	1人の作業が遅れると、他の人の作業も滞ることをいつでも念頭に業務を！
	MSW	・退院先や介護度等をオーバービュー(コピー)に記入する。	
	病棟クラーク	・各担当が記入が済んだのを確認し、翌日までに医事課へカルテを下す。	いつ日赤に郵送できるのかなぁ？
	医事課担当	・カルテやオーバービュー等の記載に不足や誤りがないか確認し、OKであれば原本へ書き写す。 ・オーバービューとバリアンスシートは各部署分コピーをして配布。 ・医事課パスファイル控えには、最初に綴った資料と合わせて患者さまごとに必要書類を綴っておく ・バリアンスが生じなかった際にはその旨を記載したものを日赤へ送付する。	・記載不足を追加依頼するのは、時間のロス！ ・今後、バリアンス分析する際にこれらの資料が必要なため、不足がないように！
送　付	医事課担当	・オーバービュー、バリアンスシート、入退院診療計画書、リハビリ報告書等を日赤地域連携センターの○○さん宛に送る。	・退院後早めに郵送しないと、連携病院としての印象に影響があるかも…？

前橋赤十字病院　地域医療支援・連携センター
地域医療連携課／社会課　○○○○　様

新規作成

クリニカルパス

大腿骨頚部骨折地域連携パス記録

2010/1/27 作成：大木

プロセス	担当者	手　順	リスクの予見・回避
情報提供	Dr・MSW	・前橋赤十字病院より転院2週間前までに患者情報がFAXにて送られてくる。	・患者情報を参考にベッドコントロールを行う。 　徐圧寝具の有無・認知症の有無など確認しよう！！
入　院	Dr・Ns リハビリ	・入院前情報を確認し、アナムネーゼを聴取する。 ・患者さま・家族に入院時オリエンテーションを行う。 ・オーバービューに日付記入。 ・オーバービューの裏面にある「急性期・転院時の日常生活機能評価」を記入する。	・入院を担当したNsがプライマリーナースになる。 ・日付の数え間違いに注意！！ 　手術日を1日目とし、1DAY/0W…と数えていく。
FIM	Ns リハビリ	・プライマリーナースとリハビリ担当スタッフは、入院から1週間以内にFIM評価を行う。 　病棟　しているADL　　RH　できるADL ・1ヵ月ごとにFIM評価を行う。	・FIM評価表はオーバービューと一緒にクリアファイルに入れて温度板に挟む。
バリアンス発生時	Dr・Ns リハビリ MSW	・バリアンスが発生したら院内用のバリアンスシートに内容を記載。 ・継続評価はDrが記載する。	・バリアンスシートはバリアンス発生日に記載すること！！
退院援助	Dr 全スタッフ	・期日までに退院できるように、援助していく。	
退　院		・オーバービューの裏面にある「回復期・退院時の日常生活機能評価」を記入する。	・退院翌日までにすべての書類を揃えて医事課に提出。

新規作成

クリニカルパス

大腿骨頸部骨折連携パス手順（リハビリ）

2010/2/3　作成：湯浅

プロセス	担当者	手順	リスクの予見・回避
【転院前】			
転院日の決定	Dr・MSW	・転院日決定 ⇒2階ホワイトボードに記入	・この時点でリハビリ担当者を決めておけば、転院日がスムーズ
【転院時】			
書類の綴じ込み	医事課	・オーバービュー原本 　　　　　→クリアファイル 院内オーバービュー 　　　　　→温度板	・原本への記入は退院時に医事課が行う
リハビリ処方	Dr・リハビリ	・原則として理学療法・作業療法の処方。 ・荷重量・脱臼肢位等の確認。	・地域連携パス欄にチェックがあるか？ ・非荷重で転院のことも。
担当者決定	リハビリ	・リハビリ担当者決定	
日付の記入	Ns・リハビリ	・院内オーバービューに 　術週（術日〜6日目）、 　術後1週目（7〜13日目）、 　術後2週目（14〜20日目）… 　のように数え、目標期間を記入	・脳パスとは数え方が違う！
【入院中】			
訓練開始日	リハビリ	・訓練を始めた日付を記入 　（歩行器、杖、階段、屋外）	
バリアンス発生時	Dr・リハビリ、Ns・MSW	・バリアンスシートへの記入	
介護保険申請	MSW・Dr・リハビリ	・3〜4週：申請の必要性を検討。 ・認定までの時間を考慮し、早めの申請を行う。	・認定まで1ヵ月かかることもある。
家屋調査	リハビリ	・必要性に応じて実施。	・改修までの期間を考慮。早めの実施を。
【退院決定〜退院】			
退院時評価	リハビリ	・ROM：股屈曲・伸展・外転、 　　　　膝屈曲・伸展 　MMT：股屈曲・伸展・外転、 　　　　膝伸展 　疼痛：程度、種類、部位 　起居動作、歩行、FIM-運動項目	・オーバービューに記入漏れがないか？
退院書類作成	リハビリ 医事課	・大腿骨パス経過報告書 　　　　　→医事課 　リハビリ経過報告書 　　　　　→ケアマネ等	・1部署でも遅れると、返送ができない
書類返送	医事課	・書類が集まり次第、日赤病院へ返送	

この項の詳細は大腿骨頸部骨折 地域連携クリニカルパスマニュアルを参照

クリニカルパス

脳卒中地域連携パス受け入れと記録

2010/2/4 角田・関口

プロセス	担当者	手　順	リスクの予見・回避
情報提供	Dr・MSW	・地域連携病院より転院2週間前までに患者情報がFAXにて送られる。	・患者の情報を見てベッドコントロールなど行う。
入　院	Dr・Ns リハビリ	・入院前情報を確認しアナムネーゼを聴取する。 ・患者さま、家族に入院時オリエンテーションを行う。 ・オーバービューに日付を入れる。 ・Nsがオーバービューの日常生活機能評価および、入院時のADLを記載する。	・入院担当のNsがプライマリーナースになる。 ・日付の付け間違えに注意（2月28日も1ヵ月と考える）。 ・日常生活機能評価の付け忘れが多いので注意。
FIM	Ns リハビリ	・担当のリハビリスタッフとプライマリーナースは入院から1週間以内にFIM評価を行う。 ＊FIM評価表はクリアファイルに入れオーバービューとともに温度板に挟む。	病棟　　→しているADL RH　　→できるADL
1ヵ月ごとにFIM評価	Ns リハビリ	・1ヵ月ごとにFIM評価を行う。	
バリアンス発生	Dr・Ns リハビリ MSW	・バリアンスが発生したら院内バリアンスシートに内容を記載。 ＊Dr以外の記入では継続評価をDrが記入する。	・バリアンスシートはバリアンス発生日に記入する。 ・Drのサインが忘れがちなので注意。
退院援助	Dr・Ns リハビリ MSW	・コースに合わせ期日までに退院できるように、患者さま・家族に知らせる。 ・方向性の確認を適宜行う。 ・介護認定を受けられるよう調節する。	
退　院		・退院翌日までにすべての書類を揃えて医事課に提出する。	・医事課から地域。連携病院へ戻す。

この項の詳細は「看護記録記載基準」を参照

クリニカルパス

脳卒中地域連携クリニカルパス手順（リハビリ）

2010/2/1　作成：橋爪

プロセス	担当者	手順	リスクの予見・回避
入院時・入院中	Dr	・Drからのリハビリ処方に基づき、PT・OT・ST担当者の決定。	・入院日からの早期リハビリ介入を！
	Ns リハビリ	・オーバービュー（コピー）の経過欄に日付を記入。	・経過は入院日より起算。
	リハビリ	・リハビリ実施記録は日めくりシートに記載。 　シート上部にある、チェック形式の項目の記入も忘れずに。	重症度別で用紙が異なるので注意！
	Ns リハビリ	・入院より1週間以内に担当のNsとリハビリによりFIMの初回評価を実施。	Drカルテ管理 日めくりシート オーバービュー（原本） バリアンスシート
	Ns リハビリ	・月1回、FIMにてリハビリ時のADL、病棟でのADLを評価。 　リハ時と病棟でのADLの乖離が大きくならないために十分な連携を図ろう。	温度板管理 オーバービュー（コピー）、 FIM評価表
	Dr・Ns リハビリ MSW	・オーバービュー（コピー）は担当がリハビリカンファレンス前に記入。 ・バリアンスが生じた場合、その都度、病院用バリアンスシートに記入。 　日赤返信用のバリアンスシートは退院時にNsが記載。	・Drの指示・サインは記入者が依頼。
退院時・退院後	リハビリ	・退院時作成書類 　○オーバービュー（コピー） 　○リハビリ経過報告書 　　（日赤返事用フォーマット使用）	書類作成が遅れると、他部署に迷惑となるため、早急に！ ・退院日の翌日までに医事課まで提出。

新規作成

クリニカルパス

胃ろうネットワーク　胃ろうパス実施手順　①

2009/11/05　作成：塚越

プロセス	担当者	手　順	リスクの予見・回避
PEGカード PEG手帳 　の確認 PEGカード PEG手帳	外来 Ns	・PEG手帳を持参しているか確認。 PEG手帳 ・PEGカードを持参しているか確認。持参してない場合、家族に確認する。それでも不明の場合は相手病院に電話にて連絡し、確認する。 PEGカード ・PEGカードはファイルに入れ、カルテのいちばん上に綴じる。 ・PEG手帳を持参している場合はカードと一緒に一般病棟へ申し送る。 PEGカード　→カルテの一番上へ　カルテ	・PEG手帳 ・胃ろうネットワークに入っている病院からの転院患者 ・PEGカード ・全患者必須。 　ない、または記入漏れの場合 　↓ ・造設日、種類、サイズ、次回交換日が不明で交換できない！

新規作成

胃ろうネットワーク　胃ろうパス実施手順　②

クリニカルパス

2009/11/05　作成：塚越

プロセス	担当者	手　順	リスクの予見・回避
PEGカード PEG手帳 の管理 PEGカード PEG手帳	病棟Ns	・「栄養アセスメント」(プロファイルシート) ・「転院パス」、「アセスメントシート」が記入されているか確認のうえ、入院時の分の「アセスメントシート」を記入する。 ・評価は1ヵ月に1回。問題リストに記入し、次の評価日を設定する。 ・PEGカードはファイルに入れたまま、退院まで保管する。 プロファイルシート　　転院パス アセスメントシート	・「転院パス」は記入されていないこともあるので注意！ ・入院時にアセスメントすることが大切！！ ・評価日を記入しないと評価されないので注意！
転院・退院が決まったら	病棟Ns	・アセスメントシートが記入されているか確認して、記入されていない場合は受け持ちが記入する。 アセスメントシート	・アセスメントされてないと患者さまが困り、転院先も困る！
転院日・退院日	病棟Ns	・受け持ち(またはリーダー)が本人(家族)に説明し、PEGカード、PEG手帳を転院先、退院先へ持って行ってもらう。 PEGカード　　PEG手帳	・万が一、渡し忘れたら受け持ちに届けてもらいます！！

新規作成

患者満足

③ 患者情報の管理

　一般的に患者さまが外来受診および入院した際の診療情報（患者情報）は医療機関でどのように管理されて、そのように利用されているかなかなか見えてこないものです。しかし、医療機関として患者情報を適切に取り扱うことは重要な責務の一つです。患者情報といっても医療現場ではメモ用紙1枚から重要書類まで多岐にわたっておりますが、そのすべての取り扱いは「自己責任」に委ねられているといっても過言ではありません。
　当院では電子カルテ化は行われていませんが、溢れる情報をいかに正しく管理していくかをしっかり意識づけていきたいと思います。
　そこで、全職員が知っておかなければならない患者情報の適切な取り扱い方について、院内規程等を基にそのプロセスを「見やすく」まとめてみました。今後の患者情報のさらなる質向上の足がかりにしたいと思います。

患者情報の管理
カルテ開示

2009/12/24　作成：小林

プロセス	担当者	手　順	リスクの予見・回避
カルテ開示申請	医療情報室	・「カルテ等の開示申請書および同意書」を受け取る。 （職員立ち会いのもと、申請者が「カルテ等の開示申請書および同意書」を院内で記入・捺印し、申請する。）	**リスクの予見** ・患者さま本人以外が申請する。 ⇩ **リスクの回避** ・戸籍謄本等を持参してもらい、患者さま本人との関係を確認する。
	医療情報室他	・カルテ開示委員会を開催し、開示する／開示しないを決定する。委員会メンバーは、院長、主治医、事務長、看護部長、師長などでケースによる。	
	医療情報室	・開示検討結果を申請者にお知らせする。 ・開示する場合は下記の作業を進める。 【閲覧する場合】 　・職員が閲覧に立ち会う。 【複写する場合】 　①診療録などの複写。 　その他、下記の書類を作成。 　②「カルテ開示申請によるカルテ等複写の交付について」 　③「原本証明書」 　④「請求書」 ・委員会の「議事録」や「カルテ開示記録」を作成する。	

この項目の詳細は医療情報室マニアルの「No25.カルテ開示マニュアル」を参照

患者情報の管理

入院患者の氏名表示

2010/2/3　作成：小林

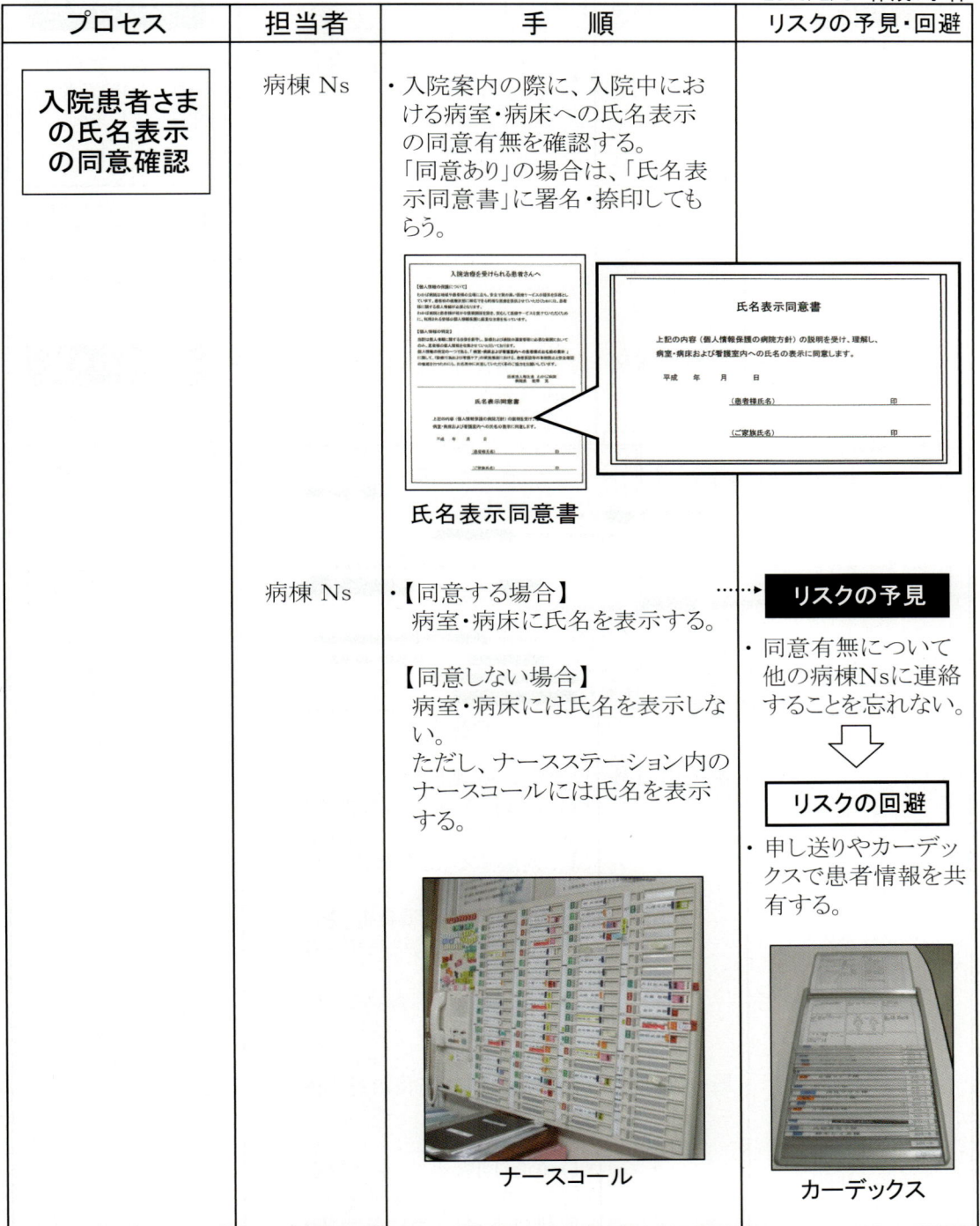

プロセス	担当者	手　順	リスクの予見・回避
入院患者さまの氏名表示の同意確認	病棟Ns	・入院案内の際に、入院中における病室・病床への氏名表示の同意有無を確認する。 「同意あり」の場合は、「氏名表示同意書」に署名・捺印してもらう。 氏名表示同意書	
	病棟Ns	・【同意する場合】 病室・病床に氏名を表示する。 【同意しない場合】 病室・病床には氏名を表示しない。 ただし、ナースステーション内のナースコールには氏名を表示する。 ナースコール	**リスクの予見** ・同意有無について他の病棟Nsに連絡することを忘れない。 **リスクの回避** ・申し送りやカーデックスで患者情報を共有する。 カーデックス

この項目の詳細は医療安全総合対策マニュアルの「患者情報管理マニュアル」を参照

患者情報の管理

警察・地方検察庁からの照会対応 ①

2009/12/24 作成：小林

プロセス	担当者	手　順	リスクの予見・回避
書面による回答依頼	医療情報室	・警察・地方検察庁から電話で患者さまの情報（入院の有無、症状など）について、問い合わせがくる。	**リスクの予見** ・警察・地方検察庁を偽った申請者に回答してしまう。 ⇩ **リスクの回避** ・「捜査関係事項照会書」を送付してもらう。
	医療情報室	・「捜査関係事項照会書」 「回答書」 　を受け取る。	**リスクの予見** ・問い合わせのあった患者さまでない患者さまの情報を回答してしまう。 ⇩ **リスクの回避** ・「捜査関係事項照会書」に記載されている患者さまの氏名・生年月日・住所などを確認する。
捜査関係事項照会書／回答書	医療情報室	・「カルテ」を準備する。 ・院長および事務長に「捜査関係事項照会書」が届いたことを報告し、対応することを確認する。	
	Dr	・「捜査関係事項照会書」を確認し「カルテ」を見ながら「回答書」を記入する。 ・「カルテ」に「回答書」を記入した旨を記入する。	
	医療情報室	・院長および事務長に対応内容を報告する。 ・「カルテ」を戻す。 ・Drから「回答書」を受け取る。 ・「回答書」のコピーを取る。 ・原紙は返送し、コピーはファイルに保管する。	

この項目の詳細は医療情報室マニアルの「No7.患者情報管理マニュアル」を参照

患者情報の管理

警察・地方検察庁からの照会対応 ②

2009/12/24 作成：小林

プロセス	担当者	手　順	リスクの予見・回避
電話による回答依頼	医療情報室	・警察・地方検察庁から電話で患者の情報（入院の有無、症状など）について、問い合わせがくる。	**リスクの予見** ・警察・地方検察庁を偽った申請者に回答してしまう。 ⇩ **リスクの回避** ・「捜査関係事項照会書」を送付してもらう。
	医療情報室	・「捜査関係事項照会書」を受け取る。 捜査関係事項照会書	**リスクの予見** ・問い合わせのあった患者さまでない患者さまの情報を回答してしまう。 ⇩ **リスクの回避** ・「捜査関係事項照会書」に記載されている患者さまの氏名・生年月日・住所などを確認する。
	医療情報室	・「カルテ」を準備する。 ・院長および事務長に「捜査関係事項照会書」が届いたことを報告し、対応することを確認する。	
	Dr	・「捜査関係事項照会書」を確認し「カルテ」を見ながら、警察・地方検察庁からの質問を電話で回答する。 ・「カルテ」に電話で回答した旨を記入する。	
	医療情報室	・院長および事務長に対応内容を報告する。 ・「カルテ」を戻す。	

この項目の詳細は医療情報室マニュアルの「No7.患者情報管理マニュアル」を参照

患者情報の管理

USBメモリ取り扱い基準　①

2010/2/3　作成：小林

プロセス	担当者	手　順	リスクの予見・回避
院内で使用する時	職員	・役職者にUSBメモリを使用する旨を伝えて許可を得る。 ・許可を得たら「情報媒体使用簿」に使用日や使用者の氏名などを記入する。 情報媒体使用簿	
	役職者	・鍵がかかっているキャビネットからUSBメモリを取り出す。	
	職員	・使用後は「情報媒体使用簿」に返却日を記入し、USBメモリを役職者に渡す。	**リスクの予見** ・使用後、USBメモリの返却を忘れる。 ⇩ **リスクの回避** ・役職者が退勤時に自部署のUSBメモリの数を数えて「情報媒体デイリー管理簿」に記入する。
	役職者	・鍵がかかるキャビネットにUSBメモリを保管する。 情報媒体デイリー管理簿	

この項の詳細は医療情報室マニュアルの「情報管理指針」と「PC及び情報媒体の管理について」を参照

患者情報の管理

USBメモリ取り扱い基準 ②

2010/2/3　作成：小林

プロセス	担当者	手　順	リスクの予見・回避
USBメモリの新規申請	職員 総務課	・新規に使用するUSBメモリを総務課に依頼する。 ・USBメモリを依頼された職員に渡す。 ・渡した数を「情報媒体管理簿」に記入する。 ※「情報媒体管理簿」に記録して、病院全体の入出庫数および在庫数を把握する。 **情報媒体管理簿**	**リスクの予見** ・個人のUSBメモリを院内に持ち込んで使用し、誤って院外に持ち出し紛失する。 **リスクの回避** ・個人のUSBメモリを院内に持ち込んで使用しないように、院内研修や規程等で周知徹底させる。 ※規程等とは「PCおよび情報媒体の管理について」。
USBメモリの廃棄	職員 総務課	・USBメモリを総務課に返却する。 ・返却された数を「情報媒体管理簿」に記入する。 ・USBメモリの完全フォーマットや粉砕等を行う。 **情報媒体管理簿**	**リスクの予見** ・完全フォーマットや粉砕等を行わずに廃棄した場合、院外に情報が漏れる。 **リスクの回避** ・廃棄方法を院内研修や規程等で周知徹底させる。 ※規程等とは「PCおよび情報媒体の管理について」。

この項の詳細は医療情報室マニュアルの「情報管理指針」と「PC及び情報媒体の管理について」を参照

患者情報の管理

USBメモリ取り扱い基準 ③

2010/2/3　作成：小林

プロセス	担当者	手　順	リスクの予見・回避
院外で使用する時	職員	・院長宛に「院内情報持ち出し申請書」を申請して許可を得る。 院内情報持ち出し申請書	
	院長	・利用目的などを確認して、許可を出す。	
	職員	・許可を得たらパスワード付のUSBメモリに院内情報を保存して持ち出す。 パスワード付のUSB	**リスクの予見** ・院外でUSBメモリを紛失する。 ⬇ **リスクの回避** ・パスワードロックにより、情報が院外に漏れることを防ぐ。

この項の詳細は医療情報室マニュアルの「情報管理指針」と「PC及び情報媒体の管理について」を参照

患者情報の管理

ドナーカード提示時の対応手順

2010/2/15　作成：小林

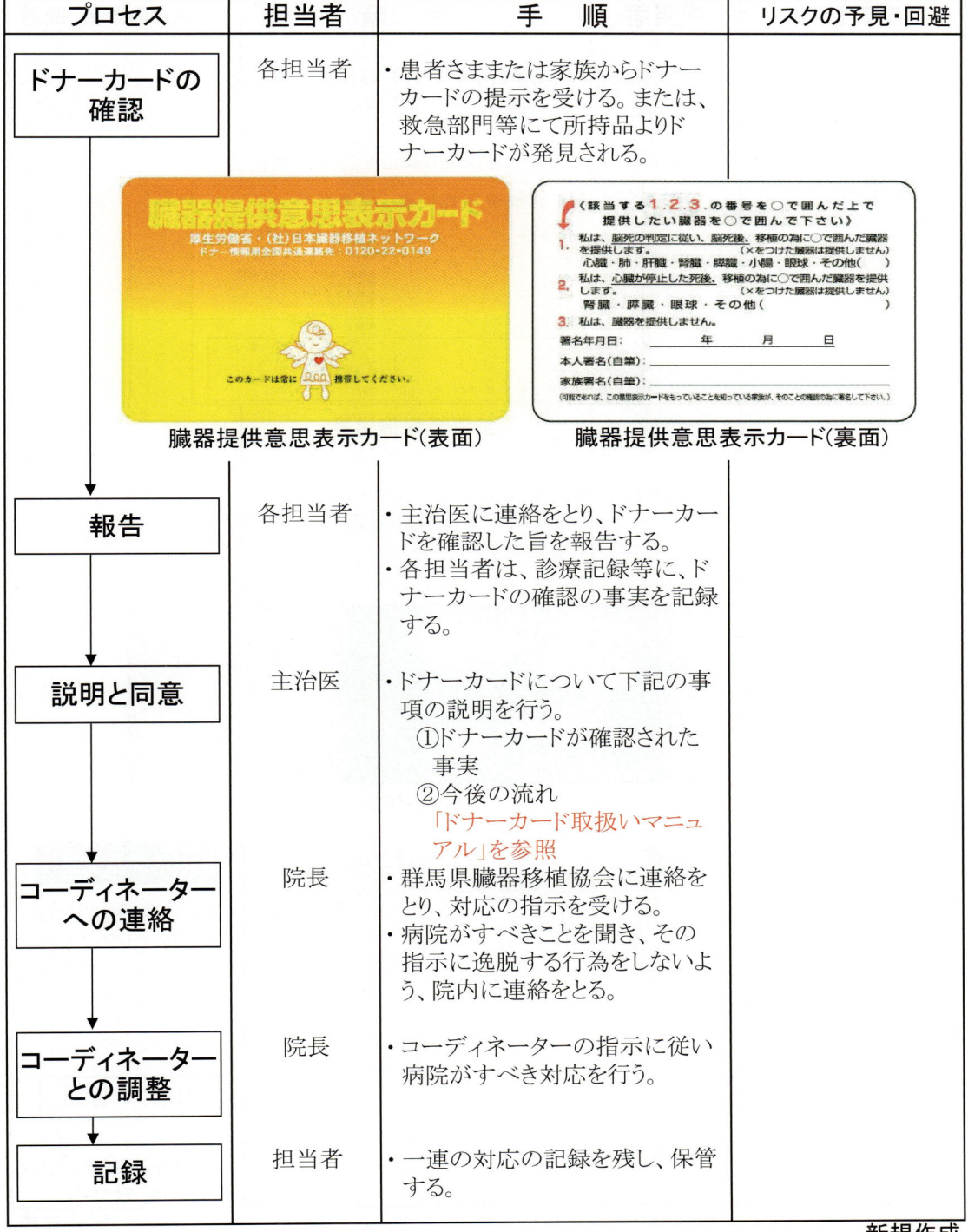

プロセス	担当者	手　順	リスクの予見・回避
ドナーカードの確認	各担当者	・患者さままたは家族からドナーカードの提示を受ける。または、救急部門等にて所持品よりドナーカードが発見される。	

臓器提供意思表示カード(表面)　　臓器提供意思表示カード(裏面)

プロセス	担当者	手　順	リスクの予見・回避
報告	各担当者	・主治医に連絡をとり、ドナーカードを確認した旨を報告する。 ・各担当者は、診療記録等に、ドナーカードの確認の事実を記録する。	
説明と同意	主治医	・ドナーカードについて下記の事項の説明を行う。 　①ドナーカードが確認された事実 　②今後の流れ 　「ドナーカード取扱いマニュアル」を参照	
コーディネーターへの連絡	院長	・群馬県臓器移植協会に連絡をとり、対応の指示を受ける。 ・病院がすべきことを聞き、その指示に逸脱する行為をしないよう、院内に連絡をとる。	
コーディネーターとの調整	院長	・コーディネーターの指示に従い病院がすべき対応を行う。	
記録	担当者	・一連の対応の記録を残し、保管する。	

新規作成

患者情報の管理

セカンド・オピニオン案内手順　①

2010/2/4　作成：小林

プロセス	担当者	手　順	リスクの予見・回避
患者さま・家族が他の医療機関での診察を申し出る	患者・家族 Dr 医事課 患者	・診察時、DrまたはNsに他の医療機関での診察を申し出る。 ・「診療情報提供書」を作成する。 診療情報提供書 ・必要に応じて、レントゲンの貸出し手続きや検査結果のコピーを準備する。 レントゲン ・「診療情報提供書」などを他の医療機関に持参して、受診する。	 **リスクの予見** ・他の医療機関との説明の相違による患者さま・家族の不信感の発生。 ⇩ **リスクの回避** ・日頃から、質が高く安全な医療サービスを提供し続ける。

新規作成

患者情報の管理

セカンド・オピニオン案内手順 ②

2010/2/4　作成：小林

プロセス	担当者	手　順	リスクの予見・回避
患者さまが他の医療機関から診察に来る	患者	・受付時、他の医療機関で発行した「診療情報提供書」などを持参する。	
	医事課	・持参した「診療情報提供書」などを確認する。	
		診療情報提供書	
	医事課	・「診療情報提供書」や検査結果を外来カルテに綴じる。	
	Dr	・「診療情報提供書」などを基に診察する。	**リスクの予見** ・他の医療機関との説明の相違による患者さま・家族の不信感の発生。 ⇩ **リスクの回避** ・日頃から、質が高く安全な医療サービスを提供し続ける。

新規作成

患者情報の管理

治療拒否患者の対処

2010/2/15　作成：小林

プロセス	担当者	手　順	リスクの予見・回避
患者さまからの治療拒否の申し入れ	Dr	・患者から治療拒否の申し入れを受ける。	
	Ns	・「同意撤回書」や「治療方針・内容等同意拒否申し入れ書」を患者さま・家族に渡す。	
治療拒否に関する書類の説明	患者・家族	・「同意撤回書」や「治療方針・内容等同意拒否申し入れ書」を提出する。	
		同意撤回書	
		治療方針・内容等同意拒否申し入れ書	
セカンドオピニオンの説明	Dr	・セカンドオピニオンを説明する。 ・治療を終了する。	
治療の終了	患者	・受診の終了、または退院する。	

この項目の詳細は「インフォームド・コンセント指針」を参照

患者満足

④ チームアプローチ

　当院では、カンファレンスやミーティングなどを通して他職種におけるチームアプローチが日常的に行われています。患者さまのケアの質を高め、チームアプローチを効果的に進めていくためには、患者情報を中心とした情報共有と、他職種間のコミュニケーションが活発に行われることが大切です。

　また、近年医療者側だけでなく、ご本人やご家族との情報共有や目標の共有の必要性もいわれつつあります。当院でも、病気やけがで入院されている患者さまに対し、目標に向かってご本人やご家族も含めた退院援助をしていきたいと考えています。

　今回、この基準・手順書を作成することで、さらなる他職種間の相互理解ができ、より親密なチームを築くことで、患者さまのサービス向上につながることを期待します。

チームアプローチ

リハビリカンファレンス

2009/1/26　作成：須賀

プロセス	担当者	手　順	リスクの予見・回避
カンファレンス管理表を作成	カンファレンス係	・リハビリ処方時、管理票に氏名・実施期限を記載する。	リストが届いていない時には、至急リハビリへ連絡ください
リストアップ	カンファレンス	・カンファレンスの前週に患者リストを一般病棟、療養病棟、Dr、管理栄養士 MSW、薬剤師、医事へ配布。	患者さまが分かりやすいように‥遅れないで書いてね(*^_^*)
計画書作成	Dr・Ns・MSW リハビリ・エイド 管理栄養士 薬剤師	・カンファレンス2日前までに入力 *(目標、ADL状況、背景など)*	トイレまでの杖歩行開始したはずなのに、まだやっていないよ(ーー〆)先月介護保険申し込むって言ってたのにまだできていないよ((+_+)) これじゃ退院できないよこんなことがないようにみんなで参加しようね☆
カンファレンス進行用紙に記載 計画書を印刷	リハビリ 実施計画書係	・カンファレンス前に記載する。 ・カンファレンス前日に入力済の計画書を印刷する。	
カンファレンス実施	Dr・Ns・MSW リハビリ・エイド 管理栄養士 薬剤師	・カンファレンスを実施 *個々のゴールやケアについて話し合う。*	・チームとして統一した目標を立てられず適切な退院援助が行えない。
計画書を説明	Dr・リハビリ	・患者さま・家族へリハビリの現状と今後の目標、期間を説明。*患者さま・家族の同意を得る*	・患者さま・家族とスタッフすべてが同じ目標に向かって、リハビリが行えない。
計画書を保管	リハビリ	・カルテ内へリハビリ計画書を挟む。	カルテに挟むのを忘れないようにね

この項の詳細はリハビリカンファレンスマニュアルを参照

チームアプローチ

リハビリテーション延長基準

2010/1/30 作成:舘越

プロセス	担当者	手　順	リスクの予見・回避
リハビリ期限の確認	リハビリ	・診療簿などでリハビリテーションの期限を確認しておく。	リハビリ期限の確認を忘れないでね！
延長の有無の決定	Dr リハビリ	・期限前までに退院ができない患者さまについて、リハビリ期限前にDr・リハビリなどで延長の必要性の有無や延長期間を決定する。	
延長用紙の作成	リハビリ Dr	・パソコン内に入っているリハビリテーション延長用紙に必要事項を入力する。 ・延長用紙の記載内容をDrが確認し、サインをする。	延長をする場合、今後の方向性が明確であること、リハビリの継続によってFIMの向上が得られることなどの要素が必要
延長用紙の提出	リハビリ 医事	・必要事項、サインが記載された延長用紙を医事課に提出する。	
延長用紙 実施計画書の印刷	計画書係 リハビリ	・延長用紙と実施計画書は毎月医事課へ提出する。	毎月のFIMの改善度を把握することが必要。FIM点数が1点でも上がるように努力を！！

この項の詳細はリハビリ延長マニュアルを参照

チームアプローチ

リハビリ実施計画書手順 ①

2010/1/28　作成：サクライ

プロセス	担当者	手　順	リスクの予見・回避
ファイル作成	処方箋係 （リハビリ）	・新患の処方箋が出たら、リハビリパソコン2内『総合実施計画書』フォルダ内にテンプレートを用いて新規ファイルを作成。	・入院・外来・延長・労災のテンプレートがあります
患者情報入力	処方箋係 （リハビリ）	・ID・患者氏名・主治医・リハビリ担当・原因疾患・合併症を入力シート下の年月の入力も行う。	・カンファレンスが近い場合は早急に！！
フォルダに保存	処方箋係 （リハビリ）	・患者さまの名前をつけて保存する。 （入院・外来、主治医、病棟別に）	
各部門情報入力	Dr・Ns・エイド リハビリ・管理 栄養士・薬剤師・MSW	『総合実施計画書』フォルダ内のファイルに、カンファレンス2日前までに予定者の情報を入力。 見本を参考に、各部門漏れのないように！早めに入力しましょう☆ ・入力が終わったら『入力済み』チェックを忘れずに！	期限厳守！ 印刷ができなくなってしまいます！
印刷	計画書係 （リハビリ）	・入力済みの計画書を1部印刷 　・RISO HC3R-HC5500で 　・白黒で 　・給紙トレイは「トレイ2」で （プロパティで設定）	・『プリントアウト済み』チェックを忘れずに！ ・印刷したらすぐに取りに行きましょう！
綴じ込み		・カンファレンス3日前までにカルテに綴じておく。 ※これ以降はリハビリカンファレンスポケット基準参照。	

この項の詳細はリハビリ課マニュアル『リハビリテーション実施計画書マニュアル』を参照

チームアプローチ

リハビリ実施計画書手順 ②

2010/1/28　作成：サクライ

プロセス	担当者	手　順	リスクの予見・回避
保管	カンファレンス係(リハビリ)	・カンファレンス終了後、PT室の机の上にあるBOXに保管する。	
説明	各担当者(リハビリ)	・患者さまもしくは家族に計画書の内容を説明し、サインをもらう。	早めに説明しましょう ・説明者の名前はフルネームで記載！
コピー	各担当者(リハビリ)	・サインをいただいた計画書のコピーをとり、コピーを患者もしくは家族に渡す。	・日付や名前など記入漏れがないかチェック
保存	各担当者(リハビリ)	・サインをいただいた計画書の原本をカルテ内に綴じる。	

カンファレンス以降に処方された患者は？

| | 処方箋係(リハビリ) | ・新患と同様の手順でファイルを作成し、『カンファレンス後に処方』フォルダに保存する。　25日まで | 計画書依頼用紙に入力し各部署へ配布 |
| | 各担当者(リハビリ) | ・全部署入力が完了した事を確認し、印刷。通常フォルダに戻す。当月中に説明・コピー・保存する。 | 連絡漏れのないように |

カンファレンス前に退院が決まったら？

| | 各担当者(リハビリ) | ・退院日が決まり次第　入力を行い印刷。退院までに説明・コピー・保存を行う。 | |

外来患者は？

| | リハビリ | ・翌月分の入力を25日までに行う。 | 月初めのリハビリ時に説明し算定をとります |
| | Dr, Ns | ・月末までに入力。 | |

この項の詳細はリハビリ課マニュアル『リハビリテーション実施計画書マニュアル』を参照

チームアプローチ

ADL変化連携手順

2010/1/30　作成：吉沢

プロセス	担当者	手順	リスクの予見・回避
評価	リハビリ	・病棟でのADLレベルを評価し検討する。	・認知機能や環境を踏まえ能力を評価する。
病棟へ連絡	リハビリ	・病棟で行ってもらいたい方法、または変化のあった能力を病棟へ連絡する。	
リハビリ			
カーデックス記載	リハビリ	・受持ちNsまたはリーダーへ報告カーデックスへ記載し赤枠をつける。	
ADL表変更	リハビリ	・ADL表の変更を行う。変更項目は背景を水色にする。	
テプラで能力記載	リハビリ	・歩行器や杖等を使用する場合は、テプラで能力レベルを記載し添付する。	・病棟での様子など情報交換を行い、常に能力の把握を行っていく。
リハビリミーティングで報告	リハビリ	・朝のリハビリミーティングで変化を報告する。	
病棟			
カーデックス確認	Ns	・カーデックスで内容の確認。	
ナースエイドへ連絡	Ns	・受け持ちナースエイドに連絡。	・情報を共有することで転倒等のリスク管理をスタッフ全員で行っていきましょう。
申し送り	Ns・エイド	・夜勤者→翌日日勤者と申し送りしていく。	
ナースエイド			
申し送りノート記載・確認	エイド	・エイド内の申し送りノートに記載し申し送る。	
エイドミーティングでの報告	エイド	・毎日夕方行うエイドミーティング内で報告する。	

この項の詳細はADL表判定基準・記入運用マニュアル参照
この項の詳細はリハビリテーション適応・終了基準マニュアル参照

チームアプローチ

ターミナルケア基準

2010.1.31 作成：種子田

プロセス	担当者	手　順	リスクの予見・回避
ターミナルケアの判断基準	Dr	・患者さまの現状・今後の治療見込みを考慮し、ターミナルケアの必要性を判断する。	
カンファレンス	Dr・Ns 関連職種	・他職種カンファレンスを開催。ターミナルケアの必要性を検討、合意をもつ	・合意の経緯・責任者・担当者の記載を含めたカンファレンス記録を残す
患者さま・家族の意思確認	Dr・Ns	・患者さま・家族にターミナルケアの必要性を説明し、同意を得る。病状説明書に同意の記録を残し、控えを患者さま・家族に渡す。必ず含める内容　＊患者さまの現在・将来的な病状説〔明〕　＊ターミナルケアの内容　＊治療における他の選択肢　　（メリット・デメリットを含める）	たとえ患者さま・家族が了承したとしても、時間の経過、病状の変化、医学的評価の変更に応じて都度説明を続け同意を得る。また、Drが必要とした場合、同意書の再締結を行う
		＊患者さま・家族の意思確認については　ターミナルケアガイドライン参照	
家族への説明	Dr	・患者さまが要望しない場合を除き家族へのターミナルケアを説明する。　＊患者さまが要望しない限り、説明の内容は患者さま本人にしたものと同一とする	
倫理委員会	院長 倫理委員	・患者さま・家族と医療者とでターミナルケアを含む医療提供に同意を得られない場合、院長は倫理委員会を招集する。	
計画立案	Dr・Ns	・ターミナルケア体制の計画を立案する診療計画・看護計画を患者さま・家族に説明し、同意を得る。	
ターミナルケアの実施	Dr・Ns 担当者	・ターミナル計画に定められたケア体制のもと、最善の医療を提供する。	

チームアプローチ

一般病棟ミーティング運営手順

2010/1/30 作成：加藤

プロセス	担当者	手 順	リスクの予見・回避
ミーティング前日まで	リハビリ	・リハビリパソコン内の「一般病棟ミーティング」フォルダの資料に各担当者が、リハビリの内容、現状、確認事項等を入力する. ・入力後は、内容・担当者名を黒字に変換し、資料末の名前を白字に変換する。	入力忘れがないように、スタッフ全員で声がけを行いましょう。
ミーティング当日朝	リハビリ Ns エイド	・ミーティング参加スタッフが資料を印刷し、看護部に届ける. ・病棟カンファレンスでミーティング資料の内容も含めて検討する ・入浴表に変更を赤字で入力。	ミーティング資料はA・Bチームに1部ずつ
ミーティング	リハビリ Ns エイド	・当日担当者がADL表を印刷しミーティングにて病棟へ渡す. ・司会進行を行い、検討事項を資料に記載。 ・A・Bチームのリーダーが出席、検討事項を病棟欄に記載。抑制についてのファイルを持参。検討内容を抑制検討用紙に記載する。 ・リーダーが出席　検討事項を病棟欄に記載。	
ミーティング後	リハビリ Ns エイド	・資料を切り分け、リハビリエイドが患者さまごとに検討内容をカルテに貼付。 ・入浴表を印刷し、リハビリスタッフルームのファイルにはさむ。 ・検討内容の伝達。 ・検討内容をカルテに記載。検討内容の伝達 ・検討内容の伝達。	印刷忘れなど気をつけよう！

この項の詳細は一般病棟ミーティングマニュアル参照

患者満足

❺ 福祉医療の理解

　近年の社会情勢や高齢化により、当院で治療を受ける患者さま、福祉的医療を利用されている方が増えつつあります。
　当院では透析治療を行っており、福祉医療制度に多くのスタッフが関心を持たなければなりません。特に厚生医療や生活保護については基礎的理解を深め、職員間の連携を図ることが患者さまの利益と信頼につながると思います。また、労働災害や交通事故など医療保険を利用しない治療についても、医事課職員やソーシャルワーカー以外の職員も患者さまに分かりやすく説明できる知識を習得し「正しい」対応を円滑に行うことが望まれます。
　このような連携が充実することにより、患者さまの病院への期待は高まり、同時に業務効率化を高めることにもつながると考えます。

福祉医療の理解

更生医療申請手順 ①

2009/11/17　作成：山中

プロセス	担当者	手　順	リスクの予見・回避
透析患者さまで生活保護受給者の入退院の決定	（各部署）透析室 病棟外来 総務 ↓ 医事課	・入院対象疾患・期間（見込み）の確認。　　《更生医療受給券の入院外来の切替申請作業》	
↓ 意見書作成の確認	医事課	・市役所障害福祉課に意見書作成要否を確認する。　↓　【NO】申請せず、受給者番号継続	確認が必要！
↓ 意見書・申請書作成		【YES】各種申請書の作成　・更生医療支給認定申請書　・所得確認同意書　・身体状況　↓　本人または親族が記入・押印　・医療費概算内訳書	・病院事務が代行申請する場合、本人または親族に、1：必要書類記載　2：書類への押印　上記のため、病院窓口に来院の必要がある。
	医事課	↓　医事課担当者が作成　・更生医療意見書	・検査数値には最新を記載。・CTRは透析室にてMEに測定してもらう。
	医事課	↓　医事課担当者作成	
	院長	院長確認・承認サイン	・書類・前回書類写し・カルテ（必要に応じ）を添付。
↓ 書類準備完了	医事課	・市役所障害福祉課へ郵送する。	・患者さま本人または親族が直接申請する場合は、・更生医療要否意見書。・医療費概算書　作成次第、申請者に渡す。

新規作成

福祉医療の理解

更生医療申請手順 ②

2009/11/17 作成：山中

プロセス	担当者	手　順	リスクの予見・回避

【問合せ先・書類郵送先】
〒371-0014
群馬県前橋市朝日町3丁目36-17　前橋市保健所内
前橋市保健福祉部障害福祉課障害福祉係
　　　　　　　　　　　　　　担当：〇〇〇〇様

Tel　027-220-5711・5712・5713　　Fax　027-223-8856

スムーズな処理を心がけよう！

新規作成

福祉医療の理解

生活保護患者対応手順

2009/9/25　作成：嶺山

プロセス	担当者	手　順	リスクの予見・回避
生活保護患者来院	受付		
生活保護受給票の確認	受付	・生活保護受給票を確認し、カルテを準備する。	・受給票がない場合担当者へ連絡し、市役所に確認をとる。
カルテ準備 / 担当者へ連絡	受付	・医事課担当者へ連絡し、生活保護患者の受診の旨を伝える。	・必ず担当者へ連絡すること！
受診			
市役所連絡	医事課	・市役所へ連絡し、医療券の送付を依頼する。 ・入院の場合は、意見書を依頼する。	
意見書記載	Dr	・市役所意見書が届いたら、主治医が意見書を記載する。	【意見書の有効期間】 入院　→　3ヵ月 外来　→　6ヵ月
市役所郵送	医事課	・Drが記載した意見書を市役所へ郵送する。	
医療券送付	市役所	・市役所から医療券が送付される。	
レセプト請求	医事課	・医療券の公費負担者番号、受給者番号を入力し、レセプト請求する。	・医療券の番号は毎月異なるため、注意！

この項の詳細は医事課マニュアル：生活保護患者対応マニュアルを参照

福祉医療の理解

交通事故患者対応手順

2009/9/25　作成：嶺山

プロセス	担当者	手　順	リスクの予見・回避
交通事故患者来院	受付	交通事故で受診する場合、必ず整形外科にて受診していただくこと！	
損保連絡について確認	受付	・損害保険会社への連絡の有無を確認し、個人情報取り扱いについての同意書をとる。	・個人情報について同意書を忘れずにとること。
カルテ準備／担当者へ連絡	受付	・医事課担当者へ連絡し、交通事故患者の受診の旨を伝える。 ・損保への請求方法により、カルテの記載方法が変わるため、注意して準備する。	・必ず担当者へ連絡すること！ ・処方は、すべて院内処方となる。
受診	Dr		・損保から連絡がない場合、いったん全額にてお支払いいただく。
損保より連絡	損保	・損保より請求方法について、連絡が入る。	
診断書送付	損保	・損保から、同意書と診断書・明細書の記載用紙が送付される。	【交通事故　請求の種類】 新自賠 　→　全額を損保が負担（1.2倍） 保険証使用 　→　保険分を損保が負担
診断書作成	Dr	・診断書を記載する。	・診断書は1ヵ月ごとに必要となる。
明細書作成	医事課	・診療報酬明細書を作成する。	
損保へ請求	医事課	・診断書と明細書を損保へ送付し診療費を請求する。	

この項の詳細は医事課マニュアル：交通事故レセプト請求マニュアルを参照

福祉医療の理解

廃用症候群書類手順

2010/2/3 作成：リハビリ課　舘越

プロセス	担当者	手　順	リスクの予見・回避
廃用症候群書類の作成	計画書係	・廃用症候群の診断名がついている患者さまの処方箋が出たら、係が廃用症候群の書式を作成する。	<書式の場所>　デスクトップ　↓　リハビリ共有　↓　廃用症候群フォルダ
	廃用症候群係	・係がミーティングで各担当者に廃用症候群書類の入力促しをする。	
	各担当者	・各担当者は24日までに必要事項の入力を行う。	遅れると、皆に迷惑かかります
		入力は24日迄	
廃用症候群書類の提出	廃用症候群係	・入力完了したら、係が印刷して、25日に医事課に提出する。	
		医事課提出は２５日	

<備考>
25日以降に新患で廃用症候群の患者さまの処方が出たら‥‥‥？

↓

各担当者が責任をもって、書類作成をすること！！

この項の詳細はリハビリ課マニュアルを廃用症候群マニュアル参照

福祉医療の理解

職員労災請求手順 ①

2009/11/30　作成：伊東

プロセス	担当者	手　順	リスクの予見・回避
誤刺等の事故発生	受傷者	・誤刺や業務上誤ってケガをしてしまった時は、すぐに所属長へ報告をして判断を仰ぐ。	刺したら痛いよ
報告	所属長	・受傷内容を確認し、必要ならばすぐに受傷者を外来受診させる。その際、医事課受付等へ業務上の負傷の旨を伝える。	・感染の危険性の有無は？大丈夫？
労災カルテ準備	医事課	・業務上のケガの連絡があったら、所属長および総務へ確認を取り労災確定ならばカルテ作成する。併せて、労災担当者へ連絡。	・労災に当たるかどうかでカルテ作成に違いがあるので、必ず事務所へも報告を忘れずに！
受診　カルテを医事へ　報告書記入	院長 外来Ns	・誤刺など感染が疑われるケガの時は、感染マニュアルを参考に感染症の採血も行う。	・感染対策のフローをよく見て実施
	受傷者	・受診後早めに『事故報告書』を記入し、所属長へ提出する。	事故報告書
報告書提出	所属長	・記入内容に誤りがないか確認し、『事故報告書』を看護部長へ提出する。	
	【事故報告書の提出ルート】 本人 → 所属長 → 看護部長 → 事務長 → 院長 → 総務課 　　　　　　　　　　　　　　　　　┗→ 医事課(コピー) 　　　　　　　　　　　　　　　　　┗→ 感染対策委員(コピー)		
	看護部長	・報告書へ確認印を押したら、事務長へ書類を回す。	
	事務長	・報告書は確認後、コピーを取り1部を医事課へ渡す。また、感染が疑われる場合は感染対策委員へも1部コピーを渡す。その後、原本は院長へ提出。	・1つでも報告するところが抜けると、その後の請求作業に影響があるよ
	院長 事務長	・事務長より報告を受け、確認印。 ・院長報告後、原本を総務へ。	

この項の詳細は労災請求マニュアルを参照

福祉医療の理解

職員労災請求手順 ②

2009/11/30　作成：伊東

プロセス	担当者	手　順	リスクの予見・回避
書類作成	総務課	・事故報告書が手元にきたら、それを基に『療養補償給付たる療養の給付請求書』等を作成する。	・用紙はコンピューターで読み取る部分は、訂正は不可
		コンピューター読み取り箇所は訂正× 様式第5号（業務災害用）　　様式第16号の3（通勤災害用）	注意しないとね
	受傷者	・総務より依頼があったら、必要事項を記入し、シャチハタではない印鑑にて押印する。	・原因や発生状況は分かりやすく要点を記入すること
医事課へ提出	総務課	・書類ができ上がったら、医事課へ提出。	
	医事課長	・総務から提出された5号用紙等を労災担当者へ渡す。	
	医事課	・事前に渡されている事故報告書とコピーした5号用紙等を、『労災職員誤刺報告書等』ファイルへ綴っておく。	・職員の事故がすぐに確認できるように別ファイルにて保管する
労災レセプト作成・請求	医事課	・労災にて受診をした人のカルテを記載漏れや入力に誤りがないか確認し、レセプトを作成する。	・基本的には診療報酬に準じているが、独自項目もあり、要注意！
		【健保使用と労災請求の違い】 健保　1点⇒10円　　　労災　1点⇒12円 初診料や再診料は点数ではなく、金額にて請求。（初診料：3,640円） ※他にも異なる点あり。請求時に注意が必要！	
		・請求内容に誤りがないか確認後、必要部数コピーを取り医事課長に提出する。（事務長用・課長用・保管用・担当用・経理用）	期限厳守！
送付・提出	医事課	・提出までに発送または提出をする。	

この項の詳細は労災請求マニュアルを参照

患者満足

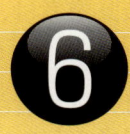

❻ 装具提供の手順

　当院ではさまざまな病気やけがで受診・入院される患者さまに対して治療の一つとして身体の補助をする装具・自助具を提供し使用していただいています。

　装具・自助具はさまざまな疾病により生じた機能障害を軽減する目的で使用されるものであり、医療現場では幅広く利用されています。患者さまの身体的・精神的苦痛を軽減し、生活の質を向上させる目的だけでなく、ご家族の介護負担を軽減するということでも重要な意味合いを持ちます。

　今回、装具・自助具を購入するための手順を作成することで、患者さま・ご家族にとって適切で効果的な装具・自助具を提供することができ、かつ、他職種間で相互理解を深め、業務の円滑化と患者さまへの共通した関わりが可能となることで信頼関係を築いていきたいと思います。

装具提供の手順

病棟義肢装具作成手順 ①

2010/1/30 作成：山口

プロセス	担当者	手　順	リスクの予見・回避
作成指示	Dr 外来Ns	・Drのオーダーを受けた外来Nsは義肢装具業者が直近でいちばん早く来院する日を確認・予約し、外来Nsへ伝える。	・予約したら、しっかり記載し、確認する
	病棟Ns	・外来から連絡を受けた病棟Nsは、ホワイトボード・カーデックス等に記入し申し送る。	・落ちがないようにしっかり記入し申し送る
採型		【予約当日】 ・義肢装具業者は、毎週火曜日に来院するため、それまでにカルテを外来に渡す。 順番は外来患者さまが先なので入院患者さまは、その後となる。順番が来たら、患者さまを整形外来へ送迎する。	・カルテを外来へ渡すのを忘れないこと
	外来Ns	・義肢装具業者に採型してもらい請求する。	
	Dr 装具業者	・Drはカルテに記載する。 ・患者へ納品日と金額、役所での手続きに必要な物が書かれた請求書を渡す。	・理解に乏しい患者へは伝えられない場合があるため、外来Nsから病棟Nsへしっかり申し送りし、請求書のコピーを渡す。
	外来Ns	・採型が済んだら病棟へ連絡し迎えにきてもらう。	
		【 採型の仮合わせへ 】	
仮合わせ		納品までに仮合わせが入ることがある。	
	外来Ns	・外来Nsは、病棟Nsへ仮合わせ日時を連絡しておく。	
	病棟Ns	・当日の朝、カルテを外来へ渡す ・順番になったら、患者さまを外来へ送迎する。	

新規作成

装具提供の手順

病棟義肢装具作成手順 ②

2010/1/30 作成：山口

プロセス	担当者	手　順	リスクの予見・回避
（仮合わせより） ↓ 納　品	外来Ns	・義肢装具業者に調整してもらう。コストは発生しないため、納品日や金額を病棟Nsへ申し送る。	
	病棟Ns	・採型・仮合わせ後、納品日を家族に連絡し、納品当日に装具請求額を持って来ていただく。	・当日、来院できない患者さま・家族には、直接　義肢装具業者へ出向いていただく
	病棟Ns	・当日の朝、カルテを外来へ渡し、連絡が来たら患者さまを外来へ送迎する。	
	外来Ns	・診察後、義肢装具業者へ直接支払い精算していただく。（患者さままたは家族）	・金銭のやり取りなので、しっかり確認。
	Dr	・診察後、市町村役所に提出する書類を作成する。	
	外来Ns	・領収書と書類を医事課へ提出する。	
	医事課	・コピーなどが済んだら、領収書・書類を患者さま（または家族）に渡す。	

新規作成

装具提供の手順

リハビリ（杖・靴・自助具）購入手順

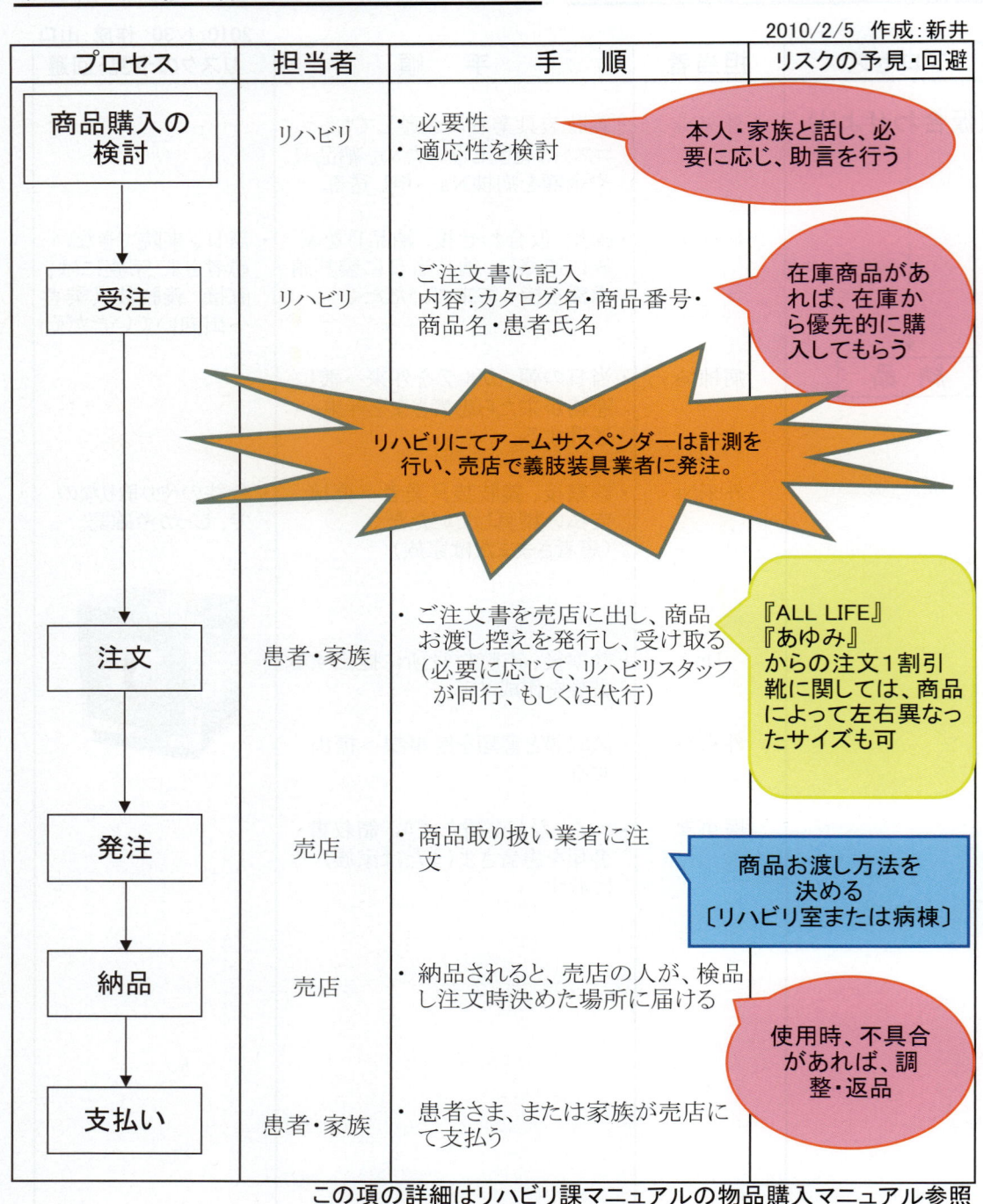

2010/2/5　作成：新井

プロセス	担当者	手　順	リスクの予見・回避
商品購入の検討	リハビリ	・必要性 ・適応性を検討	本人・家族と話し、必要に応じ、助言を行う
受注	リハビリ	・ご注文書に記入 内容：カタログ名・商品番号・商品名・患者氏名	在庫商品があれば、在庫から優先的に購入してもらう
注文	患者・家族	・ご注文書を売店に出し、商品お渡し控えを発行し、受け取る（必要に応じて、リハビリスタッフが同行、もしくは代行）	『ALL LIFE』『あゆみ』からの注文1割引　靴に関しては、商品によって左右異なったサイズも可
発注	売店	・商品取り扱い業者に注文	商品お渡し方法を決める〔リハビリ室または病棟〕
納品	売店	・納品されると、売店の人が、検品し注文時決めた場所に届ける	使用時、不具合があれば、調整・返品
支払い	患者・家族	・患者さま、または家族が売店にて支払う	

※リハビリにてアームサスペンダーは計測を行い、売店で義肢装具業者に発注。

この項の詳細はリハビリ課マニュアルの物品購入マニュアル参照

患者満足

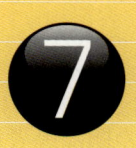

❼ 委託サービス

　入院患者のご家族が、何らかの理由で患者さまの私物の衣類を自宅で洗濯することが困難な場合、あるいは一人暮らしの患者さまの場合、リネン業者にクリーニングを委託しています。しかし、クリーニングから戻ると依頼していた枚数と違っていたり、衣類が損傷していたりと、さまざまなトラブルが生じています。また、理（美）容を希望する患者さまの家族が「カット券」を購入して患者さまに渡したが紛失するケースなどが発生していました。
　クリーニングや訪問理（美）容には、多くの部署が関わっており、そのどこかで起こってしまうトラブルを取り除いていかなければなりません。患者さまやご家族のために導入したシステムであるからこそ、この手順を活用していただき、信頼できるサービスを提供したいと思います。

委託サービス

私物クリーニング管理手順

2009/12/10 作成:太田

プロセス	担当者	手　順	リスクの予見・回避
確認・準備	看護師・エイド	・入院患者さまで私物クリーニングを希望する方がいる場合、クリーニング利用者表に氏名を記入 ※ 1ネットにつき洗濯代 630円 ※ 回収日：月・水・金 ※ 納品日：火・木・土	・エイドリーダーは記入を忘れずに！
実施	エイド	・利用者の清拭日・入浴日には確認し回収する 便汚染した衣類はこちらで手洗いした後、袋に入れクリーニングへ出す	
納品伝票記入	エイド	※ 記入について 1. 何階病棟かを記入 2. 番号はネット番号を記入 3. 名前の欄に患者氏名を記入 4. 大の欄に品名（バスタオル・パジャマ等）を記入 5. 中の欄に数量を記入 6. 小の欄は備考とする 7. 引き取り日と納品日は、未記入 8. 下の欄外にチェックをした職員（2名）の 　氏名 と 日付、出 と記入する 8. 記入の際、1人1枚（3枚複写で1ネット）とし、下2枚を切り取り透明のケースの中へ入れ、最後にネットの中へ入れる	・職員は必ず2名で!! ・品名は細かく明確に！
クリーニングの返却	エイド	※ 返却について 1. ネットの中に3枚複写のうち、1枚が戻ってくる 2. 複写1枚と表紙を照合し、備考欄にレ点で記入 3. 下の欄外にチェックをした職員（2名）の 　氏名 と 日付、戻 と記入する 4. 品物がすべてある場合は利用者へ返却する 5. チェック済の複写紙は総務課のケースへ	・職員は必ず2名で!! ・品物がすべて返却されているかチェック!!
問題発生時	エイド ↓ 総務課	※ 返却後、欠品や破損、色落ち等見られた場合総務課へ(501)連絡し、東洋リネンへ	・品物を残しておく！ 返品理由を記入！
クリーニング業者	総務課より連絡	連絡先：東洋リネンサプライ株式会社 　　　　027－372－7002	・不明な点は。 　　総務課へ！

新規作成

委託サービス

訪問理（美）容手順

2010/2/3　作成：小此木

プロセス	担当者	手　順	リスクの予見・回避
理（美）容券発行	受付	・入院中の家族の方や本人からカット券の申し込みがあったら、支払い代金一時預かり授受簿を金庫から出してもらい、理「美」容券と授受簿に購入の日付・名前・金額・内容を記入し、受領印の場所に、割印を押す。	・割印はしっかり半分になるように押す。 ・療養病棟はパーマ、毛染めもできる。
	病棟スタッフ	・購入者に、病棟スタッフに渡すように伝え、受付者も病棟に連絡し購入を伝える。	・患者さま本人が持ったままでは、紛失の恐れがあるので、必ず病棟のスタッフがお預かりする。
	受付	・作業終了後、支払代金一時預かり授受簿は、速やかに戻す。	・ファイルには、現金も入っているので、すぐに戻す。
理（美）容前日	エイド	・訪問理容業者に連絡を入れ、リストを記入し総務に下ろす。	・リストがないと業者さんは困ります。
理（美）容当日	総務	・訪問美容の当日、美容師に、受付にて訪問理（美）容利用者リストを渡し、お願いをする。	
		・美容師の作業終了後、総務にて現金を渡し、領収書をいただく。領収書は各病棟に上げ、患者さままたは家族にお渡しする。	・当日体調により、キャンセルの場合もあるので注意する。
キャンセル対応	総務	・申し込み終了後、退院など、体調の都合などでキャンセルの場合、購入した理（美）容券を返却していただき代金をお返しする。	お金の管理はしっかりと！
	総務	・返却になった理（美）容券は、支払代金一時預かり授受簿にホッチキスでしっかり止め、赤字でキャンセルと書く。	

新規作成

患者満足

❽ 健（検）診・診断書

　平成20年4月より、生活習慣病を効果的に予防するために特定健診が開始されました。特定健診が保険者の義務となったことにより、健（検）診に対する需要の割合が当院でも大きくなりつつあります。
　サービスの質を問われる今、増加する健（検）診に対してよりスムーズな対応が必要とされることから、この手順書で雑多になりつつあった健（検）診業務が整理されサービスの向上につながることを期待しています。
　また、数多くある診断書と呼ばれる書類に対しても、患者さまの生活に直結する場合もあり、迅速な対応が必要とされています。そのため、診断書を作成する繁忙な医師をサポートし、患者さまのニーズに少しでも応えるため、その流れを理解し、臨機応変な対応を可能にする目的でこの手順書が作成されました。

健(検)診・診断書

個人健(検)診予約手順

2009/11/22　作成:鈴木

プロセス	担当者	手　順	リスクの予見・回避
電話にて予約	総務課 医事課	・電話を医事課に回す。 ・電話を受け取る。	・できる内容か、できない内容か確認し、判断する。 ・できなければ断ることも　大切です！
直接窓口にて予約	医事課	・受けたい項目を聞く。	
↓	医事課 検査課 外来 放射線課	・希望日を聞く。 (イントラで空き状況を確認) 当日・前日の場合は各部署 に受けてよいか確認する (可能であれば受け入れる)	・結果をいつまでにほしいのかを聞いておく。
	医事課	・記入用紙があるか確認し、なければ用意する。 ・受診歴の確認。 新患であれば氏名・生年月日 ・性別連絡先を聞きカルテ作成 ・注意事項を話す。 ・時間・朝食抜き等・・・。 ・再度確認。	（s）診察券・保険証を忘れずに　☺ 血液検査のある人は食事抜きで　☺
検査当日	外来・検査 放射線	・各部署で分かるようにイントラに載せる。 ・料金を計算し、請求書を作っておくと親切。	

この項の詳細は健(検)診マニュアルを参照

健(検)診・診断書

健(検)診手順

2009/11/10　作成：轟木

プロセス	担当者	手　順	リスクの予見・回避
健(検)診受診者票を受け取る	外来Ns	・医事課より健(検)診依頼票を受け取る。	
健診準備	外来Ns	・受診者票を確認。 ・健(検)診チェックリスト。 ・検査伝票、スピッツ(検査容器)検尿カップなどを揃える。	・年齢により検査項目が異なる場合があります！！ ・依頼票を確認し必ずダブルチェックを行う。
健診の実施	外来Ns	・カルテを受付順に受け取る。 ・伝票上紙をはぎファイルへ保管。 ・チェックリスト、伝票、スピッツを持ち受診者を外来へ案内する。 ・身長、体重、腹囲、採血、視力検査を行う。 ・放射線、検査課へ案内。 ※検査は、人数・性別により臨機応変に進める。	・名前とスピッツは、合っているか確認 ・採尿は、済んだか？食事時間の確認を忘れず行う。
診察	外来Ns	・資料を揃えカルテの保険外当日欄に挟みデスクへ並べる。	・記入漏れ、検査漏れは、ないか最終確認！
	Dr 外来Ns	・診察後カルテにサイン健(検)診用紙に記載する。 ※同意書が必要な検査(胃透視)は、診察時Drより説明をし、前投与などの指示を戴く。診察後放射線課へ電話、確認してから検査へご案内する。	・前投薬を必要な検査は、注射箋を忘れずに！ 薬剤のダブルチェック
受診後の対応	外来Ns	・医師サイン確認。健(検)診用紙、伝票、資料をまとめ会計へ。 ※受診者は、ロビーでお待ちいただくよう伝える。	・同意書は、いただきましたか？

この項の詳細は看護業務手順No.1管理業務の項を参照

健(検)診・診断書

企業・メタボ検診手順 ①

2009/11/25 作成:鈴木

プロセス	担当者	手順	リスクの予見・回避
電話にて予約	総務課 医事課	・電話を医事課に回す ・電話を受け取る	
直接窓口にて予約	医事課	・受けたい項目を聞く	・できる内容か、できない内容か確認し、判断する。 ・できなければ断ることも大切です！
	医事課 検査課 外来 放射線課	・希望日を聞く （イントラで空き状況を確認） ・当日・前日の場合は各部署に受けてよいか確認する （可能であれば受け入れる） ・受診歴の確認 ・希望者の氏名・生年月日・性別をFAXしてもらいカルテ作成 ・または電話・窓口にて聞く ・注意事項を話し、再度確認 ・メタボ検診は定期等の受診と、同日には受けられず、すぐに検査が出るので、同日中に聞いて帰っていただく	・結果をいつまでにほしいのかを聞いておく(企業) 後のトラブルの元。 **血液検査・胃透視は食事はダメ！！** **保険証・診察券を忘れずに**
		予約完了	
患者さま来院までの準備	検査課 外来 放射線課	・イントラ内の検診枠に企業名または名前を入力する ・名簿を作成し、各部署に配布 ・カルテを準備しておく （保険外や印・検査台紙など）	・メタボ検診は別紙に記載をしておくこと。
		患者来院	
患者来院検診終了	受付 受付	・必要事項に記入してもらう ・窓口負担のある人は支払いそうでない人は、検診後は会計なしなのでお帰りいただく	・事前情報が間違えていることがあるのでよく確認する。 ・メタボはこれで終了。

この項の詳細は健(検)診マニュアルを参照

健(検)診・診断書

企業・メタボ検診手順 ②

2009/11/25　作成：鈴木

プロセス	担当者	手　順	リスクの予見・回避
検診後	外来 検査 医事 放射線	・各部署からの検査伝票が医事課の健(検)診担当に来る。	・空腹時か食後かだけはあらかじめ確認しておく。
	医事 Dr	・検診結果が出たら、個人票に記載する。 ・結果をすべて記載したら、Drに判定をお願いする。 ・判定結果が帰ってきたら漏れがないことを確認する。	・間違えないように落ち着いて！
	医事	・送付書類、請求書等を作成 ・売り掛けを作り、企業健(検)診ファイルに保存しておく。	
送付後		**結果送付完了**	
		・検診料金を振り込んでいただいたかを確認する。 ・PC入力をし、実績として、先月分を課長に報告する。	

> 企業健(検)診は、委託業者もあり、その都度、内容・支払いなどが変化します。
> ミスを防ぐため、健(検)診ごとの確認を徹底してください。
> 現在、委託業者8社と提携しています。
> なお、現在の締め切りは健(検)診後約2週間。
> 締め切りに間に合うためには、各部署との連携が
> とても重要です。
> ご協力をお願いします。

この項の詳細は健(検)診マニュアルを参照

健(検)診・診断書

診断書作成手順

2009/12/1 作成：南雲

プロセス	担当者	手　順	リスクの予見・回避
書類作成	書類担当	・書類を受け取ったら、依頼用紙と、書類依頼一覧に記入する。書類に、日付など必要事項を記入しファイルに入れ、Dr記載依頼用紙を貼り準備する。更新などの書類は、前回の書類のコピーと一緒にファイルに入れ依頼する。	・書類によって、当院では記載できない場合もあるので、注意する。 ・書類には、代金が発生することを、書類受取り時に伝える。
書類依頼	担当Dr	・準備のできた書類を、Drに依頼し、記載していただく。	
書類処理	書類担当	・Drが記載し、戻って来た書類に記載漏れがないか確認する。病院名印とDr印を押し、コピーをして、カルテと、各項目別のファイルに綴る。 ・書類には代金が発生するものがほとんどなので、代金一覧表をみて領収書を作成する。 ・一覧表にない特殊な書類は、医事課長に確認し、領収書を作成する。	書類の出来上がりは、1週間程かかりますと伝えようね！
書類渡し	書類担当	・でき上がった書類を、郵送と、連絡をして取りにきていただくものとに分け、所定の場所に処理をする。	・電話連絡時に金額を伝えておく。
	受付窓口	・取りに見えた書類を渡し、代金をいただく。	
	書類担当	・診断書依頼用紙と、書類依頼一覧に渡した日付を記載し、ファイルに綴じる。	・書類には、点数請求するものがあるので注意する。
	書類担当	・連絡をしてもなかなか取りに来られない場合は、もう一度、連絡をし、早めに処理をする。	

この項の詳細は書類マニュアルを参照すること

患者満足

❾ 会計の案内

　患者満足度を向上させるサービスの一つとして、待ち時間の短縮が必ずあげられます。当院のアンケート結果でも、会計での待ち時間が長いというご意見を毎回いただくため、その都度、関係部署で反省や検討を重ねてきました。しかし、なかなか目に見える改善にまで至らないのが現状です。

　また、いったん会計を出した後に追加の伝票が出るというパターンが当院では時々見られます。ここでもロスタイムは発生しています。これは会計の流れを理解していないスタッフがいるため起きる現象ですが、これは患者さまにとってまったく弁明できない当院の失態ともいうべきものです。診察と会計待ちでは同じ時間でも患者さまの心理は大きく異なるものだと、立場が変われば共感し理解できます。

　今回、この手順書を作成することで、関係するスタッフのプロとしての習熟度のアップを図りたいと思います。

会計の案内

外来会計手順

2009/11/27　作成：鈴木

プロセス	担当者	手　順	リスクの予見・回避
外来Nsより カルテ受け取り	Ns 会計担当	・診察終了後、Nsからカルテを受け取る。	診療科札・エンボス・保険証確認欄をチェック
Drソフトへ入力	会計入力担当 Ns・Dr	・印鑑が押されているか、伝票とカルテの記載に相違がないか確認し、薬や検査を入力する（特に管理料記載など）。	疑問があればその都度確認 ここは大事！　:)
	会計入力担当	・もう一度、内容確認し、定期処方（処方内容）に変更があれば、ラベルを発行し、カルテ貼付後領収書を発行する。	
	会計入力担当	・処方箋をもう一度自己確認し、入力者以外（会計担当）に確認（ダブルチェック）してもらう。	間違えていないかよく見てね　:)
会　　計	会計担当	・会計。	
	会計担当	・会計終了後カルテをラックの上段に片付ける。	
	会計入力担当	・終了後カルテの記載内容、薬、検査等ふまえ、Drに確認後病名をつける。	これが後々大事！！（レセプトなど）
	会計入力担当	・下のラックにカルテをしまう。	

この項の詳細は会計業務マニュアルを参照

会計の案内

訪問リハビリ請求手順

2009/9/25　作成：嶺山

プロセス	担当者	手　　順	リスクの予見・回避
訪問リハビリ実績入力	リハビリケアマネ	・サービス提供翌月始めに、1ヵ月間の訪問リハビリの実績を入力。 ・ケアマネが当院にて担当する場合は、ケアマネが実績入力を行う。	・入力・出力作業はすべて相談室PCのナビ請求にて行う。
訪問リハビリ請求	医事課	・介護保険証等、登録情報を確認する。 ・訪問リハビリの実績より明細書を作成する。 ・サービス提供票の実績と明細書を確認し、提出用FDを作成。 ・領収書、請求書、口座振替案内を等出力する。	明細書の提出はFDにて行う。
FD提出	MSW	・FDを提出期限までに国保連合会へ提出。	
領収書請求書振替案内準備	医事課	・口座振替処理結果が出たら、入金を確認する。確認後、領収書、請求書、口座振替案内を患者別に準備し、リハビリ担当へ渡す。 ・未収分を確認する。	【口座振替日】毎月 27日（土日祝日の場合翌月曜日）
領収書請求書振替案内お渡し	リハビリ	・領収書、請求書、口座振替案内を訪問時に患者に渡す。	訪問リハビリの休止・終了はリハビリから連絡が入るよ
領収書郵送	医事課	・訪問リハビリがすでに終了している場合は、領収書を自宅へ郵送する。	

この項の詳細は医事課マニュアル：訪問リハビリ請求マニュアルを参照

会計の案内

退院会計手順 ①

2010/2/4　作成：伊東

プロセス	担当者	手順	リスクの予見・回避
退院決定	Dr MSW 病棟Ns	・Drより退院指示があり、本人や家族の意向を踏まえて退院日が決定する。 ・退院日が決定したら、病棟医事等に連絡する。	関係部署へ忘れずに連絡してね♪
退院連絡	病棟クラーク 病棟医事 病棟Ns	・薬局、栄養、リハビリ、透析患者は透析室にも退院連絡をする。	
退院準備	病棟クラーク 病棟Ns	・退院セット（退院チェック表、食事箋、退院アンケート、「診療のご案内」等をファイルに用意する。	・事前に準備をすることで退院処理をスムーズにしよう！
伝票作成	病棟Ns	・退院の時間が決定したら、食止め伝票を作成する。 ・食事箋は栄養課へ渡す。	食止めの連絡した？
サマリー作成	病棟Ns リハビリ	・MSWより依頼があった場合は、ケアマネ宛等のサマリーを作成する。	・転院、施設、担当ケアマネ宛にサマリーが必要！
退院時投薬の日数確認	薬剤課 病棟医事	・主治医へ退院時処方の日数を確認し、調剤をする。 ・薬剤課へ日数を確認し、退院時処方の内容を入力する。	・次回、いつ頃どこへ受診予定かを把握しておくことが大事。
指導等の確認	病棟医事 薬剤課 栄養課 リハビリ	・病棟医事は、薬剤課および栄養課へ退院時指導の有無を確認。 ・リハビリへは『退院日リハビリ確認伝票』を出して記入後もらう。	退院日リハビリ確認伝票
退院証明書等作成	Dr 病棟医事	・『退院療養計画書』および必要に応じて『診療情報提供書』作成。 ・主治医に確認をして、『退院証明書』を作成する。	退院療養計画書 診療情報提供書 退院証明書
（概算連絡）	病棟医事	・MSWや家族より依頼があった場合は、概算の連絡をする。	

新規作成

会計の案内

退院会計手順 ②

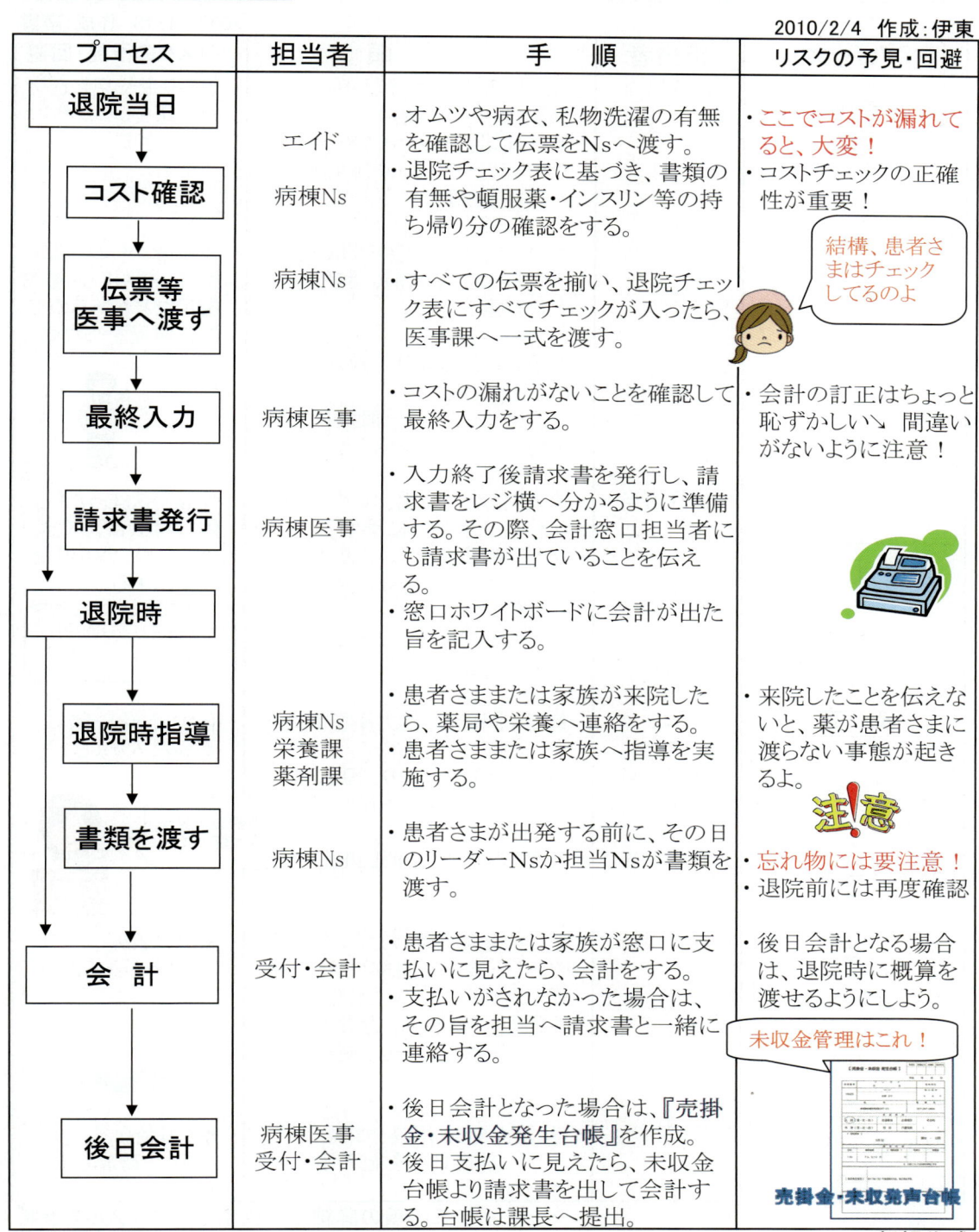

2010/2/4　作成：伊東

プロセス	担当者	手　順	リスクの予見・回避
退院当日 → コスト確認	エイド 病棟Ns	・オムツや病衣、私物洗濯の有無を確認して伝票をNsへ渡す。 ・退院チェック表に基づき、書類の有無や頓服薬・インスリン等の持ち帰り分の確認をする。	ここでコストが漏れてると、大変！ ・コストチェックの正確性が重要！ 結構、患者さまはチェックしてるのよ
伝票等医事へ渡す	病棟Ns	・すべての伝票を揃い、退院チェック表にすべてチェックが入ったら、医事課へ一式を渡す。	
最終入力	病棟医事	・コストの漏れがないことを確認して最終入力をする。	・会計の訂正はちょっと恥ずかしい♡　間違いがないように注意！
請求書発行 → 退院時	病棟医事	・入力終了後請求書を発行し、請求書をレジ横へ分かるように準備する。その際、会計窓口担当者にも請求書が出ていることを伝える。 ・窓口ホワイトボードに会計が出た旨を記入する。	
退院時指導	病棟Ns 栄養課 薬剤課	・患者さままたは家族が来院したら、薬局や栄養へ連絡をする。 ・患者さままたは家族へ指導を実施する。	・来院したことを伝えないと、薬が患者さまに渡らない事態が起きるよ。
書類を渡す	病棟Ns	・患者さまが出発する前に、その日のリーダーNsか担当Nsが書類を渡す。	忘れ物には要注意！ ・退院前には再度確認
会　計	受付・会計	・患者さままたは家族が窓口に支払いに見えたら、会計をする。 ・支払いがされなかった場合は、その旨を担当へ請求書と一緒に連絡する。	・後日会計となる場合は、退院時に概算を渡せるようにしよう。 未収金管理はこれ！
後日会計	病棟医事 受付・会計	・後日会計となった場合は、『売掛金・未収金発生台帳』を作成。 ・後日支払いに見えたら、未収金台帳より請求書を出して会計する。台帳は課長へ提出。	売掛金・未収発声台帳

新規作成

会計の案内

休日の（事務日直）手順

2009/11/18　作成：南雲

プロセス	担当者	手順	リスクの予見・回避
当直者からの引き継ぎ	日直担当	・来院患者カルテ、預かり金、申し送り事項の確認。 ・当直日誌、PHS、マスターキーセコムカードの入っている用具一式を受け取る。	・預かり金や申し送りの確認をしっかりしておきましょう。
電話応対	日直担当 Dr Ns	・外線より、診察希望の問い合わせがあったら、名前、受診歴、症状を聞く。 ・当番のDrに連絡し、症状を伝え指示を受ける。 受診になったら、一般病棟Nsに連絡をして状況を伝える。	・救急隊からの連絡の場合、細かい連絡や指示などがあるのでDrに電話をつなぐ。
外来診察準備	日直担当	・外来開錠し、照明、エアコンを入れ診察できるように準備。 ・カルテの準備をして、患者さまが来院したら、Dr・Nsに再度連絡をする。	・受診が決まったら、休日は会計ができないため、預かり金の話をする。 保健証有り　5,000円 保健証無し　10,000円
診察	Dr	・外来にて診察。	
処方	Ns	・薬局を開錠し、処方薬を準備。	・必ず、Nsと一緒に薬局に入りましょう。
外来診療終了	日直担当	・預かり金を受け取り、預かり証を渡す、返金の説明をする。	薬の紛失があった時大変！！
外来診察室片付け	日直担当	・照明、エアコンを消し外来閉錠。	
ステルベン対応	日直担当	・死亡の連絡を受けたら、氏名を確認し、霊安室開錠し祭壇の電源を入れ、湯のみに水を入れ、外扉のロック解除。患者さまが帰宅後、後片付けをし、施錠。	・宗教により、しきたりがあるので注意！
当直者へ引き継ぎ	日直担当	・申し送りをし、用具一式を渡す。一日の業務日誌を記入する。	・預かり金など、きちんと確認して送る。

この項の詳細は日直手順マニュアルを参照

患者満足

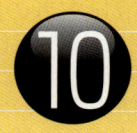

⑩ 患者サービスに関わる付録

　医療機関における患者満足は、何といっても「納得のいく医療」だと思います。しかし、納得できる質の高い医療には多くの要素が複合的に一体化した時に患者満足という評価に変わるものだといえます。心ある患者さまは病院を見捨てることなく教訓を与えてくださいます。
　しかし、それに応える意識や知識が私たちに備わっていなければ、せっかくの情報も忠告も価値を生み出さないことを知らなくてはなりません。組織は横断的なつながりを持ち、患者満足のために自己完結型の仕事をしてはならないと思います。
　職員同士が相手の仕事を理解し「部署が違う」とか「管轄が違う」などと患者さまに不利益が生ずることを予想しながら、主体的に問題解決できない業務センスの持ち主は、当院の職業倫理に反していると襟を正して再出発する姿勢を職業人として身につけたいものです。

患者サービスに関わる付録

苦情受付の手順

2009/11/4　作成：伊東

プロセス	担当者	手順	リスクの予見・回避
口頭での苦情受付	医事課 外来Ns 他職員	・受付窓口や外来、その他各部署にて口頭で苦情を受ける。 ・苦情申出者氏名や立場を確認。 ・苦情のポイントを理解し、苦情の内容をよく聞く。	・苦情を受ける場所の考慮 ・的確な内容理解 ・真摯な姿勢が必要
対応レベル《段階1》 受付者による対応	苦情受付者	・苦情内容を確認し、その場で対処できるものは対処する。 （謝罪および苦情に対する対処）	・1に謝罪2に説明 ・感情的な対応はNG
対応レベル《段階2》 所属長・事務長による対応	所属長 事務長	・苦情対応者の謝罪でも対処しきれなかった時（職員の応対等）や病院業務全般についてまたは、苦情者からの要望があった時はすぐに所属長や事務長に連絡して、所属長・事務長による対応。	・素早い判断が必要 ・所属長への迅速かつ的確な内容伝達 迅速な対応が大事！
対応レベル《段階3》 病院長・事務長による対応	病院長 事務長	・病院全体についての苦情の時は病院長および事務長が対応する。	・病院としての意見となることを留意する
苦情対応カードの記入	苦情受付者	・『苦情対応カード』を記入する。 ・苦情内容から対策まで分かる範囲で記入する。	・簡潔かつ分かりやすい記載方法に留意
カードの提出と内容の報告	苦情受付者	・『苦情対応カード』を提出。 ・苦情の内容および対応内容を所属長に報告する。	・内容の矛盾や誤字、追記等のチェックを行う
提出と報告	所属長	・内容・対処の概要を報告する。	・省略した内容があれば口頭で補足する ・事実と異なる伝達にならないよう注意
報告	事務長	・病院長に報告する。	
保管	事務長 総務課	・苦情受付綴りに綴じて保管。	・事務所内にて保管 ・情報の流出に注意

この項の詳細は受付業務：苦情処理マニュアル参照

患者サービスに関わる付録

コードホワイト対応手順

2010/1/25 作成：鈴木

プロセス	担当者	手　順	リスクの予見・回避
院内暴力のレベル		レベル1： 暴言・脅迫 レベル2： 器物破損 レベル3： 医療処置を要する障害 レベル4： 生死に関わる重大な障害	
レベル2以上			
院内暴力発生 （平日）	全員	・院内暴力が発生。（レベル2以上） 　院長　　　（内線：○○○） 　事務長　　（内線：○○○） 　看護部長（内線：○○○）に連絡。	・常に出入り口側に立って、避難路を確保しておく。 ・ハサミなど鋭利な物は、患者から離して置く。
	事務長	総務課（男性）にコードホワイトを要請。	
	総務課（男性）	・直ちに現場へ急行。 　説得し、やめない場合は 　前橋警察署（252-0110）へ連絡。	・暴力を受けそうになったときは、とにかく逃げる。 ・1対1では対応しない。（2人以上で対応）
院内暴力発生 （日曜・祭日）	全員	・院内暴力が発生。 　日直Dr(内線：○○○) 　事務日直(内線：○○○)に連絡。	
	事務日直	・直ちに現場へ急行。 　説得し、やめない場合は 　前橋警察署（252-0110）へ連絡。	
院内暴力発生 （夜間）	全員	・院内暴力が発生。 　当直Dr(内線：○○○) 　事務当直(内線：○○○)に連絡。	
	事務当直	・直ちに現場へ急行。 　説得し、やめない場合は 　前橋警察署（252-0110）へ連絡。	

新規作成

患者サービスに関わる付録

倫理問題検討に関する基準

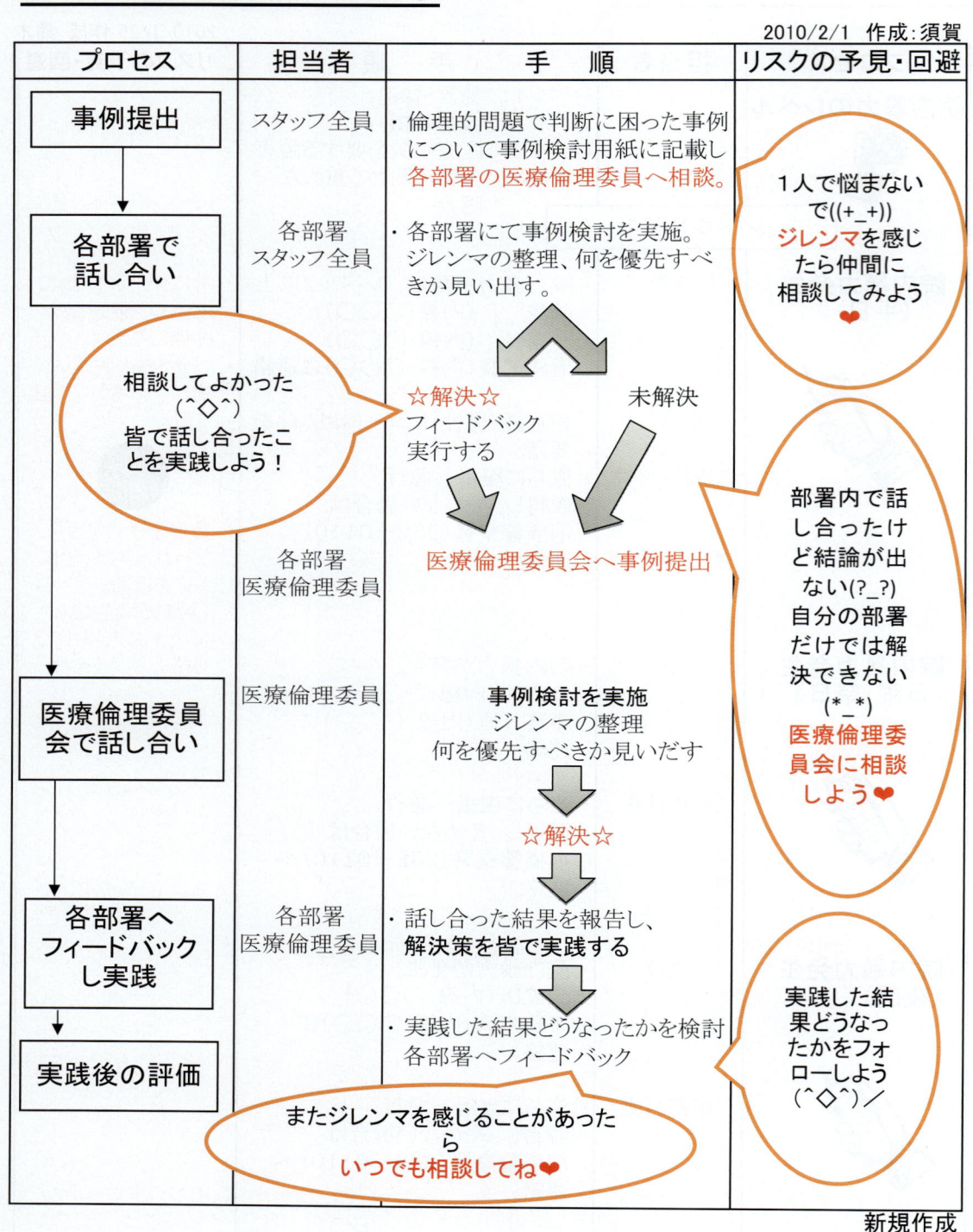

2010/2/1 作成:須賀

プロセス	担当者	手　順	リスクの予見・回避
事例提出	スタッフ全員	・倫理的問題で判断に困った事例について事例検討用紙に記載し**各部署の医療倫理委員へ相談。**	1人で悩まないで((+_+))**ジレンマ**を感じたら仲間に相談してみよう❤
各部署で話し合い	各部署スタッフ全員	・各部署にて事例検討を実施。ジレンマの整理、何を優先すべきか見い出す。　　☆解決☆　未解決　フィードバック実行する　　医療倫理委員会へ事例提出	相談してよかった(^◇^)皆で話し合ったことを実践しよう！　　部署内で話し合ったけど結論が出ない(?_?)自分の部署だけでは解決できない(*_*)**医療倫理委員会に相談しよう**❤
医療倫理委員会で話し合い	各部署医療倫理委員　医療倫理委員	**事例検討を実施**ジレンマの整理何を優先すべきか見いだす☆解決☆	
各部署へフィードバックし実践	各部署医療倫理委員	・話し合った結果を報告し、**解決策を皆で実践する**・実践した結果どうなったかを検討各部署へフィードバック	実践した結果どうなったかをフォローしよう(^◇^)／
実践後の評価			またジレンマを感じることがあったら**いつでも相談してね**❤

新規作成

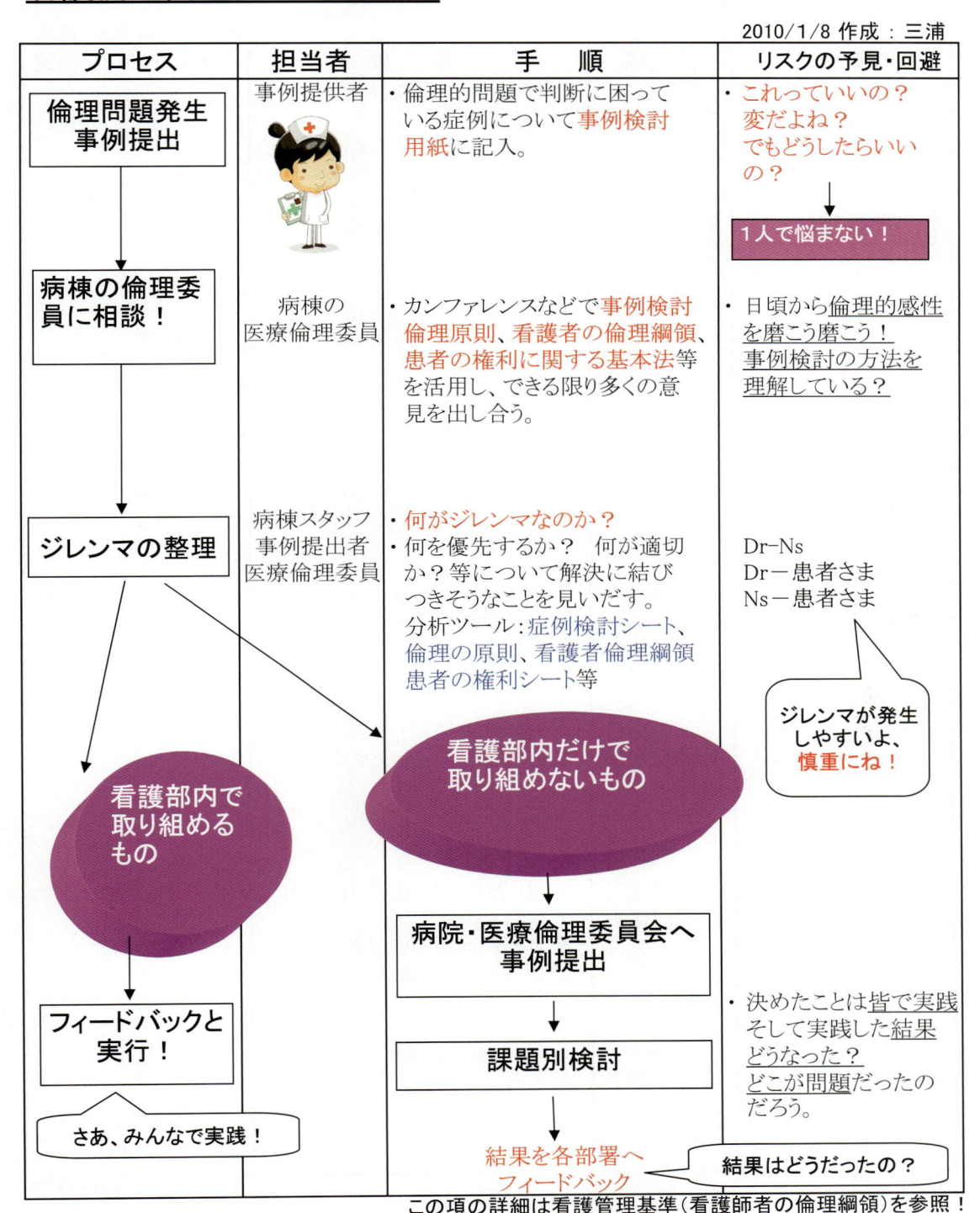

患者サービスに関わる付録

看護倫理問題発生時の対応

2010/1/8 作成：三浦

プロセス	担当者	手　順	リスクの予見・回避
倫理問題発生 事例提出	事例提供者	・倫理的問題で判断に困っている症例について事例検討用紙に記入。	・これっていいの？変だよね？でもどうしたらいいの？　→　1人で悩まない！
病棟の倫理委員に相談！	病棟の医療倫理委員	・カンファレンスなどで事例検討 倫理原則、看護者の倫理綱領、患者の権利に関する基本法等を活用し、できる限り多くの意見を出し合う。	・日頃から倫理的感性を磨こう磨こう！事例検討の方法を理解している？
ジレンマの整理	病棟スタッフ 事例提出者 医療倫理委員	・何がジレンマなのか？ ・何を優先するか？　何が適切か？等について解決に結びつきそうなことを見いだす。 分析ツール：症例検討シート、倫理の原則、看護者倫理綱領 患者の権利シート等	Dr-Ns Dr－患者さま Ns－患者さま ジレンマが発生しやすいよ、慎重にね！

→ 看護部内で取り組めるもの

→ 看護部内だけで取り組めないもの
　↓
病院・医療倫理委員会へ事例提出
　↓
課題別検討
　↓
結果を各部署へフィードバック

フィードバックと実行！
さあ、みんなで実践！

・決めたことは皆で実践 そして実践した結果 どうなった？ どこが問題だったのだろう。

結果はどうだったの？

この項の詳細は看護管理基準（看護師者の倫理綱領）を参照！

患者サービスに関わる付録

透析患者送迎手順 ①

2009/12/10 作成:清水

プロセス	担当者	手　順	リスクの予見・回避
送迎依頼	透析職員または相談員 送迎表担当	・透析職員または相談員より送迎の依頼がくる。	・必ず送迎表担当に話をする。
概要確認 → (OK/NG) → 送迎不可	透析職員または相談員 送迎表担当	・住所、曜日、時間、車いす有無、患者さまの状態を確認し、送迎できるか相談する。	・送迎範囲などによりできないこともある。
詳細確認	患者 送迎表担当	・上記項目を詳しく確認する。車いすの場合は、送迎時家族等はいるか、家の玄関の状態等を確認する。	・普通に歩けるか、普通に会話ができることも重要。
地図作成	送迎表担当	・住宅明細図から患者さまの自宅付近地図を作成する。	・手書き、インターネットでも可。
運転手説明	送迎表担当 送迎運転手	・上記の送迎開始。患者さまの内容を説明し送迎を決定する。	
運転手周知	送迎表担当 送迎運転手	・作成した地図を運転手に配布する。 ・配車表に追加し配布する。 ・送迎用白板にも記入する。	・担当運転手には、口頭でも確認。 ・送迎運転手は必ず送迎用白板を確認。
送迎開始	患者 送迎運転手	・地図・配車表を基に、送迎を開始する。	・初回送迎運転手は正確な時間、位置を再度確認。

新規作成

患者サービスに関わる付録

透析患者送迎手順 ②

2009/12/10 作成：清水

プロセス	担当者	手　順	リスクの予見・回避
入院時			
入　院	病棟Ns 透析室Ns	・外来・病棟Nsから透析室Nsに連絡をする。	・必ず連絡をする。
入院の連絡	透析室Ns 送迎表担当	・透析室Nsより、送迎表担当者に「X日から入院のため送迎不要」との連絡をする。	・事務職員が受けた場合には、必ず送迎表担当者に報告。
運転手周知	送迎表担当 送迎運転手	・送迎用白板に送迎不要を記入。 ・配車表に斜線を引く。	・送迎運転手は必ず送迎用白板を確認。 ・担当送迎運転手には口頭でも確認。
送迎中止	送迎運転手	・患者さまが入院になったら送迎を中止する。	・日付を間違えないように！
退院時			
退　院	病棟Ns 透析室Ns	・病棟Nsから透析室Nsに退院の連絡をする。	・必ず連絡をする。
退院の連絡	透析室Ns 送迎表担当	・透析室Nsより、送迎表担当者に「X日から退院のため送迎開始」との連絡を入れる。	・事務職員が受けた場合には、必ず送迎表担当者に報告。
運転手周知	送迎表担当 送迎運転手	・送迎用白板に送迎必要を記入。 ・配車表の斜線をとる。	・送迎運転手は必ず送迎用白板を確認。 ・担当送迎運転手には口頭でも確認。
送迎再開	送迎運転手	・患者さまが退院したら送迎を再開する。	・日付を間違えないように！

新規作成

患者サービスに関わる付録

食事箋使用手順

2010/1/28　作成：中西

プロセス	担当者	手　順	リスクの予見・回避
患者さま入院 食事療法の変更 ↓ 食事箋の記入	Dr Ns	・指示栄養素量・食事形態・禁止物等の記入。	身長・体重・サインは抜けてない？？ ・内容の記入漏れ。
↓ 食事箋の発行	Ns	・記入漏れ、間違いがないか確認。 ◆すぐに食出しが必要な場合 直接伝票を厨房に持っていく。 ◆食出しまで時間の余裕がある場合下膳車上段に設置してある伝票専用ケースに入れる。	**対応時間の厳守** 朝食：9時まで 昼食：13時30分まで 夕食：18時50分まで この時間以降は食事を破棄してしまうため、食事が出ません！！ 分かりにくい字で書いてない？出す前にもう一度確認！
↓ 食札の作成	厨房栄養士	・食事箋に従い、食札を作成する。	・伝票内容の見間違い。
↓ 食事の作成	厨房調理師	・食札に従い、食事を作成する。	
↓ 食事の配膳	厨房スタッフ		ちゃんと指示されたものが出てる？間違って食べられない食形態で出てない？
↓ 食事の確認	Ns 管理栄養士	・指示された内容どおりの食事が提供されていることを確認する。 ＊食事箋（別紙）は入院時、医師の指示による食事療法の変更があった場合に発行。	・指示された内容と違うものを提供。

この項の詳細は食事伝票使用基準を参照

カルテ用

食 事 箋

登録番号
氏名
生年月日

性別

□ 加算　　□ 非加算

	医 師
	看 護 師

区分	開始・変更・禁食	実施日	年　　月　　日（朝・昼・夕）より
病名			身長　　　　　　cm
			体重　　　　　　kg

	（該当疾患名）
1、蛋白コントロール食 （蛋白質） 30・35・40・45・50・55・60・65・70 （g） （エネルギー） 1200・1400・1600・1800・2000 （kcal）	・腎不全 ・ネフローゼ ・糸球体腎炎 ・糖尿病性腎症
2、エネルギーコントロール食 （エネルギー） 1200・1400・1600・1800・2000 （kcal）	・糖尿病　　　・痛風 ・脂質異常症　・貧血 ・心臓疾患　　・高血圧 ・肝硬変 ・肝臓（回復期・慢性期）
3、脂質コントロール食 （ 1600kcal　脂質30g ）	・脂質異常症 ・肝臓（急性期） ・膵臓疾患 ・胆石症
4、アミノレバンEN併用食　　（ 1800kcal　蛋白質70g ）	・肝硬変 　（アミノバンEN3包/日服用）
5、易消化食	・胃潰瘍 ・十二指腸潰瘍
6、検査食 （ 注腸検査食 ・ ヨード検査食 　　）	・特別な検査
7、一般食　　（ 1400 ・ 1600 ・ 1800kcal ）	
8、流動食	
9、経管栄養　　　　朝　　　　　　　昼　　　　　　　夕	

形態	主食	米飯 ・ 軟飯 ・ 全粥 ・ 7分 ・ 5分 ・ 3分 ・ ペースト
	副食	常菜 ・ 軟菜 ・ きざみ ・ 超きざみ ・ ペースト
その他	□ワーファリンの服用 □Ca拮抗薬の服用 □牛乳禁止（代替： ヨーグルト ・ ヤクルト ） □透析日（月・水・金　火・木・土 ／　12時便 ・ 14時便 ・ PM ） □禁止食品（嗜好：　　　　　　　　　　　　　　　　　　） 　　　　　　（アレルギー：　　　　　　　　　　　　　　　） □その他	

患者サービスに関わる付録

食事変更・食止め伝票使用手順

2010/1/28　作成：中西

プロセス	担当者	手　順	リスクの予見・回避
食事の変更・食止め必要			
食事伝票の記入	Ns 管理栄養士	透析日、時間の変更も伝票連絡が必要！ 忘れると食事が病棟に届きません！ ・記入内容。 　＊主食、副食の形態変更 　＊患者の嗜好による変更 　＊透析日、透析時間の変更 　＊絶食による食止め 　＊外出、外泊による食止め 　＊検査のための食待ち、食止め 　＊退院による食止め	・内容の記入漏れ記入間違い。
食事箋の発行	Ns 管理栄養士	・記入漏れ、間違いがないか確認。 日付は間違ってない？ 内容は大丈夫？ 出す前にもう一度確認！ ◆すぐに変更が必要な場合 　直接伝票を厨房に持っていく。 ◆次の食事まで時間の余裕がある場合、下膳車上段に設置してある伝票専用ケースに入れる。	対応時間の厳守 <u>朝食</u>：前日18時45分まで <u>昼食</u>：11時まで <u>夕食</u>：17時まで ＊食さがりの変更は随時対応可。 あとで出そうと思って・・・伝票が置き去りになっていませんか？
食札の訂正	厨房栄養士	・伝票に従い、食札を訂正する。	・伝票内容の見間違い。
食事の作成	厨房調理師	・食札に従い、食事を作成する。	
食事の配膳	厨房スタッフ		
食事の確認	Ns 管理栄養士	・指示された内容どおりの食事が提供されていることを確認する。	・指示された内容と違うものを提供。
食止め		・伝票に従い、食事を止める。 　＊食事変更・食止め伝票（別紙）	

この項の詳細は食事伝票使用基準を参照

病棟用

食事変更・食止め伝票

登録番号

氏名

生年月日　　　　　性別

記入者

期間	平成　　年　　月　　日（朝・昼・夕）（のみ・から）	変更　・　検査待ち食
	平成　　年　　月　　日（朝・昼・夕）まで	外出　・　外泊　・　絶食　・　検査のため食止め
変更内容		変更理由

わかば病院

患者サービスに関わる付録

医療材料請求手順 ①

2010/1/30 作成：塩原

プロセス	担当者	手　順	リスクの予見・回避
医療材料請求	各部署 発注担当者	イントラサーバー内にある、「各部署医療材料請求」フォルダーへ入力。入力期限は毎週火曜日の夕方まで。	・エクセルのファイルで日付をシート管理しているので、必ず原本をコピーしてシートを追加して入力する。※過去のデータを削除しないでください。そして、シート上のデータ修正（項目の削除や追加）は絶対に行わないでください。
		（医療材料請求書フォーマット画像）このフォーマットへ箱数や個数を入力します。	
		・外来・一般病棟・療養病棟・透析室はこのフォーマットに入力して医療材料を請求しますが、この他に臨時の場合や他部署（検査室・放射線室・施設課etc）は物品請求伝票に記入して、中央材料室（伝票箱）へ提出します。	・中央材料室の右側窓にある伝票箱へ入れてください。
次ページ		（物品請求書伝票画像）この伝票は「物品請求」で使用している伝票と同じだね！	新規作成

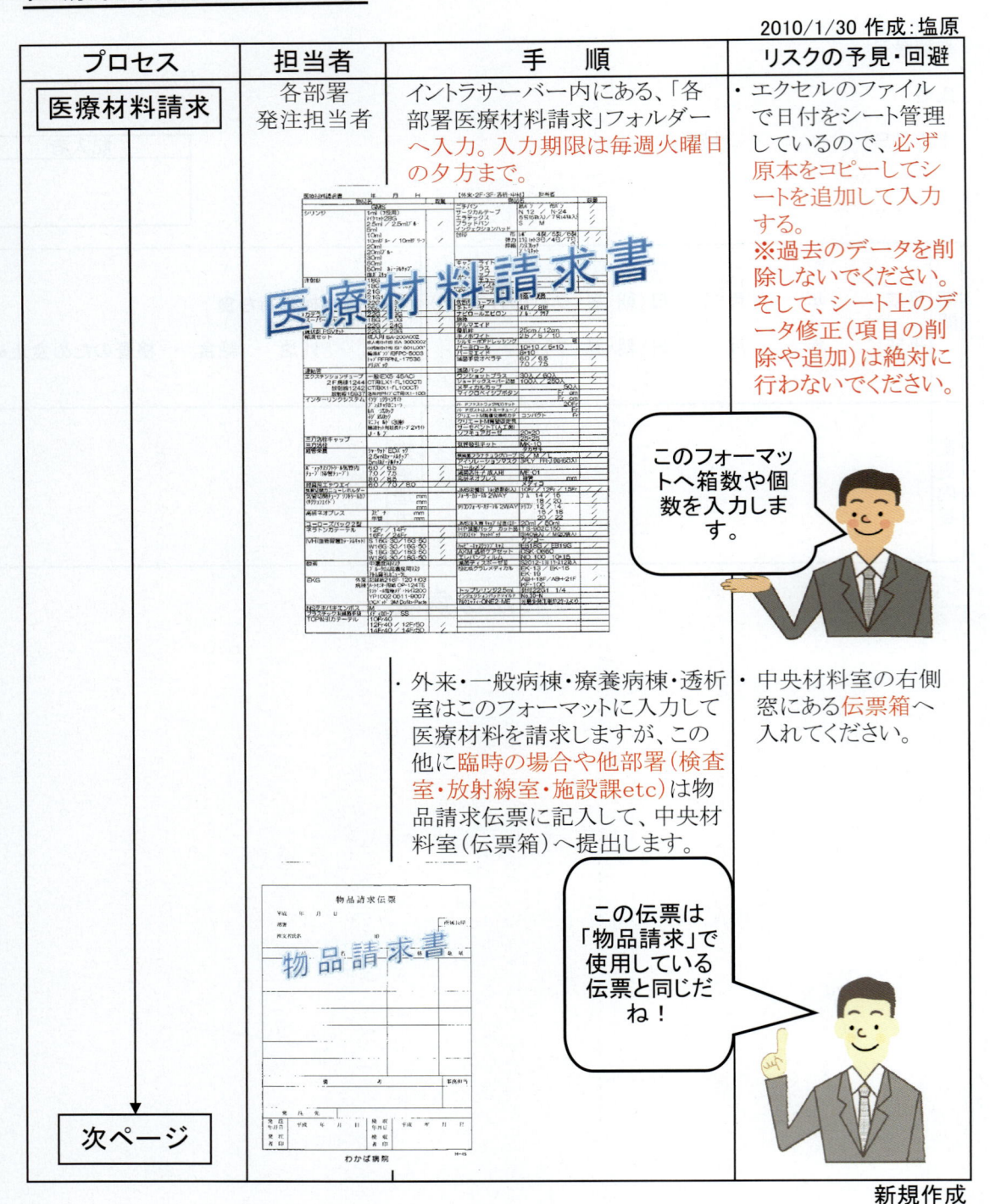

医療材料請求手順 ②

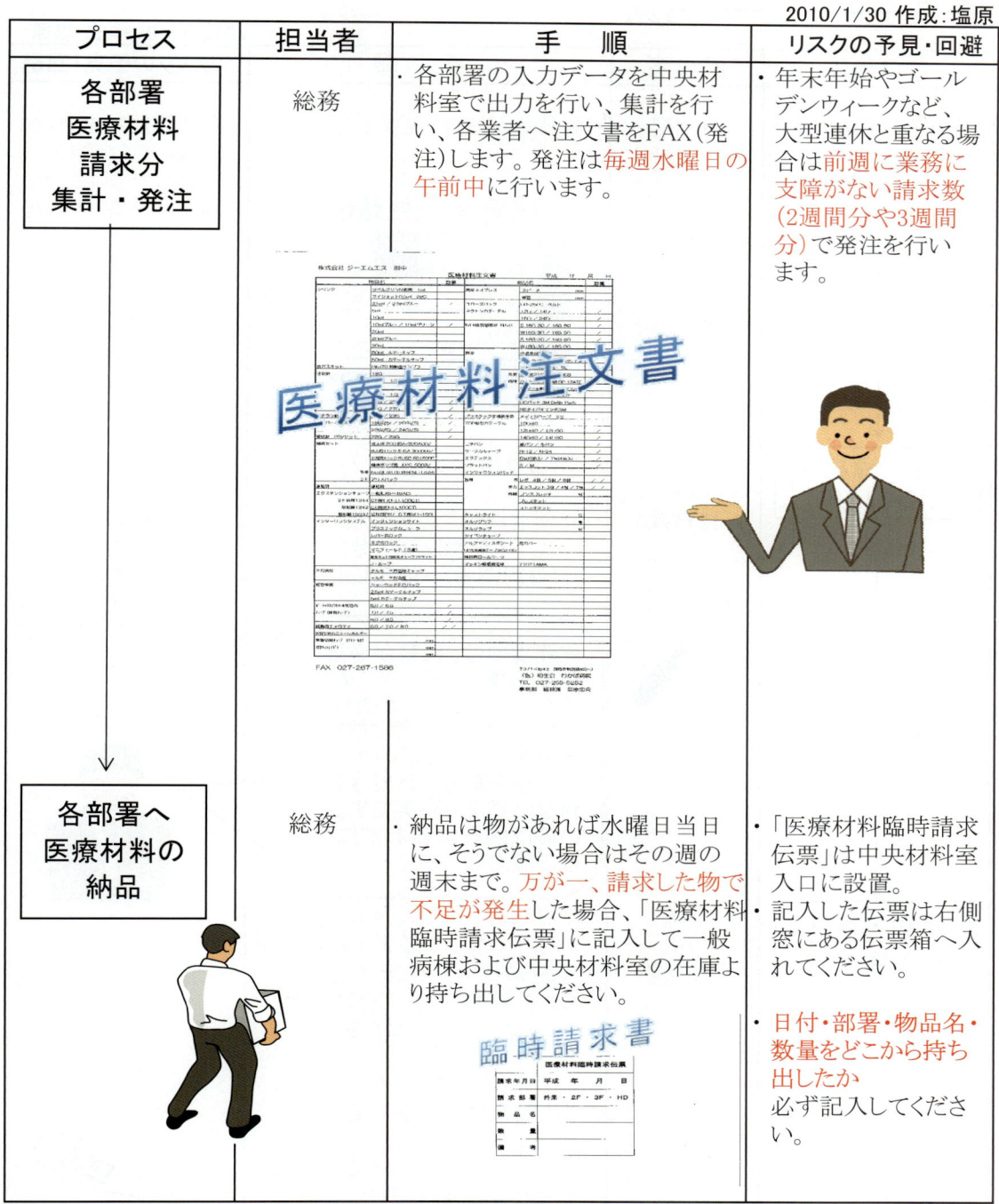

2010/1/30 作成：塩原

プロセス	担当者	手　順	リスクの予見・回避
各部署 医療材料 請求分 集計・発注	総務	・各部署の入力データを中央材料室で出力を行い、集計を行い、各業者へ注文書をFAX（発注）します。発注は毎週水曜日の午前中に行います。	・年末年始やゴールデンウィークなど、大型連休と重なる場合は前週に業務に支障がない請求数（2週間分や3週間分）で発注を行います。
各部署へ 医療材料の 納品	総務	・納品は物があれば水曜日当日に、そうでない場合はその週の週末まで。万が一、請求した物で不足が発生した場合、「医療材料臨時請求伝票」に記入して一般病棟および中央材料室の在庫より持ち出してください。	・「医療材料臨時請求伝票」は中央材料室入口に設置。記入した伝票は右側窓にある伝票箱へ入れてください。 ・日付・部署・物品名・数量をどこから持ち出したか必ず記入してください。

新規作成

患者サービスに関わる付録

修理・点検依頼手順

2010/1/30　作成：塩原

プロセス	担当者	手　順	リスクの予見・回避
修理・点検伝票記入	各部署担当者	・各部署が修理・点検伝票を記入。	・必要箇所は漏れなく記入してください。代替は？至急で？現象は？等、分かる範囲内で詳細を記入してください。 ※医療機器類は基本的にMEの分野。 ・まずはMEへ相談して下さい。
修理・点検伝票提出	MEor総務課	・MEが対応します。 ・修理可能な物はその場で修理。修理不可と判断した場合は、外注(専門業者)へ依頼します。 総務課では、代替が必要な物品の場合、あらかじめ手持ちで準備している物もあります。しかし、業者に依頼する場合のほとんどのケースで代替を業者に任せざるを得ない状況も事実です。「無いのは困る」と言わずにぜひご協力ください。	・修理可能な場合は、およそ1日で納品可 修理不可な場合は、ある程度納品までに時間が必要です。物によっては代替がないこともあらかじめ承知してください。
修理・点検済み物品納	MEor総務課	・修理可能と判断し、修理をして納品する場合、必ず正常に使用できるかチェックします。もちろん、各部署のスタッフにも確認(立ち会い)していただきます。 ・業者に修理依頼して戻ってきた物も同様に使用前にチェックを行います。 ・以上により、不具合がなければ、無事に納品完了です。	

新規作成

患者サービスに関わる付録

物品請求手順

2010/1/30 作成:塩原

プロセス	担当者	手　順	リスクの予見・回避
物品請求伝票記入	各部署物品担当者	・各部署が物品請求伝票を記入。 例:消しゴム1個 上記の記入では、メーカー・サイズ等が不明瞭です。細かいようですが、詳細な情報はとても大事です。あとで「ほしかった物と違う」と言われても困ります。	・物品の詳細な情報を記入して下さい。 ※通販で選んだ場合は業者名、商品番号を必ず記入してください。
物品請求伝票提出		・事務所内のレターケースへ。物品請求伝票の1枚目を提出。2枚目は各部署控えです。	※提出期限は原則毎週火曜日の夕方まで(臨時で請求する場合は総務課に声をかけてください)。
院内払い出し	総務課	・毎週火曜日に払い出しを行います。	・祝・祭日に当った場合は、翌日へ繰り越されます。 ※まれに大型連休等で払い出しが困難な週は、前週に2週間分の請求になるので注意が必要です。
各部署納品物検品	各部署物品担当者	・納品になった物品と数量が、請求したものと間違いないか確認する。 物品請求伝票の控えと照らし合わせながら確認を行ってください。 ・納品完了です。	・未納の物がある場合は必ず総務課に納期限の確認を行ってください。

新規作成

巻　末

わかば病院の
「業務基準・手順」管理体制解説表
および各種詳細マニュアル一覧

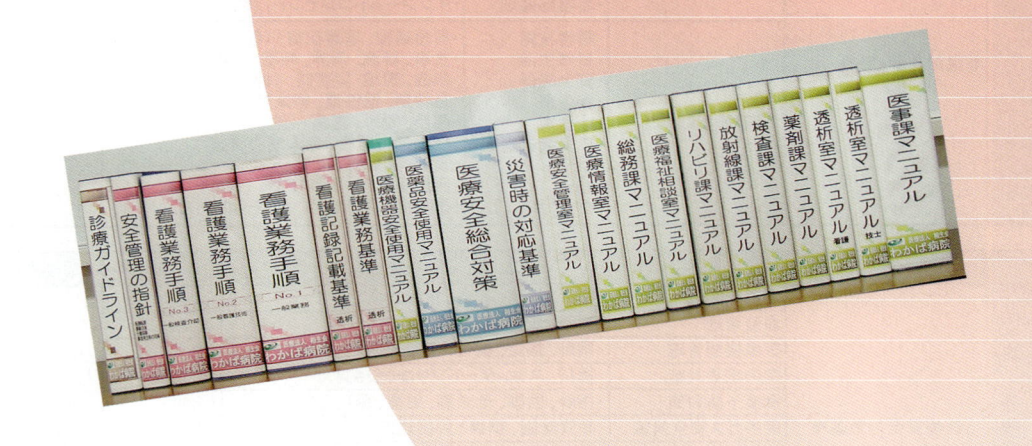

わかば病院の「業務基準・手順」管理体制 解説表

	部署別	大項目	中項目	小項目	管理責任
A 各部署内設置の業務基準・手順	薬剤課業務基準・手順	薬剤管理基準	・薬剤管理 ・薬剤情報 ・保守点検	麻薬、特定生物由来製品、品質管理（他 副作用・緊急安全性情報、添付文書改訂 分包機、薬品保冷庫、調剤台フィルター（他	薬剤課
		実施基準	・調剤・監査 ・服薬指導 ・疑義照会	内服薬、外用薬、注射薬、特殊薬（他 服薬指導、持参薬監査（他 疑義照会対応、院内問い合わせ（他	
	ME課業務基準・手順	管理基準	・保守点検	・人工呼吸器、輸液ポンプ、除細動機	ME課業務
		実践基準	・医療機器取扱	・自動血圧計、心電図モニター（他	
	放射線課業務手順	管理基準	・安全管理	・被爆、漏洩線量、患者情報（他	放射線課
		実践基準	・撮影技術	・一般、CT、造影、透視、エコー（他	
	検査課業務手順	管理基準	・保守点検	・精度管理、検査機器保守（他	検査課業務
		実践基準	・検査技術	・検体検査、生理検査、クロスマッチ（他	
	リハビリ課業務手順	管理基準	・訓練機器管理	・物理療法機器保守、低周波、	リハビリ課
		実践基準	・リハビリ技術	・標準リハ、疾患別リハ、嚥下、FIM（他	
	栄養課業務手順	管理基準	栄養管理	・栄養指導、栄養評価、NST（他	栄養課
		実践基準	給食管理	・一般食、治療食、行事食、嗜好調査	
	透析室業務手順	看護技術	共同作業	・PTA、ゲスト透析、緊急透析（他	透析室
		保守点検	ME作業	・RO装置、監視装置、供給装置（他	
	相談室業務手順			・入院相談、退院援助、相談窓口（他	相談室
	診療情報室業務手順			・カルテ開示、診療録、個人情報（他	診療情報室
	医事課業務手順			・受付、会計、レセプト請求、未収金（他	医事課
	総務課業務手順			・物品管理、届け出、行政対応、修理	総務課
	施設課業務手順			・患者送迎、清掃、ボイラー、当直	施設課
	安全対策室業務手順	医療安全管理	安全確保	・指針、基本理念、方針、管理者業務	安全対策室
			安全教育	・院内パトロール、職員教育、ADR	
	看護部基準・手順	看護管理基準	・看護部管理 ・看護単位 ・療養病棟 ・看護部教育 ・看護部倫理	・理念、方針、組織機能、（他 ・看護体制や勤務体制、（他 ・理念、機能、教育体制、（他 ・卒後教育、継続教育、（他 ・インフォムドコンセント、（他	看護部
		看護実践基準	・看護技術 ・日常生活 ・安全確保 ・疾患別 ・症状別 ・成長発達別 ・検査 ・感染 ・クリニカルパス	・看護過程、看護記録（他 ・食事、排泄、清潔、睡眠（他 ・事故、環境・災害時（他 ・急性期、慢性期、終末期 ・発熱、脱水、疼痛（他 ・成人期の看護、老人期の看護 ・食事、薬物療法、検査（他 ・医療廃棄物、針刺事故（他 ・患者用、医療者用、地域連携パス	

	部署別	大項目	中項目	小項目	管理責任
B 各部署共通設置	医療安全対策基準	医薬品管理	・指針、規定、教育、情報通信	（全項）	医療安全管理室
		血液管理	・指針、規定、教育、情報通信	（全項）	
		医療機器管理	・指針、規定、教育、情報通信	（全項）	
		院内感染対策	・指針、スタンダードプリコーション	（全項）	
		褥瘡予防対策	・指針、回診、低栄養、処置、耐圧分散（他	（全項）	
		医療ガス安全対策	・教育計画、訓練と評価規定	（全項）	
		救急対応	・教育計画、訓練と評価規定	（全項）	
		患者誤認防止	・患者呼び出し、口頭指示、配薬（他	（全項）	
		行動抑制	・指針、同意書、観察、教育	（全項）	
		静脈注射	・指針、ガイドライン、看護師教育	（全項）	
		医療情報管理	・指針、ガイドライン、会議規定	（全項）	
	災害時の対応基準	院内災害対策	・消防計画、規呈、防災訓練、避難経路、停電		総務課
		広域災害対策	・大規模災害医療救急対策（前橋市）	（全項）	

わかば病院の「業務基準・手順」各種詳細マニュアル一覧

〔A 各部署設置基準・手当〕

薬剤課業務手順

調剤業務
調剤業務マニュアル
注射調剤業務マニュアル

服薬指導
服薬指導マニュアル
退院時服薬指導マニュアル

疑義照会
院内からの疑義照会マニュアル
院外からの疑義照会マニュアル

麻薬等
麻薬・向精神薬・毒薬・覚せい剤原料・ハイリスク薬剤取り扱いマニュアル
麻薬・向精神薬・覚せい剤原料の紛失・破損時対応マニュアル

特殊薬
化学療法マニュアル

特定生物
特定生物由来製品取り扱いマニュアル

医療事故
医療事故防止マニュアル
調剤過誤分析マニュアル
副作用発生時の対応マニュアル

時間外
薬剤課オンコール体制マニュアル
時間外薬剤取り出しマニュアル

救急カート
救急カート内医薬品運用・点検マニュアル

保守点検
保守点検マニュアル～分包機～
保守点検マニュアル～パッカー～
保守点検マニュアル～デジタル天秤～
保守点検マニュアル～錠剤粉砕機～
保守点検マニュアル～散薬調剤台～

薬剤管理
医薬品採用・削除マニュアル
医薬品発注マニュアル
医薬品棚卸実施マニュアル
医薬品品質保全マニュアル
医薬品廃棄マニュアル
医薬品請求搬入マニュアル
病棟定数配置薬管理マニュアル
相生会医薬品取引マニュアル

災害時
薬剤課災害時対応マニュアル

新入職
薬剤課入職受け入れマニュアル

接遇
患者苦情対応マニュアル

検査課業務手順

検査室概要
わかば病院検査室組織図
わかば病院院内実施検査項目
検査課機種一覧表

検査課理念・目標
　理念
　目標
検体検査項目
　出血時間・凝固時間マニュアル
　腎生検マニュアル
　疥癬検査マニュアル
　一般検査マニュアル
　尿検査マニュアル
　骨髄穿刺マニュアル
　血液検査作業書
　血液ガス検査作業書
輸血検査
　血液型実施マニュアル
　交差適合試験実施マニュアル
　輸血実施手順
　輸血用血液の取り扱いマニュアル
　透析患者輸血施行マニュアル
　夜間・時間外対応マニュアル
　血液製剤保管管理マニュアル
　輸血事故防止マニュアル
　輸血副作用・合併症の対処法
　輸血療法の実施に関する指針
　輸血製剤の使用指針
　輸血製剤発注件数
生理検査
　心電図マニュアル
　ホルター心電図マニュアル
　血圧脈波検査マニュアル
　電子スパイロメーター
　聴力検査マニュアル
　心臓超音波検査マニュアル
　睡眠時無呼吸症候群マニュアル
精度管理
　血液検査精度管理
　精度管理実施マニュアル
事故防止
　誤刺事故防止マニュアル
　転倒・転落防止マニュアル
外国人対応
　外国人対応検査英語
新人教育
　検査課新入職員評価チェック表
　検査課新入職員オリエンテーション資料
パニック値対応
　パニック値対応マニュアル
PB対応
　PB対応マニュアル
病理
　病理手順書・貸し出し表
災害時対応
　検査課災害時対応マニュアル
医療廃棄物
　医療廃棄物管理規定
部署連携
　部署連携マニュアル
臨床検査適正化委員会
　臨床検査適正化委員会規定

放射線課業務手順

放射線業務
　PTA実施マニュアル
　一般撮影マニュアル
　CRのDVD保存マニュアル
　透視検査マニュアル
　CT検査マニュアル

緊急時CT読影マニュアル
　　腹部超音波検査マニュアル
　　嚥下造影（VF）マニュアル
　　検査予約マニュアル
　　外来患者呼出マニュアル
　　特殊受付対応マニュアル＜放射線課＞
　　ＣＴ検査マニュアル画像診断報告書マニュアル
　　放射線ポケットベル対応マニュアル
　　放射線課検査件数報告書マニュアル
　　放射線課〔物品〕外部発注マニュアル
　　レントゲンフィルム管理マニュアル
　　X-P・ＣＴフィルム等借用マニュアル
　　診療記録編綴マニュアル
　　X-P・ＣＴフィルム等（原本）貸出マニュアル
　　フィルム整理マニュアル
　　放射線課清掃マニュアル
　　ポータブル使用マニュアル

医療事故
　　医療事故防止マニュアル（放射線）

災害
　　放射線課災害時マニュアル

医療事故
　　緊急放送コード使用マニュアル

放射線課業務
　　放射線課業者対応マニュアル
　　放射線課清掃マニュアル

医療事故
　　転倒・転落防止マニュアル〈放射線〉

放射線管理
　　被爆低減マニュアル
　　患者情報管理マニュアル

　　職員感染予防マニュアル
　　漏洩線量測定マニュアル

部署連携
　　部署連携マニュアル
　　撮影済みフィルムの流れマニュアル
　　放射線課依頼伝票の流れマニュアル
　　フィルムカンファレンスマニュアル

保守点検
　　放射線課自主点検マニュアル

ME課業務手順

保守管理
　　保守管理要綱
　　医療機器管理マニュアル
　　医療機器点検年間計画表運用マニュアル
　　ME機器保守点検依頼の連絡手順

点検
　輸液ポンプ
　　ME機器点検手順書　輸液ポンプ FP-1200・FP-1200N
　　ME機器点検手順書　輸液ポンプ FP-2001
　　ME機器点検手順書　輸液ポンプ TOP-3300
　　ME機器点検手順書　高速輸液ポンプ
　　輸液ポンプ使用マニュアル

　シリンジポンプ
　　ME機器点検手順書　シリンジポンプ SP-70
　　ME機器点検手順書　シリンジポンプ SP-80RS
　　ME機器点検手順書　シリンジポンプ TOP-5300
　　シリンジポンプ使用マニュアル

人工呼吸器
ME機器点検手順書　人工呼吸器LTV-1000
呼吸器ラウンドマニュアル
人工呼吸器LTV-1000使用マニュアル

除細動器
ME機器点検手順書　除細動器

血圧計
自動血圧計使用マニュアル

心電図モニタ
心電図モニタ使用マニュアル

経腸栄養注入ポンプ
経腸栄養注入ポンプ使用マニュアル

ボンベ類
緊急時7500リットルボンベ取扱マニュアル

内視鏡
内視鏡洗浄マニュアル

事故防止
医療事故防止マニュアル(医療機器)

その他
ME物品発注マニュアル
ME業務日誌の記載基準
ME室印刷マニュアル
ME室掃除マニュアル

リハビリ業務手順

安全管理
リハビリ医療事故防止マニュアル
訓練中止の基準
訓練時のバイタルサインの観察手順
感染経路別予防策に沿った訓練手順
医療事故発生時マニュアル
自主トレーニングマニュアル
防災マニュアル

リハビリ基準
標準リハビリテーション実施基準マニュアル
疾患別リハビリテーション実施基準マニュアル
リハビリテーション適応・終了基準マニュアル
リハビリ依頼箋マニュアル
リハビリ休日出勤体制マニュアル

評価・ケア
ADL表判定基準・記入運用マニュアル
入浴評価マニュアル
認知症評価マニュアル
嚥下造影マニュアル
家屋調査マニュアル
退院時指導マニュアル
FIMマニュアル
廃用症候群マニュアル
リハビリテーション実施計画書マニュアル
リハビリテーション記録マニュアル
リハビリ備品購入マニュアル
訪問リハビリマニュアル

連携
リハビリ2階病棟ミーティングマニュアル
リハビリカンファレンスマニュアル
リハビリテーション経過報告書マニュアル

指導・学習
リハビリ実習生指導マニュアル
新入職スタッフ指導マニュアル

接遇
　電話対応マニュアル

保守・管理
　物理療法機器点検手順書
　リハビリ物品点検手順書
　リハビリ物品・機器清掃マニュアル
　リハビリ物品保守管理マニュアル
　清掃マニュアル

データ管理
　リハビリデータベースマニュアル
　パソコン管理マニュアル
　リハビリテーション課マニュアル管理

栄養課業務手順

栄養管理業務
　栄養指導マニュアル
　病態別栄養指導基準
　栄養評価マニュアル
　入院時嗜好調査マニュアル
　栄養教育実施マニュアル
　栄養管理実施手順
　特定保健指導実施マニュアル

給食管理業務
　栄養基準
　食事伝票使用基準
　食数管理マニュアル
　献立管理マニュアル
　検査待ち食マニュアル
　透析日の昼食提供マニュアル
　外来透析食事提供マニュアル
　検食実施マニュアル
　個別食事対応マニュアル
　低栄養・褥瘡に対する補助食品の活用
　基準
　嗜好調査実施マニュアル
　行事食実施マニュアル
　採用栄養剤一覧表
　経管栄養剤発注マニュアル
　各官庁提出書類記入マニュアル
　厨房管理マニュアル
　計量器検査基準
　水分のとろみ濃度基準
　禁止食品とアレルギー食品の対応
　厨房業務衛生管理マニュアル

委員会の運営
　給食委員会規定
　NST委員会規定
　NST活動マニュアル

教育
　栄養課研修実施マニュアル

他部署連携
　他部署連携マニュアル
　病棟訪問の手順書

食中毒予防
　食中毒防止マニュアル
　検便検査実施マニュアル

リスク管理
　栄養課リスクマネージメント運営規定

災害
　災害時対応マニュアル

透析室技士業務

その他
　技士日勤・夜間業務マニュアル
　透析開始後技士チェックマニュアル
　機械室業務マニュアル
　ET検査手順
　透析日誌作成マニュアル
　検査結果取込・印刷マニュアル

CTR測定手順
新規患者受け入れマニュアル
透析サマリー作成マニュアル
ゲスト透析対応マニュアル
透析室ポケットベル対応マニュアル
緊急透析マニュアル
ICU透析マニュアル
LDL吸着の使用手順
ABI使用手順（HDスタッフ用）
シャントエコー機器取り扱いマニュアル
物品管理マニュアル

断水
透析室断水発生時マニュアル

停電
透析室停電発生時マニュアル

災害
透析センター災害対策マニュアル①
　災害直後、避難編
透析センター災害対策マニュアル②
　復帰編

点検
医療機器点検年間計画表運用マニュアル
RO装置保守点検マニュアル
A剤溶解装置保守点検マニュアル
B剤溶解装置保守点検マニュアル
供給装置保守点検マニュアル
透析患者監視装置保守点検マニュアル
日機装社製・DCG-02保守・点検マニュアル
個人用RO装置保守点検マニュアル
NCU-5オーバーホールマニュアル
浸透圧計定期点検手順書
医療ガス設備日常点検マニュアル

透析室看護業務

部署連携
部署連携マニュアル

緊急放送コード
緊急放送コード使用マニュアル

インシデント
インシデント・アクシデント報告書活用手順
アクシデント発生時の報告マニュアル

看護業務
看護師リーダー業務マニュアル
看護師フリー業務マニュアル
看護師受持ち業務マニュアル

注射準備
注射薬準備マニュアル

抗凝固剤準備
抗凝固剤の作成方法

処方
臨時処方、院内処方について
定期処方について
注射指示・注射箋発行マニュアル

フィルム貸借
X-P・CTフィルム等(原本)貸出マニュアル
X-P・CTフィルム等借用マニュアル
レントゲンフィルム管理マニュアル
フィルム整理マニュアル
撮影済みフィルムの流れマニュアル

転院転出
転院・転出の手順（外来・入院透析患者）

他院受診
　他院受診時の手順（外来透析患者）

入院準備
　外来透析患者の入院時の準備マニュアル

ゲスト透析
　ゲスト透析対応マニュアル

検査
　定期検査日程について
　定期採血の伝票作成マニュアル　各種検査の伝票作成マニュアル

物品請求
　物品請求マニュアル

新入職者指導
　新入職者指導マニュアル

救急カート
　救急カート内医薬品運用・点検マニュアル

時間外薬剤取り出し
　時間外薬剤取り出し手順書

薬剤課オンコール
　薬剤課オンコール体制マニュアル

副作用発生時
　副作用発生時対応マニュアル

麻薬・向精神薬・毒薬
　麻薬・向精神薬・毒薬取り扱いマニュアル

看護技術
　HD回路セッティング・プライミングマニュアル
　積層型ダイアライザマニュアル
　穿刺手順
　透析開始時介助マニュアル
　返血マニュアル
　病棟患者バンド止血マニュアル
　ダブルルーメンカテーテルフラッシュマニュアル(病棟用)
　ダブルルーメンカテーテルフラッシュマニュアル(HD室用)

PTA
　PTA連絡経路
　PTA（経皮的血管形成術）実施マニュアル

患者指導
　透析患者様指導マニュアル

輸血
　透析時の輸血マニュアル
　透析患者輸血施行マニュアル
　血液製剤の使用指針
　血液製剤保管管理マニュアル
　輸血療法の実施に関する指針
　輸血実施手順
　輸血用血液の取り扱いマニュアル
　輸血副作用・合併症の対処法
　輸血事故防止マニュアル

災害対策
　透析センター災害対策マニュアル①
　災害直後、避難編
　透析センター災害対策マニュアル②
　復帰編

医療福祉相談室業務

指針
　医療福祉相談室規約

支援
- 退院援助マニュアル
- 退院支援計画書作成マニュアル
- 紹介患者受け入れマニュアル
- 在宅支援マニュアル
- 転院・施設入所支援マニュアル
- 家屋調査マニュアル
- 他医療機関紹介マニュアル

制度
- 特定疾患医療給付申請マニュアル
- 高額療養費貸付制度申請マニュアル
- 高額療養費受領委任払い制度申請マニュアル
- 身体障害者手帳申請マニュアル
- 生活保護申請マニュアル
- 成年後見制度申請マニュアル
- 人工透析導入後制度説明マニュアル
- 地域福祉権利擁護利用マニュアル
- 介護保険説明マニュアル
- 障害年金申請マニュアル

業務
- 医療福祉相談室業務マニュアル
- 入院状況一覧
- MSW連絡箋
- 退院援助状況一覧入力マニュアル
- 紹介返事・経過送付マニュアル
- 紹介患者受け入れマニュアル
- 療養病棟入院・転棟検討記録
- 転院対応マニュアル
- 総合案内マニュアル

部署連携
- 部署連携マニュアル
- リハビリテーション実施計画書
- リハビリカンファレンスマニュアル
- 退院時指導マニュアル
- 在宅酸素導入マニュアル
- 療養病棟転棟マニュアル
- 転棟マニュアル
- 療養病棟退院時業務手順
- 訪問看護ステーション西片貝との業務連携マニュアル
- NST依頼マニュアル

情報管理
- 情報管理指針
- 患者情報管理マニュアル
- カルテ開示マニュアル

安全
- アクシデント発生時の報告マニュアル
- インシデント・アクシデント報告書活用手順

医療情報室業務手順

情報管理
- 統計作成マニュアル
- 診療情報検索マニュアル
- 情報管理体系
- 情報管理指針
- PC及び情報媒体の管理について
- 情報管理規程
- 患者情報管理マニュアル
- 外来患者呼出マニュアル
- 刑務所に収監されている患者の入院対応
- 来客対応マニュアル
- 苦情処理マニュアル

診療記録
- 診療記録管理規程
- 診療記録記載基準
- 診療記録編綴マニュアル
- 退院カルテとじマニュアル
- 退院サマリー
- カルテ運用マニュアル
- カルテ保管マニュアル

医師指示簿マニュアル
注射指示・注射箋発行マニュアル
処方マニュアル
インフォームド・コンセント指針
カルテ等の開示に関する指針
カルテ開示規程
カルテ開示マニュアル
レントゲンフィルム管理マニュアル
X-P・CTフィルム等（原本）貸出マニュアル
X-P・CTフィルム等借用マニュアル
クリニカルパス作成基準
クリニカルパス使用マニュアル（COPD）

医事課業務手順

受付業務
患者対応マニュアル
受付対応マニュアル（特殊）
総合案内マニュアル
保険証の確認方法
来客対応マニュアル
外来透析患者送迎窓口対応マニュアル
苦情処理マニュアル

レセコン（ドクターソフト）
ドクターソフト簡単操作マニュアル
ドクターソフト対応マニュアル

処方箋発行
受付処方箋発行マニュアル
透析院外処方発行マニュアル

会計業務
会計業務マニュアル

未集金
未集金管理規定

他院紹介
他医療機関紹介マニュアル
他院紹介マニュアル

健（検）診
さわやか健（検）診マニュアル
個人健（検）診マニュアル
企業健（検）診マニュアル

予防接種
予防接種マニュアル
インフルエンザマニュアル

診療録管理
カルテ保管マニュアル
レントゲンフィルム管理マニュアル
X-P・CTフィルム等貸し出しマニュアル
X-P・CTフィルム等貸借用マニュアル

書類
診断書・書類関係マニュアル
高額療養貸付（受領委任払い）マニュアル
結核届出マニュアル
生活保護患者対応マニュアル

在宅酸素
在宅酸素・在宅持続陽圧呼吸療法算定確認マニュアル

入院業務
入院対応（一般）マニュアル
透析患者入退院対応マニュアル
刑務所に収監されている患者の入院対応
一般病棟請求（入力）マニュアル
療養病棟請求（入力）マニュアル
個室の電話代の請求マニュアル
転棟マニュアル
定期処方箋発行マニュアル

医事課注射箋発行マニュアル
退院カルテ綴じマニュアル
退院サマリーマニュアル

保険請求
リハビリ入力マニュアル
血液透析レセプト点検マニュアル
レセプト点検マニュアル
レセプト発行マニュアル
国保請求書・社保総括表発行マニュアル
返戻処理マニュアル
資格証の取扱いマニュアル
連記式マニュアル
国保総括マニュアル
社保総括マニュアル
再審査請求マニュアル
医師レセプト点検基準
メディカル・カード持参者受付・請求マニュアル
労災請求マニュアル
交通事故レセプト請求マニュアル
訪問リハビリ請求マニュアル

日直業務
日直業務マニュアル

当番業務
早番業務マニュアル
遅番業務マニュアル

その他
物品請求マニュアル
郵便物取扱いマニュアル
落し物管理マニュアル
アクシデント発生時の報告マニュアル

医療情報
カルテ運用マニュアル
診療録管理

診療記録記載基準
カルテ等の開示に関する指針
カルテ開示規定
カルテ開示マニュアル
診療記録編綴マニュアル
情報管理指針
情報管理規定
患者情報管理マニュアル
注射指示・注射箋発行マニュアル
外来患者呼出マニュアル
医事課ＰＣトラブル対応マニュアル
X-P・CTフィルム等借用マニュアル

相談
紹介患者受け入れマニュアル
障害者年金申請マニュアル
高額医療費貸付制度申請マニュアル
高額医療費受領委任払い制度申請マニュアル
生活保護申請マニュアル
特定疾患医療給付申請マニュアル

総務課業務手順

経理業務
現金管理マニュアル
日計マニュアル
元帳作成マニュアル
現金出入マニュアル

届出業務
リハビリ職員入退職時届出マニュアル
薬剤師入退職時届出マニュアル
病棟看護師数、看護配置数確認マニュアル
病院報告作成マニュアル
麻薬施用者免許証の新規申請マニュアル
麻薬施用者免許証の更新申請マニュアル

定款変更作成マニュアル
結核患者発生時の対応マニュアル

機器使用法
コピー機使用マニュアル
電話機（コードレス電話）使用マニュアル
電話機（多機能電話機）使用マニュアル

物品
物品発注業務マニュアル
物品請求手順
医療材料請求手順

予防接種
職員の予防接種手順（入職時）
職員のHBs予防接種手順（定期健康診断時）

入職
入職時事務手続き取扱マニュアル
入職時名札・担当札の作成手順
入職時白衣依頼手順

安全
コードホワイト対応手順
ユニホームの安全な取扱
感染性廃棄物の処理手順

患者サービス
糖尿病友の会「わかばの会」運営マニュアル
患者さまからの預り物件取扱マニュアル
訪問理（美）容手順

献血
血液センターからの献血依頼手順

プリペイドカード管理
セルフ給油プリペイドカード取扱マニュアル

慶弔
弔電（生花）手配マニュアル

修理・点検
修理・点検依頼手順

タイムカード
タイムカード作成手順

時間外
時間外勤務指示・承認簿の作成手順

検品
白衣検品手順

選挙
不在者投票手順

健診
定期健康診断手順

公用車
公用車購入時手順

清掃
事務部清掃マニュアル

施設課業務手順

送迎
透析患者新規送迎手順
透析患者入院・退院送迎手順

点検
送迎車始業点検マニュアル

ブロー
　ボイラーのブロー操作手順

掃除
　掃除手順

当直
　事務当直マニュアル

看護部の組織化基準

看護部管理基準
　看護の理念と方針
　　病院の理念と基本方針
　　看護部の理念
　　看護部の基本方針
　　患者の権利と責任
　　看護部の目標
　　看護部委員会の目標

　看護部の組織図と機能
　　法人組織図
　　病院組織図
　　病院機能図
　　院内委員会組織図
　　医療安全管理の機能図
　　病院の沿革
　　病院の平面図
　　看護の定義
　　看護部職務分掌
　　看護部内規
　　看護部組織図
　　看護部委員会組織図
　　看護部委員会規定
　　看護部教育目標と計画
　　目標管理制度
　　看護体制

　管理
　人事管理
　　有資格者一覧表
　　看護職員配置表
　　委員会名簿一覧
　　能力開発手帳
　　段階別職務評価表
　労務管理
　　職務の心得
　　服装・身だしなみ
　　接遇
　　勤務時間
　　業務分担作成基準
　　勤務変更申請
　　時間外勤務申請届け
　　年次有給休暇
　　夏季休暇
　　慶弔休暇
　　出産休暇
　　結婚休暇
　　欠勤
　　研修・出張
　　退職
　　業務管理
　　看護方式
　　看護部長業務基準
　　師長業務基準
　　主任看護師業務基準
　　看護師業務基準
　　准看護師業務基準
　　介護福祉士業務基準
　　看護補助者業務基準
　　夜勤リーダー看護師業務
　　日勤リーダー看護師業務
　　夜勤業務手順（看護師・補助者）
　　日勤業務手順（看護師・補助者）
　　早出・遅出業務手順（看護師・補助者）
　　看護補助者業務手順
　　准看護学生業務手順
　　職務別成果責任
　　看護実践基準項目一覧
　　看護マニュアル項目一覧

看護実践マニュアル見直し基準
看護管理日誌記載基準
病棟日誌記載基準
外部委託業務管理基準
食事
リネン・マットレス管理
環境整備
医療廃棄物の処理
安全管理
医療安全指針
医療安全管理者の業務指針
事故発生時の対応
緊急連絡網（休日・夜間）
報告経路
無断離院
火災・地震発生時の対応
重症患者・要注意患者の移送
クレーム対応手順
指示受け基準
診療科別入院カルテの分類
情報管理
個人情報保護の方針
カルテ開示の手順
患者ベットネーム表示基準
予算管理
予算の編成
物品購入計画
看護部教育費

看護単位管理基準

看護単位の目標
一般病棟
一般病棟看護目標
目標管理役割マトリックス作成基準
自己目標管理シート作成基準
職務デザインシート作成基準
キャリアデザインシート作成基準
一般病棟看護目標評価基準
一般病棟看護方式
一般病棟組織図
一般病棟週間・月間業務
一般病棟事業報告
一般病棟成果発表

療養病棟
療養病棟看護目標
目標管理役割マトリックス作成基準
自己目標管理シート作成基準
職務デザインシート作成基準
キャリアデザインシート作成基準
療養病棟看護目標評価基準
療養病棟看護方式
療養病棟組織図
療養病棟週間・月間業務
療養病棟の資源管理
療養病棟事業報告
療養病棟成果発表

透析室
透析室看護目標
目標管理役割マトリックス作成基準
自己目標管理シート作成基準
職務デザインシート作成基準
キャリアデザインシート作成基準
透析室看護目標評価基準
透析室看護方式
透析室組織図
透析室週間・月間業務
透析室事業報告
透析室成果発表

外来
外来看護目標
目標管理役割マトリックス作成基準
自己目標管理シート作成基準
職務デザインシート作成基準
キャリアデザインシート作成基準
外来看護目標評価基準
外来組織図
外来週間・月間業務
外来事業報告
外来成果発表

管理
  人事管理
    目標面接実施基準
    キャリアデザインシート管理基準
  労務管理
    勤務表作成基準
    勤務希望採用基準
    時間外勤務申請基準
    病棟会議実施基準
  業務管理
    職能要件書
    看護の標準化実践基準
    カンファレンス実践基準
    看護計画・評価実践基準
    他職種連携の基準
    ベッドコントロール管理基準
    看護必要度調査基準
    病棟管理日誌記載基準
    師長不在時の対応基準
  安全
    インシデント・アクシデント報告
    インシデント・アクシデント検討実施基準
    医療事故報告記載基準
    医療倫理検討実施基準
    感染対策実施基準
    車イス清掃・安全点検基準
    ベッドマットレス洗濯基準
    リネン庫管理基準
    患者冷蔵庫（共有冷蔵庫）管理基準
    患者飲水チェック
    オムツカウント
    病棟環境整備（5S）実施基準
    浴室清掃・消毒基準
    患者私物クリーニング取り扱い基準
    患者預かり品管理基準
    退院時忘れ物取り扱い基準
    給湯室管理基準
    病棟職員緊急連絡網
  情報管理
    ナースコール対応基準
    呼び出しの基準
    ベッドネーム取り扱い基準
    電話取り次ぎの基準
    患者のプライバシー保護に関わる基準
    看護記録保管に関する基準
    検査データの取り扱い基準
    カルテ保管に関する基準
    検査およびX-P貸出基準
  予算
    物品購入計画
    人材育成研修参加計画
    薬品管理
    薬品管理基準
    麻薬・毒薬・劇薬・可燃物取り扱い規基準
    破損・盗難事故防止対策
    誤薬事故防止対策

看護教育
  看護部の継続教育
    看護部の教育理念
    看護部の教育方針
    教育目標
    卒後臨床教育
    継続教育
    准看護学生教育
    看護補助者育成教育
    院外研修参加基準
    院外研修参加申請手順
    教育委員会の計画・運営・評価の手順
  院内教育体系
    集合教育（off-JT）
    職場内教育（OJT）
  看護体験・研修生受け入れ支援
    中学生職場体験受け入れ基準
    高校生看護体験受け入れ基準
    院外研修生受け入れ基準

看護倫理

看護者の倫理綱領
身体の拘束（行動抑制）
　行動抑制の理念と概念
　指針
　基本方針
　行動抑制の目的と適応基準
　身体拘束の実施基準
　薬剤による抑制
　看護記録における記載基準
　説明と同意書について
　行動制限検討用紙
　行動制限解除基準
　行動抑制観察チェックシート
　患者情報アセスメントシート
　日常生活援助計画用紙
インフォームド・コンセント
患者情報の管理

看護実践の基準

看護に共通する技術
　看護過程
　　アセスメント
　　計画立案
　　実施
　　評価
　看護記録記載基準
　　看護記録基本概念
　　看護記録記載上の注意点
　　看護過程と記録の関係
　　看護記録の構成要素と分類
　　看護記録の構成要素と概念
　　看護過程とPOSシステム
　　情報整理モデル
　当院記録様式記録マニュアル
　当院の情報整理
　記録用紙と看護マニュアル
　　アナムネ用紙
　　問題リスト
　　看護計画用紙
　　看護記録2号用紙
　　カーデックス
　　温度板（フローシート）
　　院内、院外サマリー
　　記録監査
カンファレンス
コミュニケーション
入院時オリエンテーション
　入院時オリエンテーション（一般）
　私物管理マニュアル
　入院時の対応（時間内）
　入院時の対応（時間外）
　救急患者受け入れマニュアル
　SAS入院予約手順
　刑務所に収監されている患者の入院対応
　入院受け入れ手順（療養）
　温度板記入方法
患者相談・患者指導
報告・連絡・相談
退　院
　退院時の対応（時間内・時間外）
　転院対応マニュアル
　3階退院時業務手順

日常生活援助技術
　計測
　　身長測定マニュアル
　　体重測定マニュアル
　　腹囲測定マニュアル
　　体圧測定マニュアル
　食事
　　食事介助マニュアル
　　嚥下障害のある患者の看護
　排泄
　　排泄プログラム
　　浣腸マニュアル
　　摘便
　　排泄チェック表マニュアル
　　オムツ交換

清潔
入浴介助マニュアル（3階病棟）
清拭マニュアル（3階病棟）
全身清拭マニュアル（蒸しタオル使用・お湯使用）
足浴マニュアル
洗髪マニュアル
口腔ケアマニュアル
入浴マニュアル
陰部洗浄
寝衣交換
衣類着脱マニュアル
シーツ交換マニュアル
体位交換
環境整備
環境整備マニュアル
便器・尿器清潔と整頓マニュアル
蓄尿器保管マニュアル
リネン管理
マットレス選択基準
マットレス洗濯基準
トイレ清掃マニュアル（病棟用）
気分転換
外出・外泊の取り扱いマニュアル
外出対応マニュアル
外泊対応マニュアル
リハビリテーション
障害別歩行介助
認知症評価マニュアル
認知症介護マニュアル
転　棟
転棟マニュアル
療養病棟（3階病棟）転棟マニュアル
一般病棟（2階南・北病棟）転棟受け入れ手順
2階病棟への転棟マニュアル
他科受診
他科受診マニュアル
他病院受診時対応マニュアル

安全確保看護技術
事故防止対策
安全の確保
安全な環境整備
災害時の対応
重症看護
重症時看護マニュアル
急変時の対応マニュアル
口頭指示メモ使用マニュアル
終末期の看護
死後の処置および対応
院内感染
院内感染対策マニュアル
内視鏡感染対策マニュアル
薬　物
麻薬・劇薬の管理
配薬マニュアル
医薬品棚卸実施マニュアル
副作用発生時対応マニュアル
医療安全
アクシデント発生時の報告マニュアル
患者苦情対応マニュアル
ベッドの安全管理マニュアル
車いす管理マニュアル
ストレッチャー管理マニュアル
特殊浴槽管理マニュアル
外来患者呼び出しマニュアル
医師指示
医師指示簿マニュアル
注射指示・注射箋発行マニュアル
注射処方箋指示受け手順（療養）
在宅酸素療法（HOT）導入マニュアル
診断書・書類関係
CT読影依頼手順
X-P・CTフィルム等借用マニュアル
X-P・CTフィルム等（原本）貸出マニュアル
処方マニュアル
病棟検査伝票貼り
栄養・褥瘡

栄養基準
食事伝票使用基準
嚥下食基準
栄養指導マニュアル
褥瘡回診マニュアル
NST活動マニュアル
低栄養・褥瘡に対する補助食品の活用
基準
栄養基準
食事伝票使用基準
嚥下食基準
栄養指導マニュアル
褥瘡回診マニュアル
NST活動マニュアル
低栄養・褥瘡に対する補助食品の活用
基準

疾患別看護基準
　急性期の看護
　慢性期の看護
　終末期の看護
　腎不全
　慢性糸球体腎炎
　関節リュウマチ
　ネフローゼ症候群
　膠原病・全身性エリテマトーデス
　多発性筋炎・強皮症
　脳梗塞
　脳出血
　糖尿病
　高血圧
　パーキンソン症候群
　狭心症
　心筋梗塞
　イレウス
　胃・十二指腸潰瘍
　肺炎
　気管支喘息
　慢性閉塞性呼吸不全
　大腿骨頚部骨折

腰椎ヘルニア
膝関節症
腰椎圧迫骨折

症状別看護基準
　便秘
　下痢
　発熱
　不眠
　悪心・嘔吐
　やせ
　肥満
　呼吸困難
　咳そう
　血圧異常
　貧血
　かゆみ
　浮腫
　脱水
　出血傾向
　視力障害
　聴力障害
　嚥下障害
　痛みのアセスメント

成長発達段階別看護技術
　成人期の看護
　老人期の看護

検査・治療に伴う看護
　薬物療法
　食事療法
　諸検査
　内視鏡検査
　血液浄化法の看護
　透析患者様指導マニュアル
　透析室看護記録データ記載基準
　透析センター清潔管理基準
　処置ケア
　吸痰

与薬
内服マニュアル
坐薬マニュアル
点眼マニュアル
褥瘡対策マニュアル
褥瘡予防（体圧分散・スキンケア）
褥瘡処置マニュアル
水分摂取量測定及び排泄量測定（排泄量測定）マニュアル
導尿マニュアル
包交車管理マニュアル
注射の看護
皮下注射マニュアル
皮内注射マニュアル
筋肉注射マニュアル
静脈内注射マニュアル
パルス療法
中心静脈栄養管理マニュアル
Wルーメン挿入マニュアル
ダブルルーメンカテーテルフラッシュマニュアル（病棟用）
インシュリン注射実施マニュアル
インスリン指導手順マニュアル
血糖値の測定
1日血糖測定マニュアル
血糖値についてのパンフレット
中心静脈ミキシングマニュアル
抗がん剤静脈注射準備マニュアル
輸血の看護
血液製剤の使用指針
血液製剤保管管理マニュアル
輸血療法の実施に関する指針
輸血用血液の取り扱いマニュアル
輸血事故防止マニュアル
輸血実施手順
呼吸器の看護
輸血時の看護マニュアル
気管カニューレ交換マニュアル
気管内送管介助
人工呼吸器装着中の看護

人工呼吸器LTV-1000使用マニュアル
ME機器点検手順書　人工呼吸器LTV-1000
超音波ネブライザー
パルスオキシメーター
睡眠時無呼吸症候群（SAS）
呼吸訓練
呼吸理学療法
消化器の看護
胃ろうパンフレット
経管栄養パンフレット
ME機器取り扱い
自動血圧計使用マニュアル
輸液ポンプ使用マニュアル
シリンジポンプ使用マニュアル
心電図（3ch全自動心電計）マニュアル　503-w
心電図モニタ使用マニュアル
超音波（エコー）検査マニュアル
一般検査介助
静脈採血マニュアル
採尿
検体回収マニュアル
血液培養
痰培養
咽頭　鼻腔培養マニュアル
尿培養マニュアル
便培養マニュアル
大腸検査マニュアル
便中ヘリコバクターピロリ検査マニュアル
尿素呼気試験マニュアル
サクソンテストマニュアル
75g経口ぶどう糖負荷試験マニュアル
真菌検査介助マニュアル
液体窒素療法介助マニュアル
透視の看護
嚥下造影（VF）マニュアル
胃透視検査介助マニュアル
注腸検査マニュアル

内視鏡介助
気管支鏡検査介助マニュアル
上部消化管内視鏡検査マニュアル
PEG
内視鏡洗浄マニュアル
静注造影剤使用時の看護
CT検査介助マニュアル
PTA連絡経路
PTA（経皮経管性血行再建術）実施マニュアル
点滴静脈腎盂造影
穿刺時の看護
関節穿刺介助マニュアル
関節腔内注射　腱鞘内注射マニュアル
腰椎穿刺
胸腔穿刺
胸腔ドレナージ
腎生検マニュアル

感染予防
スタンダードプリコーション
医療廃棄物の処理
針刺し事故防止

クリニカルパス
医療者用クリニカルパス
患者・家族用クリニカルパス
クリニカルパス作成基準
クリニカルパス使用基準マニュアル（COPD）

継続看護
在宅看護支援
病診連携

外来看護
外来業務マニュアル
生活習慣病看護
救急看護
外来患者呼び出しマニュアル

医療事故防止マニュアル
患者対応マニュアル
携帯電話使用基準
特殊外来対応マニュアル
診断書取り扱い手順
ナースエイド業務マニュアル
部署連携マニュアル
災害時対応マニュアル
救急車受け入れマニアル（平日・夜間・祝祭日）

中央滅菌室
委託業者業務点検マニュアル
中材業務マニュアル
中材タイムテーブル
オートクレーブ消毒業務マニュアル
EOG滅菌業者マニュアル
万能壺作成マニュアル
ガーゼカスト作成マニュアル
セッシセット作成マニュアル
セット物品の包み方作成マニュアル
抜糸セット作成マニュアル
IVH挿入セット作成マニュアル
IVH・ナートセット作成マニュアル
PEGセット作成マニュアル
PTAセット作成マニュアル
シャント造設セット作成マニュアル
整形手術・縫合介助マニュアル
気管切開の介助・管理マニュアル
透析ダブルルーメン埋め込み術介助マニュアル
局所麻酔マニュアル
硬膜外麻酔

看護研究
医療倫理
研究計画書
研究抄録

〔B 各部署共通設置基準・手順〕

医薬品管理

医薬品の安全管理指針
　基本理念
医薬品の安全管理指針
　医薬品安全管理責任者の配置と業務
医薬品採用・削除
　新規採用
　採用削除
　採用・削除・変更医薬品等の連絡
医薬品の購入
　医薬品の発注
　入庫管理と伝票管理
調剤室における医薬品の管理
　保管管理
　品質管理
　医薬品の紛失・ロス・廃棄・破損
　使用しない持参薬
　麻薬の取り扱い
病棟・各部門への医薬品の供給
　調剤薬も病棟・各部門への供給
　定数配置薬の病棟・各部門への供給
　消毒薬・その他処置薬の病棟・各部門への供給
患者への医薬品使用
　院外処方箋の発行
　患者情報の収集・管理・活用（薬剤課）
　医薬品の使用に関する指示出し・指示受け
　調剤（薬剤課）
　薬袋
　薬剤情報提供
　監査
　交付
　個人セット
　与薬
　化学療法剤の使用
　特殊薬実施手順
　付録（ハイリスク薬剤リスト・転倒リスク薬剤リスト・類似名称薬剤リスト・2規格以上採用薬剤リストほか）
病棟における医薬品の管理
　救急カート医薬品の運用・点検
　病棟における定数配置医薬品（ストック薬）の管理
医薬品情報の収集・管理・提供
　医薬品情報の収集・管理
　医薬品情報の提供
　各部署からの問い合わせに対する体制

輸血・血液管理

　輸血療法の実施に関する指針
　血液製剤の使用指針
　担当部門と責任者
　血液製剤の発注
　血液製剤の受け取りと保管
　夜間・時間外の血液発注フローチャート
　血液製剤の正確な保管管理
　血液製剤の受け払い
　血液製剤の在庫管理と返品等の取り扱い
　不適合輸血の対処法
　輸血副作用の予防と対策
　期限の厳守
　血液の加温・冷却
　血液への補液混合
　時間外輸血検査体制
　血液センターとの連携
　血液型の実施
　輸血実施手順
　輸血事故防止マニュアル
生命維持管理装置
　透析室使用医薬品請求方法
　薬品保管場所
　抗凝固剤使用方法
　注射薬使用方法

内服薬処方方法
　　透析液A剤調剤方法
　　透析液B剤調剤方法
　　個人用透析装置透析液調剤方法
画像診断
　　患者への造影剤投与
　　造影剤の保管
　　造影剤の選択
　　造影剤投与前
　　造影剤投与
　　造影剤投与後
　　検査課での取り扱い薬物
　　薬物保管
　　取り扱い
　　消火器設置
他施設との連携
　　情報提供
　　他施設からの問い合わせ等に関する体制整備
副作用発生時の対応
　　副作用とは
　　院内副作用発生時の対応
　　緊急安全性情報通達時の対応
教育・研修
　　職員に対する教育・研修
チェック体制
　　目的
　　チェック体制

医療機器管理

保守管理要綱　医療機器管理マニュアル
　　医療機器管理マニュアル
　　医療機器点検年間計画表運用マニュアル
　　ME機器保守点検依頼の連絡手順
輸液ポンプ
　　ME機器点検手順書　輸液ポンプ FP-1200・FP-1200N
　　ME機器点検手順書　輸液ポンプ FP-2001
　　ME機器点検手順書　輸液ポンプ TOP-3300
　　ME機器点検手順書　高速輸液ポンプ
シリンジポンプ
　　ME機器点検手順書　シリンジポンプ SP-70
　　ME機器点検手順書　シリンジポンプ SP-80RS
　　ME機器点検手順書　シリンジポンプ TOP-5300
人工呼吸器
　　ME機器点検手順書　人工呼吸器 LTV-1000
除細動器
　　ME機器点検手順書　除細動器
内視鏡
　　内視鏡管理マニュアル
リハビリ課
　　物理療法機器点検手順書　パックウォーマー
　　物理療法機器点検手順書　パラフィン浴装置
　　物理療法機器点検手順書　低周波治療器
　　物理療法機器点検手順書　過流浴装置ワールプールWP3500（上下肢用）
　　物理療法機器点検手順書　超音波治療器
　　物理療法機器点検手順書　マイクロ波治療器
　　物理療法機器点検手順書　起立訓練ベッド
　　物理療法機器点検手順書　電動型間歇牽引装置
　　物理療法機器点検手順書　キャットアイエルゴサイザー
透析室
　　RO装置保守点検マニュアル
　　A剤溶解装置保守点検マニュアル

  B剤溶解装置保守点検マニュアル
  供給装置保守点検マニュアル
  透析患者監視装置保守点検マニュアル
  日機装社製DCG-02保守・点検マニュアル
  個人用RO装置保守点検マニュアル
薬剤課
  保守点検マニュアル　〜パッカー〜
  保守点検マニュアル　〜分包機〜
  保守点検マニュアル　〜デジタル天秤〜
  保守点検マニュアル　〜錠剤粉砕機〜
検査課
  定期点検マニュアル(検査課)
放射線課
  放射線課自主点検マニュアル
  放射線課業者対応マニュアル

ガイドライン

院内感染対策委員会方針
標準予防策と感染経路別予防策
 スタンダードプリコーション
 トランスミッションベースドプリコーション
疾患別予防策
 MRSA
 プリオン病
 HIV
 B・C型肝炎
 A型肝炎
 セラチア菌
 梅毒
 結核
 バンコマイシン耐性腸球菌
 SARS
 多剤耐性緑膿菌
 レジオネラ
 インフルエンザ
 疥癬
 ノロウイルス
抗菌薬使用ガイドライン
 抗菌薬の種類と系統
 抗菌薬投与に当たってのチェックポイント
 投与中の抗菌薬の評価
 抗菌薬の投与期間と終了のめやす
 抗生剤使用時の皮内テストについて

院内対策

感染対策マニュアル
 わかば病院感染対策委員会及びICTの設置と基本理念・活動内容
 院内感染管理への対応
 このマニュアルを読むにあたって
 院内感染防止のためのポイント
 院内における感染対策の基本的な考え方
 逆隔離ガイドライン
 感染防止における身だしなみ
 手技別具体的対策方
 処置別感染対策
 環境対策
 口腔ケアマニュアル
 食中毒マニュアル
職員感染予防マニュアル
 健康診断
 結核感染防止
 針刺し事故防止
 ワクチン接種
 HBVの職員への感染予防
 HBVおよびHCVの院内職員への対策
 HBVおよびHCVの消毒法
 インフルエンザ
院内感染対策マニュアル
透析センター感染対策マニュアル
内視鏡感染対策マニュアル

誤刺防止

誤判事故防止マニュアル
針刺しの危険性
針刺しによる感染率
針刺しの原因
具体的誤判事故防止策
感染に関する事故時の対応
誤刺事故時の処置・報告書フローチャート
HIVへの対応（HIV抗体陽性、または陽性が強く疑われる血液を誤刺したときの対応）

褥瘡予防対策

褥瘡対策の指針
褥瘡予防対策
褥瘡予防（耐圧分散・スキンケア）
褥瘡対策
褥瘡対策マニュアル
褥瘡処置マニュアル
褥瘡回診マニュアル
褥瘡発生届および調査表
NST活動マニュアル
低栄養　褥瘡に対する補助食品の活用基準

医療ガス安全対策

医療ガス取り扱いマニュアル
医療ガス管理マニュアル
医療ガス緊急時対応マニュアル
シャットオフバルブの設置場所
緊急時7500リットルボンベ取扱マニュアル
医療ガス設備日常点検マニュアル

救急対応

緊急時対応
救急外来管理・対応マニュアル
救急患者受け入れマニュアル
救急車管理マニュアル
救急車出動マニュアル
緊急放送コード使用マニュアル
緊急放送コード訓練マニュアル
AED・CPR訓練マニュアル
救急カート管理・使用マニュアル
緊急透析マニュアル
気管内挿管介助マニュアル
気管切開介助マニュアル
緊急時連絡
主治医不在時対応マニュアル
オンコール体制マニュアル

患者誤認防止

誤認防止マニュアル
外来患者呼び出しマニュアル
外来患者本人確認マニュアル
配薬時誤認防止マニュアル
指示簿誤認防止マニュアル
処方箋誤認防止マニュアル
検査誤認防止マニュアル
口頭指示誤認防止マニュアル

行動抑制

行動抑制基準
行動制限の理念と概念
行動制限の目的と適応基準
行動抑制　拘束実施基準
行動抑制の実施と記録
行動制限説明・同意マニュアル
薬剤による抑制
器具を用いた抑制
抑制時の観察・記録マニュアル
行動制限説明・同意マニュアル
行動制限検討・評価マニュアル

認知症評価マニュアル

静脈注射

静脈注射実施のガイドライン
基本方針
静脈注射を安全に行うための判断基準
静脈注射教育プログラム
静脈注射の実施基準
静脈注射実施にあたる看護師の能力判断基準
静脈注射における医療事故防止
パルス療法マニュアル
中心静脈ミキシングマニュアル
抗がん剤静脈注射準備マニュアル
中心静脈栄養管理マニュアル
シリンジポンプ使用マニュアル
輸液ポンプ使用マニュアル

静脈注射・点滴の説明と同意
患者への説明と同意

針刺し事故防止マニュアル
針刺し事故対策の心構え
環境整備
患者への説明
処置時のポイント
時速点滴劉知事のポイント
廃棄時のポイント

医療情報管理

情報管理指針
統計作成マニュアル
診療情報検索マニュアル
情報管理体系
情報管理指針
PC及び情報媒体の管理について
情報管理規程
患者情報管理マニュアル

診療記録管理
診療記録管理規程
診療記録記載基準
診療記録編綴マニュアル
退院カルテとじマニュアル
退院サマリー
カルテ運用マニュアル
カルテ保管マニュアル
カルテ等の開示に関する指針
カルテ開示規程
カルテ開示マニュアル

災害時の対応基準

院内災害対策
消防計画
防火管理規定
災害時緊急連絡
火元責任者
災害時避難経路
院内緊急放送対応マニュアル
通常勤務時出荷対応マニュアル
夜間火災対応マニュアル
休日・祝日火災対応マニュアル
院内粉末消火器使用マニュアル
院内消火栓使用マニュアル
災害発生時の初動体制
災害時グッズ一覧
災害対策訓練

広域災害対策
大規模災害医療救急対策(前橋市)

あとがき

　「もっと見やすいマニュアルがほしい！」。そんなスタッフの声から今回の基準・手順の作成が始まりました。すでに当院にも業務マニュアルが存在していましたが、非常に重量感のあるもので、ちょっと確認しようと思ってもなかなか開こうと思えるものではなく、まさに飾りのマニュアルとなっていました。

　作成するに当たり、スタッフ全員がどの部署のマニュアルを見ても分かるように、そしてどこで注意をしなくてはいけないのかが分かるように、ということに重点を置き作成しました。でき上がったものを見ると、まさに現場の声が入った「使える基準・手順」ができ上がったのではないかと自負してしまいます。そして何より、スタッフ全員が作成に携わり、何度も何度も既存のマニュアルを読み返し、分かりやすくするために考えられたことは、大きな成果ではないかと思います。

　病院として医療安全を向上させる1つの手段としてマニュアルの作成があり、日常業務や患者さまに提供するサービスを標準化し、スタッフに徹底することでミスは減少させることができます。今回の「基準・手順」はより安全な医療を提供したいという、当院スタッフの熱意によって完成しました。これからも医療安全のために努力していくとともに、多少なりとも、皆様の医療安全のためのご参考にしていただければ幸いです。

2010年5月

わかば病院　薬剤課
医薬品安全管理責任者
島田　智也

執 筆 者 一 覧

医療法人相生会　わかば病院
医療安全総合対策委員会
　　　　編集代表者／医療安全管理者：小宮美恵子（看護部長兼務）
　　　　　　　　　　　　薬剤部：島田智也
　　　　　　　　　　　　医事課：石田孝行

＜医療安全＞
医薬品管理・・・・・・・・・・代表：島田智也
医療機器管理・・・・・・・・・代表：大谷真弓
検査の介助・・・・・・・・・・代表：今井弘二
輸血の管理・・・・・・・・・・代表：仁司祐見子
透析ケアに関わる事故防止・・・・代表：一倉美代子／佐藤智子
看護ケアに関わる事故防止・・・代表：種子田みちよ
行動評価と身体抑制・・・・・・代表：中野真由里
救急処置・・・・・・・・・・・代表：平石桜子
院内感染対策・・・・・・・・・代表：塚越由の／吉原美緒
危機管理意識・・・・・・・・・代表：中野真由里
＜患者満足＞
入院・退院サポート・・・・・・代表：石田孝行
クリニカルパス・・・・・・・・代表：加藤みづほ
患者情報の管理・・・・・・・・代表：小林　豊
チームアプローチ・・・・・・・代表：須賀和江
福祉医療の理解・・・・・・・・代表：平井愛子
装具提供の手順・・・・・・・・代表：田村明信
委託サービス・・・・・・・・・代表：鈴木利彦
検診・診断書・・・・・・・・・代表：伊東美保
会計の案内・・・・・・・・・・代表：石田孝行
患者サービスに関わる付録・・・代表：中西麻衣
他／８１名のスタッフ

＜表紙デザイン＞
ＭＥ課・・・・・・・・・・・・・・八木原達也

医療安全・サービス向上のための基準・手順マニュアル集

2010年7月23日　第1版第1刷発行

編　者　医療法人
　　　　相生会わかば病院
　　　　医療安全総合対策委員会

発行者　平　　盛　之

発　行　所　　㈱産労総合研究所
　　　　　　　出版部 経営書院

〒102-0093　東京都千代田区平河町2-4-7　清瀬会館
電話　03（3237）1601

落丁・乱丁はお取り替えします。　　印刷・製本　中和印刷株式会社
ISBN978-4-86326-075-7